中国医师协会
肿瘤消融治疗技术规范化培训配套教材

肝脏肿瘤
消融治疗案例精析

主　编　范卫君

副主编　林征宇　靳　勇　叶　欣　胡鸿涛

人民卫生出版社
·北京·

图书在版编目（CIP）数据

肝脏肿瘤消融治疗案例精析 / 范卫君主编 . -- 北京 ：
人民卫生出版社，2025. 8. -- ISBN 978-7-117-38068-3

Ⅰ. R735.705

中国国家版本馆 CIP 数据核字第 2025L0B989 号

人卫智网	www.ipmph.com	医学教育、学术、考试、健康，购书智慧智能综合服务平台
人卫官网	www.pmph.com	人卫官方资讯发布平台

肝脏肿瘤消融治疗案例精析
Ganzang Zhongliu Xiaorong Zhiliao Anli Jingxi

主　　编：范卫君
出版发行：人民卫生出版社（中继线 010-59780011）
地　　址：北京市朝阳区潘家园南里 19 号
邮　　编：100021
E - mail：pmph @ pmph.com
购书热线：010-59787592　010-59787584　010-65264830
印　　刷：人卫印务（北京）有限公司
经　　销：新华书店
开　　本：787×1092　1/16　　印张：21.5
字　　数：523 千字
版　　次：2025 年 8 月第 1 版
印　　次：2025 年 9 月第 1 次印刷
标准书号：ISBN 978-7-117-38068-3
定　　价：149.00 元

打击盗版举报电话：010-59787491　　E-mail：WQ @ pmph.com
质量问题联系电话：010-59787234　　E-mail：zhiliang @ pmph.com
数字融合服务电话：4001118166　　E-mail：zengzhi @ pmph.com

编者（以姓氏笔画为序）

左孟轩　中山大学肿瘤防治中心

叶　欣　山东第一医科大学第一附属医院

刘　颖　广州中医药大学金沙洲医院

齐　翰　中山大学肿瘤防治中心

严　媛　福建医科大学附属第一医院

李跃明　福建医科大学附属第一医院

吴　颖　深圳市第二人民医院

沈露俊　中山大学肿瘤防治中心

张　健　苏州大学附属第二医院

张天奇　中山大学肿瘤防治中心

陈　杰　三明市第二医院

陈　健　福建医科大学附属第一医院

陈　锦　福建医科大学附属第一医院

范卫君　中山大学肿瘤防治中心

林心琛　福建中医药大学附属人民医院

林征宇　福建医科大学附属第一医院

林清锋　福建医科大学附属第一医院

林瑞祥　福建医科大学附属第一医院

欧阳育树　广东省中医院

周　颖　河北省中医院

胡鸿涛　河南省肿瘤医院

谈洪统　中山大学肿瘤防治中心

黄　涛　中山大学肿瘤防治中心

黄洪磊　福建省南平市第一医院

曹　飞　中山大学肿瘤防治中心

温春勇　中山大学肿瘤防治中心

谢　霖　中山大学肿瘤防治中心

靳　勇　苏州大学附属第二医院

编写秘书　齐　翰　蓝会娟

主编简介

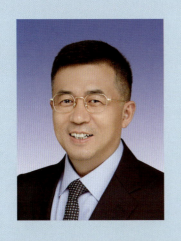

范卫君

主任医师、博士研究生导师。中山大学肿瘤防治中心微创介入治疗科主任。国家卫生健康委能力建设和继续教育中心消融技术专家组组长。中国医师协会肿瘤消融治疗技术专家组组长、介入医师分会肿瘤消融学组组长,中国抗癌协会肿瘤消融治疗专业委员会主任委员,中国临床肿瘤学会(CSCO)肿瘤消融治疗专家委员会主任委员、放射介入治疗专家委员会候任主委。广东省抗癌协会肿瘤微创治疗专业委员会主任委员,广东省基层医药学会微创介入专业委员会主任委员。*Journal of Cancer Research and Therapeutics* 杂志副主编。荣获第三届"国之名医·优秀风范"、第八届"羊城好医生"等称号。

现承担国家重点研发计划项目 1 项、国家自然科学基金项目 3 项、广东省重点领域研发计划项目 1 项。在 *Advanced Materials*、*Cancer*、*International Journal of Hyperthermia* 等杂志以第一作者或通信作者发表 SCI 论文 50 余篇,主编论著 3 部。组织制定《影像引导下热消融治疗原发性和转移性肺部肿瘤临床实践指南(2021 年版)》《影像引导下肾上腺肿瘤消融治疗专家共识(2019 版)》《CT 引导下热消融治疗原发性肝癌中国专家共识》等中英文指南及专家共识 10 余项。

前　言

作为一种精准的微创治疗技术,消融无论在原发性肝癌还是在肝转移瘤的治疗中都发挥着越来越重要的作用。CT引导由于不受气体及骨骼伪影的影响,图像分辨力高,冠状面及矢状面可以重建图像,是肝肿瘤消融重要的引导方式之一;MRI引导具有独特的优势,成像参数多、任意平面成像、消融针的伪影小、图像分辨力更高,且不受辐射影响,可以准实时进针,在清晰的图像下达到精准的消融,是肝肿瘤消融最具有前景的引导方式。近些年,肿瘤消融的专著出版了不少,但有关临床病例分析的专著却很少。根据广大学员的要求,由中国医师协会肿瘤消融治疗技术专家组组织编写了这本《肝脏肿瘤消融治疗案例精析》教材。

本书精选了100例CT及MRI引导下肝肿瘤消融的病例,这些病例主要来自中山大学肿瘤防治中心、福建医科大学附属第一医院、苏州大学附属第二医院。对每个病例的术前规划、术中操作及注意事项、术后评估及随访、并发症的预防及处理原则都做了详细的介绍,更重要的是从专家的视角对每个病例的经验和教训都做了精彩的点评与分析。本书分为四章,第一章介绍了CT引导下不同大小肝癌和老年肝癌消融治疗的病例,针对小肝癌、大肝癌、巨块型肝癌,分别重点介绍了如何规划进针路线、术中所用的个体化的消融参数及注意事项、术后的随访措施,同时介绍了消融与其他方法联合治疗的时机,并对当时治疗的局限性也做了说明。针对老年肝癌患者,强调在消融的同时,兼顾患者的身体机能、心理状况以及是否合并其他疾病等。第二章介绍了MRI引导下肝肿瘤消融治疗的病例,结合MRI引导下肝肿瘤消融的独特优势,介绍了MRI引导所采用的扫描序列、多方位进针的技巧、术中操作的注意事项、术后的精准影像学评估。第三章介绍了特殊部位肝肿瘤消融治疗的病例,对于毗邻大血管、胃肠道、心脏、胆道、膈肌等重要脏器的肝肿瘤,介绍了如何根据肿瘤的位置选择合适的消融方法、规划合理的进针路线、选择合适的消融参数,以及为降低邻近脏器的损伤所采取的辅助措施。第四章介绍了肝肿瘤消融治疗相关并发症及处理原则的病例,结合临床实际病例,介绍了消融导致并发症的不同原因、教训、处理方法及预防措施。让读者从这些临床实际病例中真正有所收获并引以为鉴。

　　目前肝肿瘤消融治疗存在引导方式多样化、消融方法多样化，以及开展学科多样化的问题，缺乏统一的消融治疗模式，编者通过对大量病例进行筛选，选择部分病例展示给读者，仅供参考。本书作为肝脏肿瘤消融治疗的配套教材，重点突出了临床实践的实用性，其目的是让广大读者通过临床病例的分析而真正有所受益，从而进一步指导临床实践工作。本书是在中国医师协会的领导和支持下编写的，在此表示感谢。虽然本书在编写过程中进行了多次认真讨论和反复修改，但难免存在不足和局限性，特别是点评部分也仅是一家之言，难免存在偏颇，恳请广大读者批评指正。

目　录

第一章

CT 引导下肝肿瘤消融治疗

第一节　小肝癌的消融治疗

根据原发性肝细胞癌的大体病理分类,小肝癌是指单发癌结节直径 ≤3cm 或相邻两个癌结节直径之和 ≤3cm。小肝癌多为单发结节,边界清楚,常有完整包膜,肿瘤分化较好,较少合并癌栓。以射频和微波消融为代表的肿瘤消融技术因创伤小、安全性高、疗效确切、可重复性强等诸多优点,已广泛应用于临床。国内外多项研究表明,在小肝癌的治疗中,肝癌消融术与外科肝切除术疗效相仿,患者远期生存率相当,目前消融治疗已成为国内外原发性肝癌治疗指南中小肝癌治疗的一线选择。同时,对于严重肝硬化、肝脏深部的小肝癌,影像引导下肝癌的消融治疗已成为一线优选推荐。本节主要介绍 CT 引导下小肝癌消融治疗技术的临床应用。

病例 1　小肝癌的消融治疗

【简要病史】

患者女性,63 岁,2018-3-29 体检发现 AFP 升高(280ng/mL)。B 超检查示肝脏占位。进一步上腹部 CT 示:肝右叶占位,直径约 2.3cm,考虑原发性肝癌。既往史:慢性乙型病毒性肝炎 6 年余,予恩替卡韦治疗;糖尿病 3 年余,予降糖药物治疗,自诉血糖控制可。

【诊断】

原发性肝癌(BCLC 分期 A 期,CNLC 分期 Ⅰa 期)

【治疗方案】

TACE 联合消融治疗

【治疗过程及随访】

2018-4-6 上腹部 MRI 示:肝右叶见一小结节,直径约 2.3cm,T_1WI 呈低信号,T_2WI 呈高信号,增强扫描动脉期病灶明显强化,门静脉期强化减退,考虑原发性肝癌(图 1-1-1)。结合患者病史、肿瘤标志物及三项影像检查结果,患者原发性肝癌诊断明确。MDT 会诊示:肝右叶小肝癌(小于 3cm),建议患者行外科手术治疗,但患者表示拒绝,选择接受 TACE 联合微波消融治疗。入院完善相关检查,Child-Pugh 分级 A 级(5 分),PS 评分 0 分,无明显手术禁忌证。

2018-4-10 行 TACE 治疗,术中用药:碘化油 8mL、表柔比星 20mg、雷替曲塞 2mg、奥沙利铂 100mg,术后患者恢复良好。2018-4-13 行 CT 引导下小肝癌微波消融治疗(图 1-1-2),术中对肝右叶碘化油沉积区域行微波消融 60W/6min,术后即刻 CT 扫描见消融区域密度明显减低,完全覆盖肿瘤。

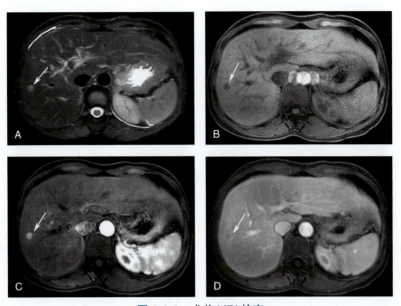

图 1-1-1　术前 MRI 检查

A. T_2WI 图像；B. T_1WI 平扫图像；C. T_1WI 动脉期图像；D. T_1WI 门静脉期图像

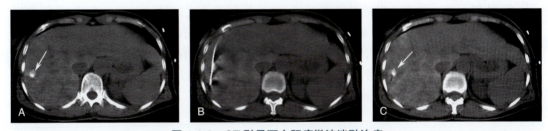

图 1-1-2　CT 引导下小肝癌微波消融治疗

A. 术前定位图；B. 术中布针图；C. 术后即刻 CT 图像

　　此后患者定期复查，末次 2020-6-26（术后 26 个月）复查 MRI 示：肝右叶见一异常信号灶，大小约 3.2cm×3.3cm，T_1WI、T_2WI 呈混杂高信号，增强扫描未见强化，考虑消融术后改变，肿瘤完全灭活，未见复发（图 1-1-3）。

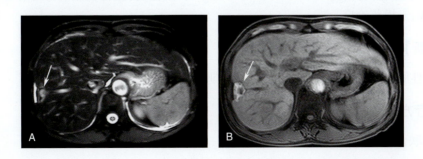

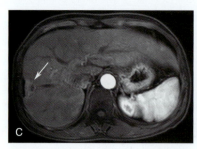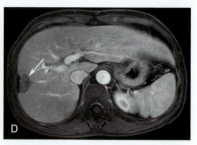

图 1-1-3　术后复查

A. T$_2$WI 图像;B. T$_1$WI 平扫图像;C. T$_1$WI 动脉期图像;D. T$_1$WI 门静脉期图像

【点评】

1. **本病例特点**　该患者 MRI 示肝 S7 见一"快进快出"病灶,结合患者既往乙肝病史及 CT 检查,患者肝癌诊断明确,此病灶远离大血管又不靠近肝包膜,面对这样的病灶,在消融过程中切记消融的安全范围(ablation margin)一定要做到安全边界大于 5mm,使病灶能得到完全消融。

2. **应对策略**　为完全消融此病灶,采用的消融功率为 60W,消融时间为 6min,MRI 示此功率时间所得到的消融范围约为 3.0cm×3.2cm,在完全消融病灶的同时,也保证了消融安全范围,术后复查可见的消融范围,与术中预期范围基本一致。

3. **处理心得**　单发小肝癌的消融治疗,作为外科手术之外另一种根治手段,只做到微创治疗是远远不够的,完全消融才是根本,所以在消融此类病灶的过程中,应当结合患者目标病灶的情况、消融针的特性,综合考虑,达到大于 5mm 的消融安全边界。另外,术前的碘油 TACE 治疗既可以栓塞肿瘤血供,提高消融效果,又可以通过碘油栓塞使病灶在 CT 引导下更清晰显影,便于穿刺和消融。

病例 2　TAE 碘油标记后序贯微波消融治疗小肝癌

【简要病史】

患者女性,46 岁,2019-7-8 B 超体检发现肝占位,2019-7-16 进一步行上腹部 MRI 示:肝 S7 包膜下小肝癌,直径约 0.6cm。AFP:24.38μg/L。既往史:慢性乙型病毒性肝炎合并肝硬化 10 余年,未规范治疗。

【诊断】

原发性肝癌(BCLC 分期 A 期,CNLC 分期 I a 期)

【治疗方案】

TAE 联合消融治疗

【治疗过程及随访】

2019-7-16 上腹部 MRI 示:肝 S7 包膜下一结节灶,直径约 0.6cm,呈等 T$_1$ 等 T$_2$ 信

号改变(图 1-1-4A、B),增强扫描动脉期病灶明显强化(图 1-1-4C),实质期病灶强化减退(图 1-1-4D),呈"快进快出"改变,考虑小肝癌。患者考虑暂不治疗,要求随访观察。

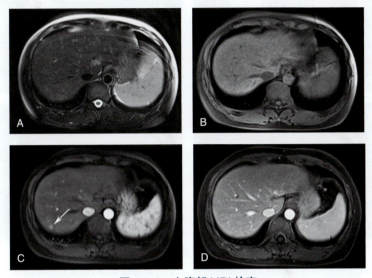

图 1-1-4　上腹部 MRI 检查
A. T_2WI 图像;B. T_1WI 平扫图像;C. T_1WI 动脉期图像;D. T_1WI 门静脉期图像

2020-1-3 入院复查上腹部肝特异性对比剂(普美显)增强 MRI:肝 S7 包膜下结节,T_2WI 呈等信号(图 1-1-5A),增强扫描呈"快进快出"改变(图 1-1-5B~D),肝胆期病灶呈低信号,边界清楚(图 1-1-5E、F),考虑肝癌可能。2020-1-10 查上腹部 CT:平扫肝 S7 包膜下未见明显结节,增强扫描病灶显示欠清(图 1-1-6)。申请肝胆肿瘤 MDT:根据患者乙型肝炎肝硬化病史,AFP 升高,常规 MRI 及肝特异性对比剂(普美显)MRI 增强均呈"快进快出"改变,诊断小肝癌明确。

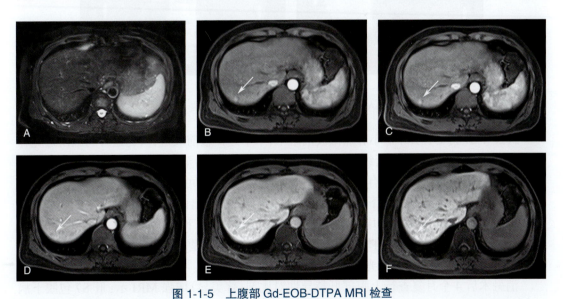

图 1-1-5　上腹部 Gd-EOB-DTPA MRI 检查
A. T_2WI 图像;B. T_1WI 平扫图像;C. T_1WI 动脉期图像;D. T_1WI 门静脉期图像;E. T_1WI 平衡期图像;
F. T_1WI 肝胆期图像

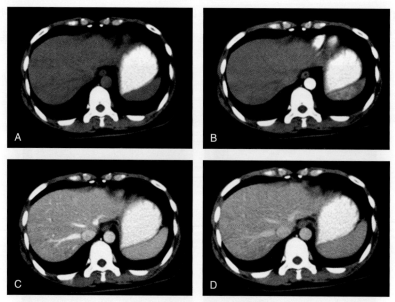

图 1-1-6　上腹部 CT 检查

A. CT 平扫图像；B. CT 动脉期图像；C. CT 门静脉期图像；D. CT 平衡期图像

患者拒绝行外科手术切除，考虑行消融治疗。由于该病灶较小，CT 平扫显示不清，建议先行 TAE 碘油栓塞标记后行 CT 引导下微波消融治疗。2020-1-16 行 TAE 治疗（碘化油 7mL），2020-1-21 术后第 5 天复查 CT 示：肝 S7 包膜下病灶可见碘油沉积（图 1-1-7A、B）。

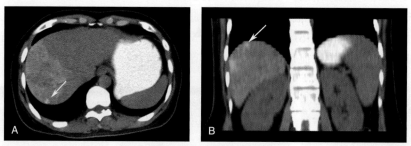

图 1-1-7　TAE 术后复查

A. CT 平扫横轴位；B. CT 平扫冠状位

2020-1-21 行 CT 引导下小肝癌微波消融术，术中选择腋前线进针，为避开肋膈角避免肺穿刺损伤，以 14G 微波消融天线经足侧向头侧斜行逐步进针至肝 S7 病灶远端（图 1-1-8A），布针满意后，设定功率 50W，有效消融时间 6min。术后扫描可见混杂密度消融灶影覆盖原病灶（图 1-1-8B），邻近肝包膜下见少量积液，未见明显气胸、出血、膈肌损伤等并发症。

2020-2-21 消融术后 1 个月复查上腹部 MRI：肝 S7 包膜下病灶呈消融术后改变，呈等/稍长 T_2 信号（图 1-1-9A）、不均匀稍短 T_1（图 1-1-9B），边界清楚，增强扫描消融区边缘轻度薄环状强化（图 1-1-9C、D），边缘光整，考虑肿瘤完全消融。

消融术后 4 个月复查行上腹部肝特异性对比剂（普美显）增强 MRI 示：肝 S7 包膜下病灶呈治疗后改变，呈不均匀稍短 T_1 等/稍长 T_2 信号，边界清楚，增强扫描消融区未见明显异常强化，范围较前稍缩小，考虑肿瘤完全消融（图 1-1-10）。

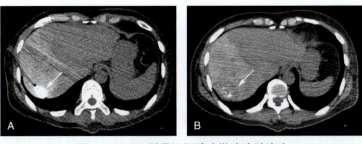

图 1-1-8　CT 引导下肝肿瘤微波消融治疗
A. 术中布针图；B. 术后即刻 CT 图像

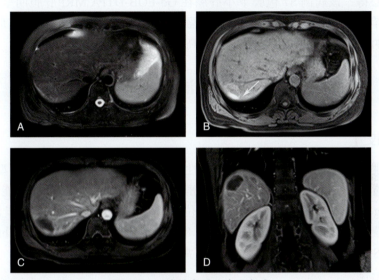

图 1-1-9　消融术后 1 个月复查
A. T_2WI 图像；B. T_1WI 平扫图像；C. T_1WI 动脉期图像；D. T_1WI 门静脉期冠状位图像

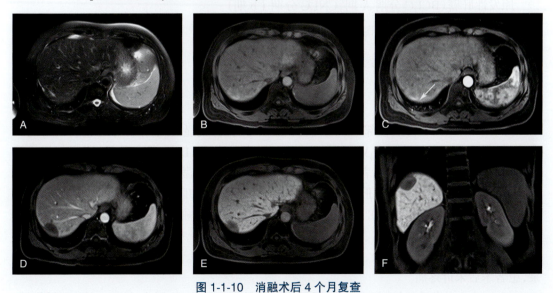

图 1-1-10　消融术后 4 个月复查
A. T_2WI 图像；B. T_1WI 平扫图像；C. T_1WI 动脉期图像；D. T_1WI 门静脉期图像；E. T_1WI 平衡期图像；
F. T_1WI 肝胆期冠状位图像

【点评】

1. **本病例特点** 中年女性,肝硬化背景,肝 S7 包膜下小肝癌,CT 及 MRI 平扫病灶均显示欠清晰,仅 MRI 增强扫描病灶清楚显示,患者拒绝外科手术切除。如何选择合理的引导方式精准地行肝癌消融治疗?

2. **应对策略** 病灶清楚显示是影像引导下肝肿瘤消融成功与否的关键。该病例先行1 次 TAE 治疗后,病灶被碘化油乳剂"标记"后清楚显示,再联合 CT 引导下小肝癌消融治疗,一次性单位点完全灭活肿瘤,取得了满意疗效。

3. **处理心得** 该病例 S7 包膜下小肝癌在 Gd-EOB-DTPA MRI 肝胆期呈低信号,病灶显示清楚,在有条件开展肿瘤 MRI 引导下消融的医疗机构,也可直接行 MRI 肝胆期引导该病灶精准消融治疗,减少患者的穿刺次数,提高治疗的安全性。

病例 3 肝包膜下小肝癌的微波消融治疗

【简要病史】

患者男性,47 岁,2015-10-8 因肝区阵发性隐痛就诊,检查诊断为慢性乙型病毒性肝炎(轻度),行上腹部 CT 示:肝内数个类圆形低密度影,边缘不清,考虑肝癌可能。2015-10-27 查 AFP:763ng/mL,行 MRI 提示肝脏多发占位,考虑肝癌。患者为行进一步治疗,门诊拟"肝恶性肿瘤"收入我科。既往乙型肝炎病史 8 年余,自述规律服药控制,Child-Pugh 分级 A 级(5 分),PS 评分 0 分,血常规、凝血功能正常。

【诊断】

原发性肝癌(BCLC 分期 A 期,CNLC 分期 I b 期)

【治疗方案】

TACE 联合微波消融治疗

【治疗过程及随访】

患者 2015-11-23 行上腹部 MRI 肝特异性对比剂(普美显)示:肝右叶近包膜处可见两个病灶,最大直径约 1.1cm,T_1WI 呈低信号,T_2WI 呈高信号,DWI 呈高信号,增强扫描病灶可见环形强化(图 1-1-11)。患者拒绝外科手术,遂行 TACE+ 微波消融治疗。

2015-11-27 行 CT 引导下肝癌的微波消融治疗,患者取仰卧位,CT 扫描可见肝右叶少量碘油沉积病灶(图 1-1-12A、B),全身静脉麻醉后,分别插入消融针至靶病灶远端,消融功率及时间为 60W/6min(图 1-1-12C、D),消融结束给予针道消融后,撤出消融针,可见消融区域不均匀低密度灶,术后未见出血、气胸等并发症(图 1-1-12E、F)。术后请麻醉科给予使用镇痛泵,患者术后未诉疼痛。

2019-12-24(术后 4 年)复查 MRI 示肝内可见异常信号灶,边界尚清,T_1WI 呈稍低信号,T_2WI 呈低信号,增强扫描未见强化,考虑消融术后改变,未见肿瘤活性(图 1-1-13)。

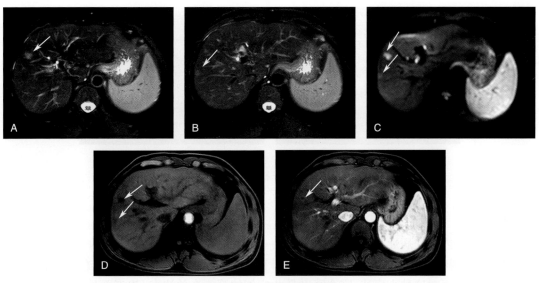

图 1-1-11　术前 MRI 检查

A、B. T$_2$WI 图像；C. DWI 图像；D. T$_1$WI 平扫图像；E. T$_1$WI 动脉期图像

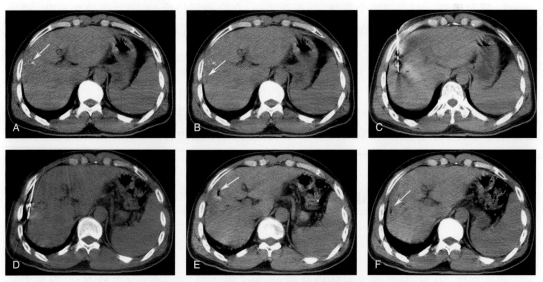

图 1-1-12　CT 引导下肝肿瘤微波消融治疗

A、B. 术前定位图像；C、D. 术中布针图像；E、F. 术后即刻 CT 图像

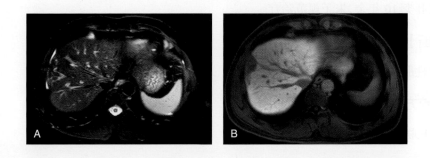

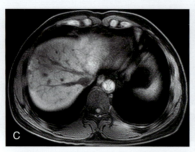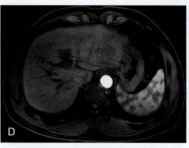

图 1-1-13　术后复查

A. T₂WI 图像；B、C. T₁WI 平扫图像；D. T₁WI 动脉期图像

【点评】

该患者肝内两处病灶，直径均小于 3cm，一次治疗可达到完全消融的目的。

1. **本病例特点**　该患者影像提示肝右叶两处病灶均小于 3cm，患者拒绝外科手术，遂行消融治疗。面对这种小病灶，完全消融是此病例的第一个关注点；患者两处病灶均贴近肝包膜，术中及术后可能产生剧烈疼痛，患者因惧怕疼痛而拒绝外科手术，减少术中及术后疼痛是此例患者的另一个重要关注点。

2. **应对策略**　对于这两个病灶，均小于 3cm，在穿刺到位后，采用消融功率 60W、消融时间 6min 的策略，两处病灶均做到完全消融；为了减少患者术中的疼痛，给予全身静脉麻醉，患者无明显不适感，手术舒适性大大提高。

3. **处理心得**　对于小于 3cm 的病灶，消融治疗只要选择合适的消融功率及消融时间，即可达到完全消融的目的；对于贴近肝包膜的病灶，术前详细告知患者及其家属，消融过程损伤肝包膜及肋间神经可能导致术中及术后疼痛不适，为了避免术中及术后剧烈疼痛不适，可以给予患者术中静脉麻醉，麻醉师的参与可以更好地观察患者的生命体征，给予镇痛泵持续止痛也是避免术后剧烈疼痛的推荐方法。

病例 4　术后复发小肝癌的消融治疗

【简要病史】

患者女性，59 岁，2015 年 8 月体检 B 超示：肝右叶占位，进一步行 CT 检查示：肝脏右叶低密度灶。考虑肝恶性肿瘤，行肝右叶及胆囊切除。术后病理示：肝细胞癌。2016 年 6 月复查上腹部 MRI 示：肝右叶见一结节，直径约 1.5cm，考虑肝癌术后复发。既往史：慢性乙型病毒性肝炎 10 年余，未予规范治疗。

【诊断】

原发性肝癌术后复发

【治疗方案】

TACE 联合消融治疗

【治疗过程及随访】

2016-6-17 上腹部 MRI：肝 S8 见一结节，直径约 1.5cm，T_1WI 呈低信号，T_2WI 呈高信号，增强扫描明显强化，门静脉期强化减退，考虑肝癌复发（图 1-1-14）。患者拒绝再次外科手术，拟行 TACE 联合 CT 引导下肝肿瘤微波消融术。入院完善相关检查 Child-Pugh 分级 A 级（5 分），PS 评分 0 分，无明显手术禁忌证。

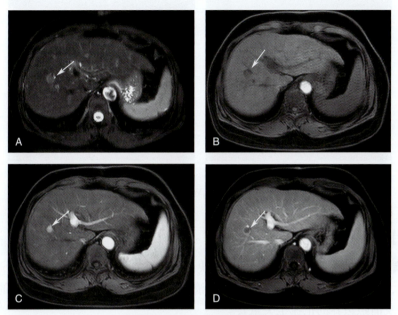

图 1-1-14　术前 MRI 检查

A. T_2WI 图像；B. T_1WI 平扫图像；C. T_1WI 动脉期图像；D. T_1WI 门静脉期图像

2016-7-5 行 TACE 治疗，术中用药：碘化油 3mL、表柔比星 20mg、雷替曲塞 2mg、奥沙利铂 100mg。2016-7-8 行 CT 引导下肝肿瘤微波消融术，对肝 S8 碘化油沉积灶行消融治疗，消融参数 60W/8min。术后即刻 CT 示消融灶完全覆盖肿瘤区域（图 1-1-15）。2016-9-7 术后 2 个月复查 MRI 示：肝 S8 见一异常信号灶，T_1WI 呈高信号，T_2WI 呈低信号，增强扫描未见强化，考虑消融术后改变，肿瘤完全灭活（图 1-1-16）。

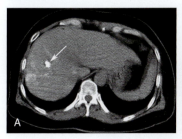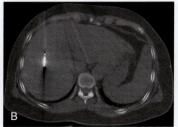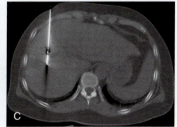

图 1-1-15　CT 引导下肝肿瘤微波消融治疗

A. 术前定位图；B. 术中布针图；C. 术后即刻 CT 图像

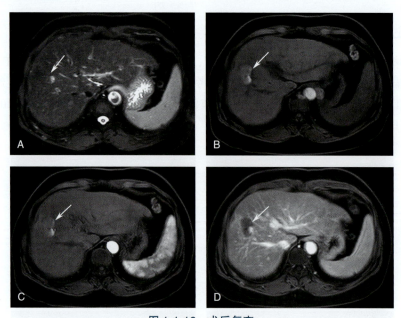

图1-1-16 术后复查

A. T₂WI图像；B. T₁WI平扫图像；C. T₁WI动脉期图像；D. T₁WI门静脉期图像

【点评】

1. **本病例特点** 肝右叶一典型"快进快出"肝癌病灶，直径约1.5cm，对于直径小于2cm的病灶，BCLC指南推荐首选消融治疗，消融治疗可以达到完全灭活肿瘤的目的，因此对消融时间及消融边界的把控至关重要。

2. **处理方案** 穿刺准确可以使消融范围更好地覆盖整个病灶，在不损伤大血管及胆道的前提下，采用垂直进针大大提高了穿刺准确性和便利性；另外，为了让此例患者达到完全消融的目的，采用的消融条件为60W/8min，其理论消融大小为3.2cm×3.3cm，消融边界大于肿瘤至少0.5cm，术后复查证明达到了完全消融的目的。

3. **治疗心得** 对于小肝癌的治疗，消融治疗凭借其微创的优势，被越来越多的患者所接受，可与外科手术的疗效相媲美。但如果不能做到完全消融，微创的意义就大打折扣，因此针对小肝癌的消融治疗，选择合理穿刺方式、路径、消融功率及时间，是能够达到完全消融的关键。另外，为了在消融术中能清晰识别病灶，消融前用碘油对肝内病灶进行标记是一种不错的选择，这样能更加精准可靠地进行穿刺和消融，以达到根治性消融的目的。

病例5 小肝癌微波消融脱靶

【简要病史】

患者男性，70岁，2019年5月无明显诱因出现反复发热，查上腹部CT示：动脉期肝右叶膈顶区小结节状强化灶，小转移灶待排。2019年6月查AFP 34.7ng/mL，异常凝血酶原

114.0mAU/mL。进一步行上腹部 MRI：肝右叶近膈顶处病变，考虑肿瘤性病变，肝细胞癌？转移瘤不完全除外。2019-7-2 行 MRI 引导下经皮肝穿刺活检术，穿刺病理示：肝细胞癌。既往史：慢性乙型病毒性肝炎 20 余年，未予治疗。

【诊断】

原发性肝癌（BCLC 分期 A 期，CNLC 分期Ⅰa 期）

【治疗方案】

肝癌微波消融治疗

【治疗过程及随访】

2019-6-23 上腹部 MRI：肝 S8 段膈顶占位，大小约 1.8cm×1.6cm，呈稍长 T_1 长 T_2 信号（图 1-1-17A、B），DWI 上呈高信号（图 1-1-17C），增强扫描呈"快进快出"改变，可见假包膜（图 1-1-17D、E、F），考虑原发性肝癌。入院完善相关检查，Child-Pugh 分级 A 级（5 分），PS 评分 0 分，无明显手术禁忌证。老年男性患者，右膈顶小肝癌，经 MDT 讨论，可行外科手术切除或消融治疗，患者及家属拒绝外科手术，考虑行肝癌微波消融治疗。

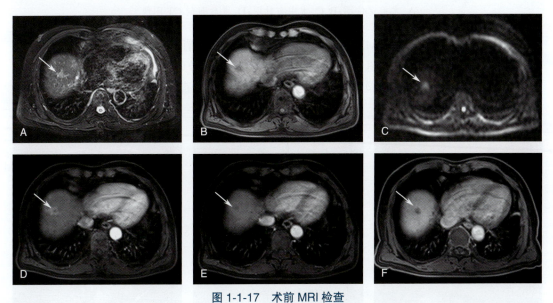

图 1-1-17　术前 MRI 检查
A. T_2WI 图像；B. T_1WI 平扫图像；C. DWI 图像；D. T_1WI 动脉期图像；E. T_1WI 门静脉期图像；
F. T_1WI 平衡期图像

2019-7-15 于 CT 引导下行肝癌微波消融术，术中定位 CT 扫描示病灶呈结节状稍低密度，位于 S8 膈顶，边界欠清（图 1-1-18A）。选择右季肋部进针，以 14G 微波消融天线经足侧向头侧倾斜进针至肝 S8 病灶远端（图 1-1-18B、C），布针满意后，设定功率 50W，有效消融时间 5.0min。后调整消融位点，再次对该病灶行消融 50W/5min。术后扫描可见混杂密度影覆盖原病灶（图 1-1-18D）。

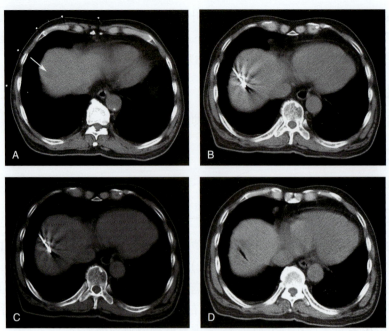

图 1-1-18   CT 引导下肝肿瘤微波消融治疗
A. 术前定位图；B、C. 术中布针图；D. 术后即刻 CT 图像

术后 1 个月复查上腹部 MRI 示：肝 S8 局部见类椭圆形消融灶，消融灶内侧仍可见一结节灶，呈稍长 T_1 长 T_2 信号（图 1-1-19A、B），DWI 上呈高信号（图 1-1-19C），增强扫描呈"快进快出"改变（图 1-1-19D~F），较消融前相仿，考虑消融脱靶；查 AFP 51.6ng/mL，异常凝血酶原 162mAU/mL。

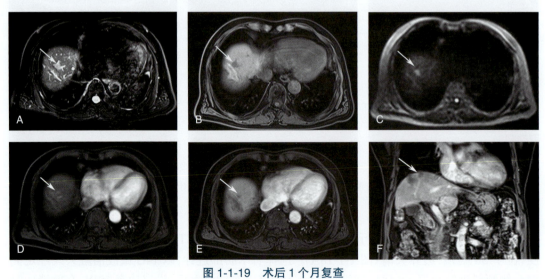

图 1-1-19   术后 1 个月复查
A. T_2WI 图像；B. T_1WI 平扫图像；C. DWI 图像；D. T_1WI 动脉期图像；E. T_1WI 门静脉期图像；
F. T_1WI 平衡期冠状位图像

2019-8-13 再次行 CT 引导下肝癌微波消融术,术中定位 CT 扫描示 S8 膈顶病灶呈结节状稍低密度影(图 1-1-20A),病灶外下侧为原消融区域。选择右季肋部进针,以 14G 微波消融天线经足侧向头侧斜行进针至肝 S8 病灶远端(图 1-1-20B、C),布针满意后,设定功率50W,有效消融时间 6.0min。后调整消融位点,再次对病灶行消融 55W/3min。术后扫描可见混杂密度影覆盖原病灶(图 1-1-20D)。

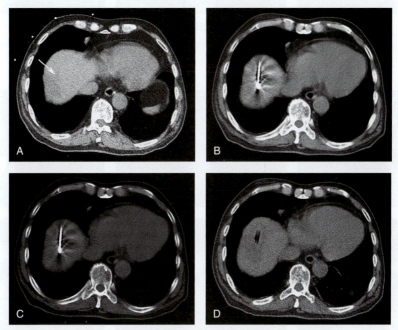

图 1-1-20 CT 引导下肝 S8 病灶微波消融治疗
A. 术前定位图;B~C. 术中布针图;D. 术后即刻 CT 图像

第二次消融术后 1 个月复查上腹部 MRI 示:肝 S8 病灶呈微波消融术后改变,T_2WI 上消融灶呈等信号(图 1-1-21A),T_1WI 上呈环样高信号,可见"靶征"(图 1-1-21B),增强扫描各期均未见明显强化(图 1-1-21C~F),考虑病灶完全消融。查 AFP:4.62ng/mL,异常凝血酶原:32mAU/mL,下降至正常。

第二次消融术后 4 个月复查上腹部 MRI 示:肝 S8 病灶呈消融术后改变,消融灶范围较前稍有缩小,增强扫描未见明显异常强化,考虑肿瘤消融术后改变(图 1-1-22A~F);肝内未见明显新发病灶。查 AFP:6.19ng/mL。异常凝血酶原:34mAU/mL。

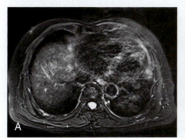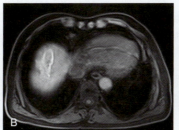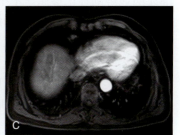

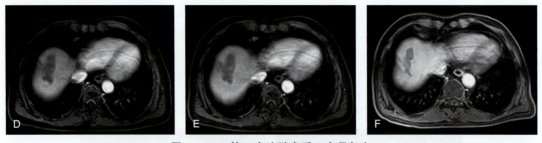

图 1-1-21　第二次消融术后 1 个月复查

A. T$_2$WI 图像;B. T$_1$WI 平扫图像;C. T$_1$WI 动脉期图像;D. T$_1$WI 门静脉期图像;E. T$_1$WI 平衡期图像;
F. T$_1$WI 肝胆期图像

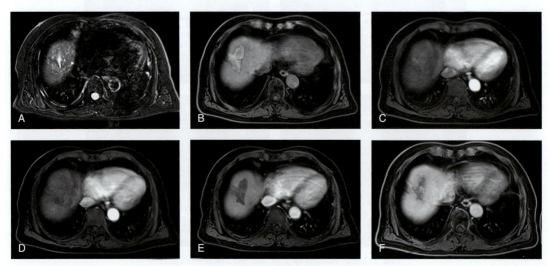

图 1-1-22　第二次消融术后 4 个月复查

A. T$_2$WI 图像;B. T$_1$WI 平扫图像;C. T$_1$WI 动脉期图像;D. T$_1$WI 门静脉期图像;E. T$_1$WI 平衡期图像;
F. T$_1$WI 肝胆期图像

【点评】

1. **本病例特点**　老年男性患者,直肠癌术后及乙肝病毒携带者病史,肝 S8 膈顶病灶经穿刺活检证实为肝细胞癌,影像引导下消融治疗是可靠的治疗选择。

2. **应对策略**　消融术中引导设备及术后即刻疗效判定是消融治疗中的关键。本病例采用 CT 引导消融治疗,S8 小肝癌位于膈顶,CT 平扫呈稍低密度改变,边界欠清,且病灶周围无明显解剖标记参照。术中为减少血气胸的风险,采用足侧向头侧倾斜的跨层面进针入路,术中微波天线产生金属伪影掩盖致局部病灶显示不清,CT 上微波消融术后消融区混杂密度影,无法显示清楚原病灶与消融灶之间空间关系,影响消融疗效的精准判断,导致消融脱靶。

第一次 S8 病灶消融脱靶后,再次行 CT 引导下 S8 小肝癌微波消融,通过病灶与消融灶空间关系进行定位,再次消融后多次复查病灶完全消融,无活性残留。

3. **影像引导方式的选择**　目前热消融术后即刻疗效判定依赖所采用的影像学引导设备,超声及 CT 是最常用的引导及疗效评价手段:超声易受气体与骨骼影响,对膈顶等特殊部位显示较差,消融时产生的气泡会影响病灶深部的观察;CT 平扫对部分较小病灶显示不清,且微波消融天线可产生金属伪影干扰病灶显示。超声与 CT 一样,对于靠近膈顶的病灶,有时无法清楚显示原病灶与消融灶的空间关系,导致无法更精准评价疗效。MRI 具有良好的软组织分辨力,无电离辐射,多方位多平面扫描,MRI 兼容性消融针无金属伪影干扰成像,同时 MRI 已成为肝脏热消融疗效评估的金标准,术后即时疗效评价精准、可靠。消融后 T_1WI 上呈"靶征",高信号消融灶完全覆盖低信号的原病灶,呈同心圆样改变,T_2WI 上原病灶的高信号减低或消失,周边见环状短 T_2 信号。T_1WI 上消融灶高信号环出现缺口、缺口区可见长 T_1 长 T_2 信号灶,DWI 上显示结节状高信号等均为病灶残留表现。对于膈顶小病灶,采用 MRI 引导是较超声及 CT 引导更可靠的选择。

病例 6　小肝癌消融术后复发的综合微创治疗

【简要病史】

患者男性,46 岁,2006 年 8 月体检行 B 超发现肝占位(1.5cm×2.5cm),考虑肝硬化结节恶变可能。进一步检查上腹部 MRI 提示肝 S8 小肝癌。查 AFP:3.35ng/mL,HBsAg(+)、抗 -HBe(+)、抗 -HBc(+),门诊拟诊为"原发性肝癌"收入院。

【诊断】

原发性肝癌(BCLC 分期 A 期,CNLC 分期 Ⅰ a 期)

【治疗方案】

消融治疗或外科手术

【治疗过程及随访】

2006-12-10 上腹部 MRI 提示肝 S8 见一大小约 1.8cm×2.2cm 结节,呈稍长 T_1 稍长 T_2 信号,增强扫描动脉期明显强化,考虑原发性肝癌(图 1-1-23)。入院完善相关检查,Child-Pugh 分级 A 级(5 分),PS 评分 0 分,无明显手术禁忌证。患者肝内单发病灶且小于 3cm,无论是外科手术还是消融治疗都能根治肿瘤,且两者具有相似的疗效;但患者拒绝外科手术治疗,于 2006-12-17 行超声引导下射频消融治疗。

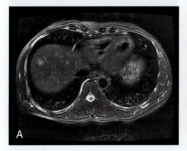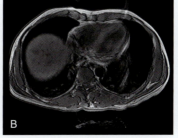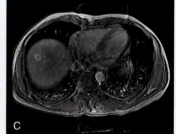

图 1-1-23　术前 MRI 检查
A. T_2WI 图像;B. T_1WI 平扫图像;C. T_1WI 动脉期图像

2007-10-22复查CT：增强动脉期肝S8消融灶前缘见片状强化影（图1-1-24B），门静脉期强化减退（图1-1-24C），考虑肿瘤复发可能（图1-1-24），2007-11-25再次行射频消融治疗，CT增强复查未见肿瘤活性残留，肿瘤完全灭活（图1-1-25）。后患者规律复查。

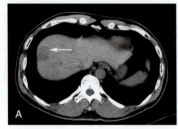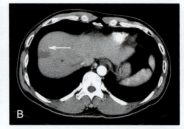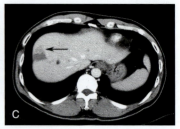

图1-1-24 消融灶前缘肿瘤复发
A. CT平扫图像；B. CT动脉期图像；C. CT门静脉期图像

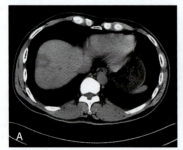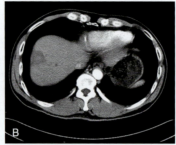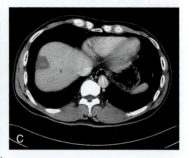

图1-1-25 肿瘤复发灶消融术后复查
A. CT平扫图像；B. CT动脉期图像；C. CT门静脉期图像

2010-3-17复查CT示：肝右叶见大片状低密度期，范围约1.1cm×1.2cm，增强扫描动脉期不均匀强化，门静脉期强化明显减退（图1-1-26B、C）；门静脉右支管腔增宽，其内见低密度影填充（图1-1-26E）；考虑肝右叶复发灶伴门静脉右支癌栓形成（图1-1-26）。患者病情明显进展，出现血管侵犯，遂于2010-3-20开始口服索拉非尼治疗（400mg bid）。2011-9-16复查上腹部CT示：肝内病灶较前增多、门静脉右支及主干癌栓形成；右侧肾上腺新发转移，大小约4.7cm×5.7cm（图1-1-27）。

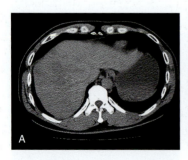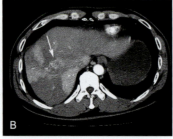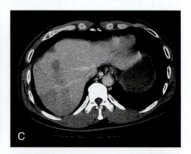

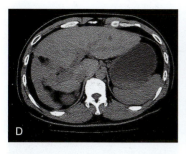 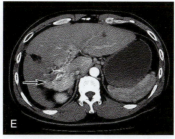 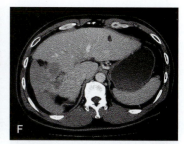

图 1-1-26　肿瘤肝内进展

A. 肝内新发肿瘤 CT 平扫图像;B. CT 动脉期图像;C. CT 门静脉期图像;D. 门静脉右支癌栓 CT 平扫图像;
E. CT 动脉期图像;F. CT 门静脉期图像

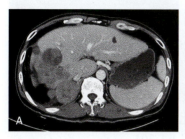 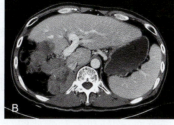 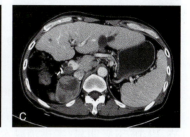

图 1-1-27　肿瘤肝内、肝外进展

A. 肝内肿瘤进展 CT 图像;B. 门静脉右支癌栓进展 CT 图像;C. 右侧肾上腺转移瘤 CT 图像

　　患者索拉非尼治疗效果欠佳,为良好控制肝内及肾上腺肿瘤,对肝内病灶及肾上腺转移瘤行 TACE 治疗。于 2011-9-22 行第一次 TACE 治疗(碘化油 15mL,表柔比星 50mg,洛铂 50mg)。2011-11-15 复查 CT,肝右叶结节内见多发团块状碘化油沉积,增强扫描仍可见强化。门静脉右支癌栓内碘化油沉积致密;右侧肾上腺转移灶内见不均匀强化,其内未见碘化油沉积(图 1-1-28)。疗效评价:SD。

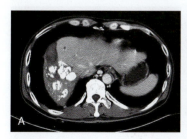 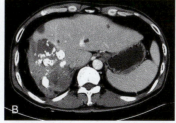 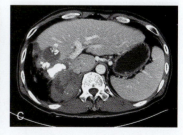

图 1-1-28　第一次 TACE 术后复查

A. 肝内病灶 CT 图像;B. 右侧肾上腺转移瘤 CT 图像;C. 门静脉右支癌栓 CT 图像

　　2011-12-6 行第二次 TACE 治疗(碘化油 4mL,洛铂 10mg,吡柔比星 12mg),右侧肾上腺转移瘤内仍未见碘化油沉积,于 2011-12-13 对右侧肾上腺转移瘤行 CT 引导下微波消融治疗(图 1-1-29)。术中采用双微波消融天线叠加消融治疗,总计 6 位点,每个位点均行70W/10min 治疗;术后即刻扫描见消融区域呈明显低密度改变,其内可见气化空洞影。

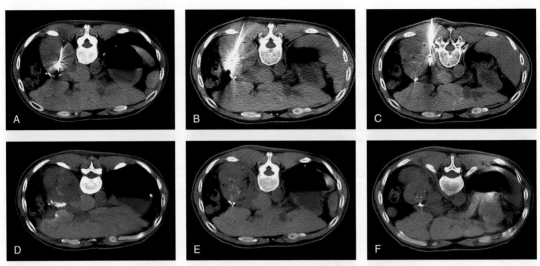

图 1-1-29　CT 引导下右侧肾上腺转移瘤微波消融治疗
A~C. 微波消融天线布针图像;D~F. 消融术后即刻 CT 图像

2012-1-10 复查 CT:肝右叶内多发碘化油沉积灶,门静脉右支内见碘油致密沉积,碘化油沉积范围较前稍扩大;右侧肾上腺转移瘤内见大片状无强化区,边缘仍可见团块状强化结节,以上、下极明显,考虑消融术后改变,病灶仍有肿瘤残留(图 1-1-30)。

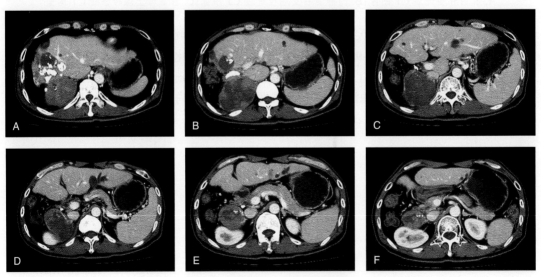

图 1-1-30　第一次消融术后复查
A~F. 消融术后右侧肾上腺转移瘤不同层面 CT 图像

2012-2-20 及 2012-5-7 对肝及右侧肾上腺残留病灶行两次微波消融治疗(图 1-1-31)。第一次:4 位点,每个位点均为 70W/5min。第二次:3 位点,每个位点均为 60W/8min。2012-7-11 复查 CT:肝内消融灶未见明显强化,右侧肾上腺转移瘤大部分未见强化,仅邻近胃窦及下腔静脉处见结节状残留灶稍增大(图 1-1-32)。由于病灶紧邻胃窦,为避免微波消融产生的热量损伤胃壁,于 2012-8-20 行冷冻消融治疗(图 1-1-33),术中冷冻消融治疗两个循环:冷冻

15min-复温5min-冷冻15min；术后即刻扫描见消融区域呈类椭圆低密度改变，边界清晰。
2012-9-6复查MRI：肝内病灶、右侧肾上腺转移瘤内信号不均匀，增强扫描未见强化，肿瘤完全灭活（图1-1-34）。后患者规律复查。

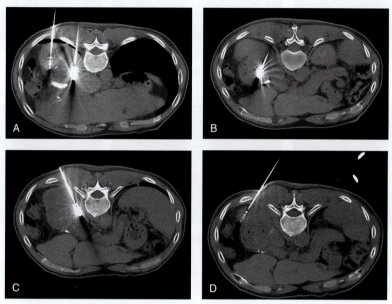

图1-1-31 CT引导下右侧肾上腺转移瘤残余活性灶微波消融治疗
A~D.微波消融天线布针图像

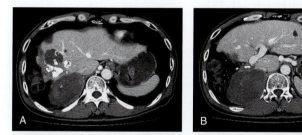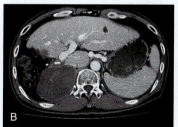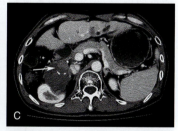

图1-1-32 右侧肾上腺肿瘤消融术后结节状残留
A~C.消融术后右侧肾上腺转移瘤不同层面CT图像

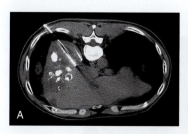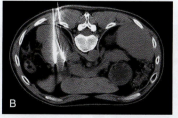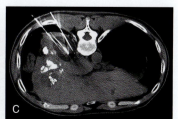

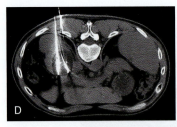
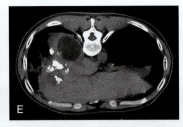
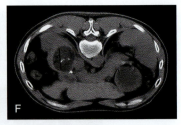

图 1-1-33　CT 引导下右侧肾上腺转移瘤残余活性灶冷冻消融治疗
A、B. 冷冻消融布针图像;C、D. 冷冻术中 CT 图像;E、F. 术后即刻 CT 图像

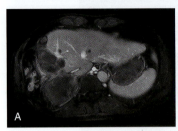
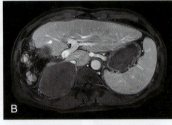
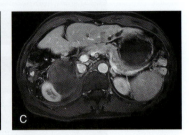

图 1-1-34　肿瘤完全消融
A~C. 消融术后右侧肾上腺转移瘤不同层面 MRI 图像

　　2013-2-20 复查上腹部 MRI 又发现右侧肾上腺区复发灶,大小约 3.2cm×3.9cm(图 1-1-35)。2013-2-22 对复发灶补充冷冻消融治疗(图 1-1-36),术中采用多针(4 针)叠加冷冻消融治疗,消融参数冷冻 15min- 复温 5min- 冷冻 15min 2 个循环。术后即刻扫描见消融区呈类圆形低密度影,完整覆盖肿瘤区域。2013-3-15 复查上腹部 MRI 示:肝内及右侧肾上腺转移瘤呈消融术后改变,增强扫描未见强化,肿瘤完全灭活(图 1-1-37)。

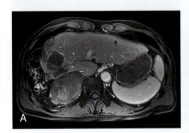
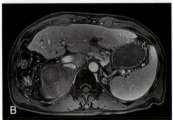
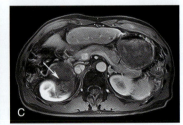

图 1-1-35　右侧肾上腺区肿瘤复发
A~C. 消融术后右侧肾上腺转移瘤不同层面 MRI 图像

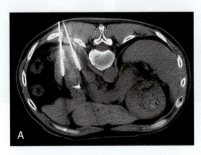
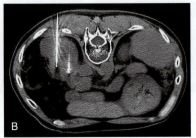

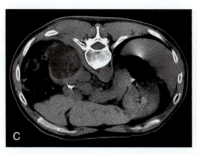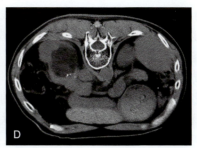

图 1-1-36　CT 引导下右侧肾上腺区复发灶冷冻消融治疗
A、B. 冷冻消融布针图像；C、D. 术后即刻 CT 图像

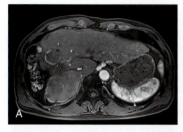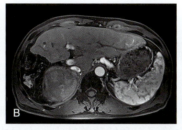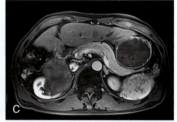

图 1-1-37　肿瘤再次达到完全消融
A~C. 消融术后右侧肾上腺转移瘤不同层面 MRI 图像

【点评】

1. 本病例为小肝癌患者射频消融术后一年出现局部复发，再次行射频消融，三年后又出现复发伴血管侵犯，给予靶向治疗（索拉非尼），索拉非尼治疗失败后出现肝内病灶进展与肾上腺转移，随后采取 TACE 联合消融的治疗方案。局部消融治疗手段包括射频、微波、冷冻消融治疗等，三种手段在肝肿瘤的治疗中各有优劣，应依据肿瘤大小、部位、毗邻关系等因素做出合理的选择。三种常用的消融治疗方式在肝肿瘤治疗中的优势对比如下（表 1-1-1）。

表 1-1-1　射频、微波、冷冻消融治疗方式在肝肿瘤治疗中的优势对比

影响因素	消融方式		
	射频	微波	冷冻
肿瘤大小（cm）			
≤3	+++	+++	+++
3~5	++	+++	++
>5	+	+++	++
肿瘤部位			
距腹膜≤1.5cm	++	++	+++
邻近肝门	+	+	++
邻近危险脏器	++	+	+++
邻近大血管	+	+++	++
植入心脏起搏器	+	++	+++
凝血功能差	+++	+++	+

注：+ 代表推荐强度。

2. 本病例中右侧肾上腺肿瘤近胃窦区残留灶采用冷冻消融治疗的原因在于冷冻消融治疗产生的冰球在 CT 扫描中呈明显低密度改变,边界清晰,有助于判断冷冻消融治疗的边界,能有效避免消融范围过大损伤邻近胃窦。而射频及微波消融边界不清楚,消融范围难以把握,易造成胃窦的损伤。

3. 出现寡转移的患者是否有局部治疗的价值? 本病例中患者出现右侧肾上腺肿瘤单发转移后仍积极采用消融治疗,肝内原发病灶及转移瘤均达到完全灭活,取得了良好的疗效。目前多项研究指出无论是在原发性肝癌,还是其他癌种(如结直肠癌、肺癌、前列腺癌及乳腺癌等)中,在原发病灶切除或者能够良好控制的前提下,积极采用消融治疗寡转移瘤,能够有效的延长患者生存期。

第二节　大肝癌的消融治疗

根据原发性肝细胞癌的大体病理分类,大肝癌是指肝内肿瘤直径大于 5cm 且 ≤ 10cm,具有恶性程度高、易出现肝内血管浸润和转移等特点。在早中期大肝癌的治疗中,外科手术切除和 TACE 是首选的治疗方案。经皮肿瘤消融术虽然不是大肝癌首选治疗方式,但对于不能外科手术或拒绝外科手术患者,TACE 序贯消融治疗大肝癌可取得良好的疗效,部分患者可达到根治肿瘤的目的。由于单针消融范围相对小,对于大肝癌消融治疗多采用多针联合消融的方法,扩大消融范围,提高肿瘤完全消融率,降低肿瘤消融后的复发率。本节主要介绍 CT 引导下大肝癌消融治疗技术的临床应用。

病例 7　射频消融治疗 TACE 抵抗的大肝癌

【简要病史】

患者男性,52 岁,2011 年 7 月无明显诱因出现右上腹疼痛不适,行肝脏 CT 示:右肝癌破裂出血,予急诊行右肝癌切除术,术后病理示中分化型肝细胞性肝癌。2013 年复查发现肝癌术后复发,多次接受肝动脉化疗栓塞治疗,疾病保持稳定。2014-5-29 复查上腹部 MRI 示:肝内仍见多发病灶。

【诊断】

原发性肝癌综合治疗后复发

【治疗方案】

肝癌消融治疗

【治疗过程及随访】

2014-5-29 上腹部 MRI:右肝见多发病灶,T_2WI 上呈稍高信号,T_1WI 上呈低信号,较大者位于肝 S6 包膜下，大小约 5.2cm×3.6cm，增强扫描呈"快进快出"改变，实质期可见强化的假包膜影（图 1-2-1），考虑肝癌复发。中年男性患者，肝癌综合治疗后复发，肝内多发病灶，多次行 TACE 治疗后疗效欠佳，出现 TACE 抵抗，经 MDT 讨论，考虑行局部消融治疗。

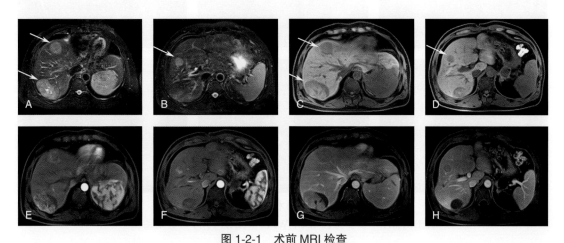

图 1-2-1　术前 MRI 检查

A、B. T_2WI 图像；C、D. T_1WI 平扫图像；E、F. T_1WI 动脉期图像；G、H. T_1WI 门静脉期图像

2014 年 6 月分次行 CT 引导下肝癌射频消融术（图 1-2-2）。术中定位 CT 扫描示右肝多发低密度病灶，内可见部分碘油沉积，以 14G 射频电极于右季肋区逐步进针约 7.6cm 达肝 S8 病灶外侧缘，展针 6.0cm，设定功率 150W、靶温 105℃，有效消融时间 15min（图 1-2-2A）。重复上述步骤，消融肝 S6 及 S4 病灶（图 1-2-2B、C）；术毕撤针，行术后 CT 扫描，消融灶呈混杂低密度表现。手术过程顺利，患者无明显不适。

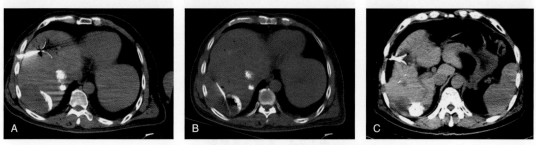

图 1-2-2　CT 引导下肝肿瘤射频消融治疗

A~C. 术中布针图

2014-7-8 消融 1 个月后复查上腹部 MRI：肝内病灶呈射频消融后改变，T_1WI 上消融灶呈环样高信号（图 1-2-3A、B），T_2WI 上呈混杂低信号，边界清楚，增强扫描未见明显强化（图 1-2-3E、F），考虑肿瘤完全消融；肝内未见新发病灶（图 1-2-3）。

消融后患者口服阿帕替尼 500mg/d 靶向治疗，定期随访复查。术后 3 年复查上腹部 MRI：肝内消融灶范围较前缩小，增强扫描无明显强化，肿瘤完全灭活；肝内未见新发病灶（图 1-2-4）。

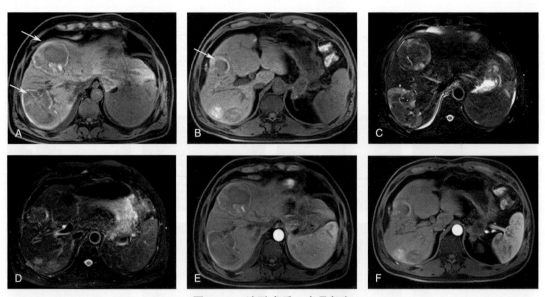

图 1-2-3　消融术后 1 个月复查
A、B. T$_1$WI 平扫图像；C、D. T$_2$WI 图像；E、F. T$_1$WI 动脉期图像

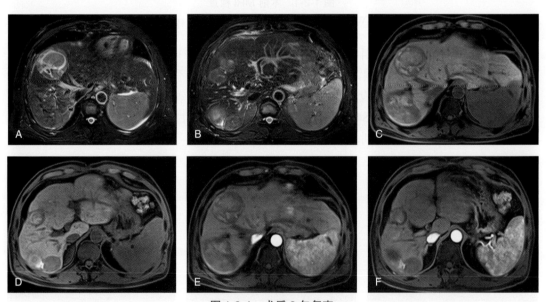

图 1-2-4　术后 3 年复查
A、B. T$_2$WI 图像；C、D. T$_1$WI 平扫图像；E、F. T$_1$WI 动脉期图像

【点评】

1. **本病例特点**　中年男性，肝癌术后复发，多发病灶，大者直径>5.0cm，多次接受 TACE 治疗后肝内肿瘤进展，考虑 TACE 抵抗。

2. **应对策略**　对于 TACE 抵抗的肝癌，本病例采用多次 CT 引导下肝癌复发灶的射频消融治疗，完全消融肝内复发灶，术后联合阿帕替尼靶向治疗，经长期随访肝内肿瘤无复发，取得良好的疗效。

3. **治疗心得**　对于复发肝癌,肝内病灶有根治性局部治疗机会时,应积极采用局部治疗,如外科手术、TACE、消融、放射性粒子植入等综合手段,同时可联合靶向药物或免疫药物治疗,进一步巩固局部治疗的疗效,减少肿瘤复发的概率,使患者有望获得长期无瘤生存甚至达到根治肿瘤的目的。

病例 8　人工腹水辅助胃壁旁大肝癌微波消融

【简要病史】

患者男性,73 岁,2016 年体检发现肝占位,考虑原发性肝癌,行超声引导下右肝癌射频消融术,术后定期复查。2018 年 11 月复查上腹部 CT:肝 S2 包膜下新发病灶,考虑肿瘤复发。先后多次接受 TACE 治疗,疾病控制稳定。2020-11-2 复查上腹部 MRI:肝 S2 肝癌呈介入治疗后改变,局部病灶仍有活性。既往史:慢性乙型病毒性肝炎合并肝硬化 10 余年,未予治疗;高血压、糖尿病病史 10 余年。

【诊断】

原发性肝癌综合介入后

【治疗方案】

大肝癌微波消融术

【治疗过程及随访】

2020-11-2 上腹部 MRI 示:肝 S2 包膜下稍长 T_1 稍长 T_2 信号影,信号不均匀,大小约 5.0cm × 5.6cm,DWI 上呈高信号,增强扫描呈"快进快出"改变,动脉期见该病灶呈明显不均匀强化,门静脉期该病灶强化减退,冠状位扫描示该病灶下极与胃壁紧贴,关系密切(图 1-2-5),肿瘤内仍有活性残留。入院完善相关检查,Child-Pugh 分级 A 级(6 分),PS 评分 0 分,无明显手术禁忌证。患者老年男性,慢性乙型病毒性肝炎肝硬化,合并多种基础疾病,多次 TACE 治疗后病灶仍有活性,患者及家属拒绝外科手术切除,予行人工腹水辅助下肝癌微波消融治疗。

2020-11-3 行 CT 引导人工腹水辅助下肝癌微波消融术(图 1-2-6)。术前定位扫描 CT 中可见 S2 病灶内碘油部分沉积(图 1-2-6A),病灶下缘与胃壁关系密切(图 1-2-6B)。在 CT 引导下以 1 根 17G 穿刺针逐步进针到病灶与胃壁交界区,缓慢推注生理盐水 500mL,分离肝 S2 病灶和胃壁(图 1-2-6D)。再在 CT 引导下将 2 根微波消融天线逐步进针达病灶远端,设定功率 60W,消融该病灶两个位点,有效消融时间分别是 5.0min 和 6.5min(图 1-2-6E);消融术后复扫可见混杂密度消融灶覆盖原病灶(图 1-2-6F)。

术后 1 个月复查上腹部 MRI:肝 S2 病灶呈微波消融后改变,增强扫描未见异常强化,考虑肿瘤完全消融。邻近胃壁未见明显损伤表现(图 1-2-7)。

2021-1-9 术后 2 个月复查上腹部 MRI 示:肝 S2 病灶呈微波消融后改变,边界清楚,增强扫描各期均未见异常强化,考虑肿瘤完全消融;肝内未见明显新发病灶(图 1-2-8)。

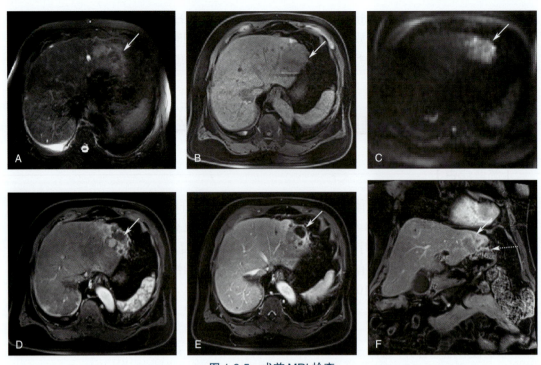

图 1-2-5 术前 MRI 检查

A. T_2WI 图像;B. T_1WI 平扫图像;C. DWI 图像;D. T_1WI 动脉期图像;E. T_1WI 门静脉期图像;
F. T_1WI 平衡期冠状位图像

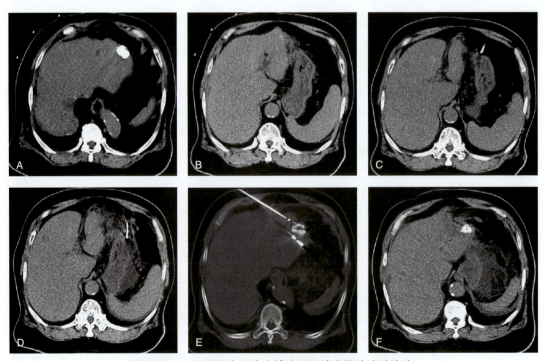

图 1-2-6 CT 引导人工腹水辅助下肝肿瘤微波消融治疗

A、B. 术前定位图像;C、D. 人工腹水图像;E. 术中布针图;F. 术后即刻 CT 图像

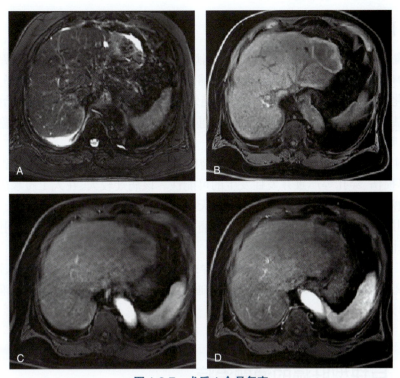

图 1-2-7　术后 1 个月复查

A. T$_2$WI 图像；B. T$_1$WI 平扫图像；C. T$_1$WI 动脉期图像；D. T$_1$WI 动脉期图像

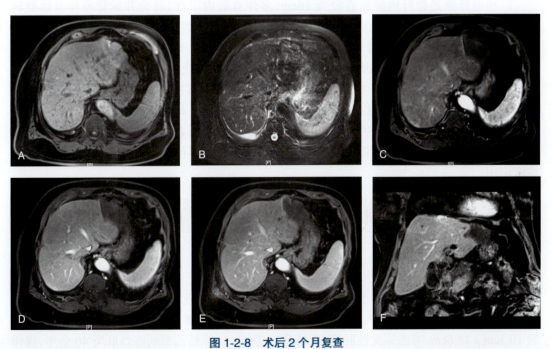

图 1-2-8　术后 2 个月复查

A. T$_1$WI 平扫图像；B. T$_2$WI 图像；C. T$_1$WI 动脉期图像；D. T$_1$WI 门静脉期图像；E. T$_1$WI 平衡期图像；

F. T$_1$WI 平衡期冠状位图像

【点评】

1. **本病例特点**　患者男性,肝 S2 复发病灶,位于左肝包膜下,病灶下缘紧贴胃壁,多次行 TACE 治疗后仍有活性,外科手术或腔镜辅助下消融治疗是可靠的治疗选择。但该患者高龄,肝硬化明显,基础病多,患者及家属拒绝外科手术切除,影像引导下消融治疗中存在胃壁热损伤,甚至出现穿孔,肿瘤破裂出血等严重并发症的可能,需具备丰富的消融手术经验,对于消融医师提出较大的挑战。

2. **应对策略**　本例患者采用人工腹水辅助技术,选择性分离局部病灶与胃壁,大大降低了胃壁热损伤、穿孔等严重并发症发生的可能性。该病灶较大,在人工腹水成功隔离后,采用双针微波联合扩大消融范围,同时微波天线穿刺路径选择右侧经剑突下长入路经正常肝实质穿刺进针,避免直接穿刺肿瘤导致肿瘤破裂出血,一次性完全灭活左肝肿瘤,兼顾肿瘤消融彻底性及安全性,取得良好的疗效。

3. **人工腹水制造技巧**　可腹腔置管或穿刺针直接穿刺入需分离区域注入适量的生理盐水,当分离效果不理想时,可加大注水量或通过不同体位变换,改变人工腹水潴留位置,以达到理想的分离效果。

第三节　巨块型肝癌的消融治疗

巨块型肝癌是指肝内肿瘤直径 ≥10cm,多伴有肝内子灶,易合并脉管癌栓及远处转移,恶性程度高,预后相对差。仅少数单发的或局限性的巨块型肝癌初治时具备外科切除手术条件,多数患者发现时属于中晚期,无法行根治性外科手术切除。TACE 作为无法手术切除中晚期巨块型肝癌的基石性治疗手段,联合靶向及免疫药物等系统治疗可起到协同增效作用,能够有效控制肿瘤进展并延长生存时间。经多次 TACE 联合系统治疗后,部分患者可实现肿瘤缩小、活性减弱甚至肿瘤降期,为转化外科手术或消融治疗奠定基础。同时对于多次的 TACE 治疗后疗效欠佳或 TACE 抵抗的患者,消融联合系统治疗已成为中晚期巨块型肝癌治疗的重要手段。本节主要介绍 CT 引导下巨大肝癌消融治疗技术的临床应用。

病例 9　TACE 序贯微波消融治疗巨块型肝癌

【简要病史】

患者男性,43 岁,2016 年 5 月因"反复右上腹痛 4 天"就诊,查 B 超示:肝实质高回声肿块,考虑肝癌可能。查 AFP:606.6ng/mL。进一步行上腹部 MRI 示:右肝巨大占位,大小约 10.3cm×15.6cm,考虑原发性肝癌(巨块型)。既往史:慢性乙型病毒性肝炎 40 余年,规律服用阿德福韦酯治疗。

【诊断】

原发性肝癌（BCLC 分期 A 期,CNLC 分期 Ⅰ b 期）

【治疗方案】

TACE 序贯消融治疗

【治疗过程及随访】

2016-6-1 上腹部 MRI: 肝右叶巨大占位,大小约 10.3cm×15.6cm,T_1WI 上呈混杂低信号影(图 1-3-1A),T_2WI 呈混杂等、高信号影(图 1-3-1B),边界清楚,增强扫描后呈"快进快出",内见丰富的肿瘤血管影,平衡期见假包膜强化(图 1-3-1C~F)。入院完善相关检查,Child-Pugh 分级 B 级(7 分),PS 评分 1 分,无明显手术禁忌证。中年男性,右肝巨块型肝癌,肿瘤较大,残肝不足,肝功能 B 级,经 MDT 讨论,考虑行 TACE 联合消融治疗。

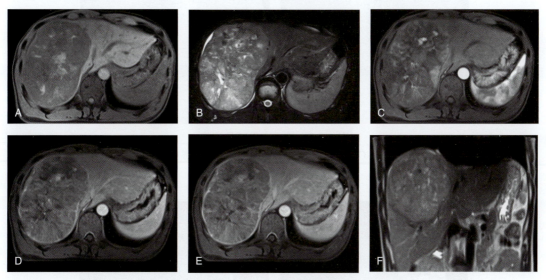

图 1-3-1　术前 MRI 检查

A. T_1WI 平扫图像;B. T_2WI 图像;C. T_1WI 动脉期图像;D. T_1WI 门静脉期图像;E. T_1WI 平衡期图像;
F. T_2WI 冠状位图像

2016-6-3 行第一次 TACE 治疗,选择性膈动脉及腹腔动脉 DSA 示:右肝内见巨大团块状的肿瘤血管及肿瘤染色影,边界尚清(图 1-3-2A),肿瘤供血动脉为右膈动脉(图 1-3-2B)及右肝动脉的分支血管(图 1-3-2C),经微导管低压、缓慢注入碘化油 20mL、载药微球 2 瓶及吡柔比星 60mg 栓塞肿瘤供血动脉,并予 350~560μm 明胶海绵颗粒 1 瓶加强栓塞,复查造影见碘油在肝病灶内沉积良好,栓塞满意,患者无明显不适(图 1-3-2D)。

2016 年 6 月至 2017 年 2 月,行多程 TACE 治疗后,肿瘤较前明显缩小,大小约 8.5cm×12.2cm,活性成分明显减少,疗效评价:PR。2017-8-8 行 CT 引导下肝肿瘤微波消融术,术中定位 CT 示:右肝巨块型肝癌,其内可见大量碘油沉积(图 1-3-3A),以 2 根 14G 微波消融天线经皮穿刺达右肝巨大癌灶内,行微波消融 70W/8min;后调整消融位点,共消融 6 位点(图 1-3-3B、C)。术后即刻 CT 扫描可见消融区域密度明显减低,未见出血、气胸等并发症(图 1-3-3D)。

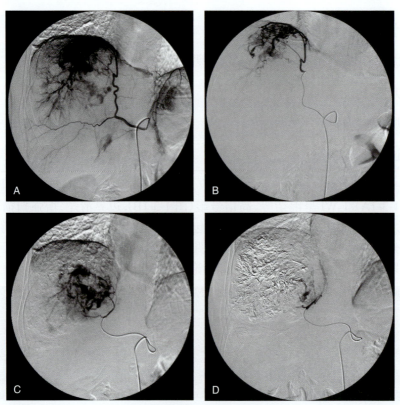

图 1-3-2 第一次 TACE 治疗
A~C.栓塞术前造影图;D.栓塞术后造影图

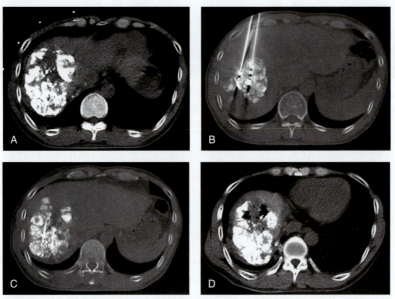

图 1-3-3 CT引导下肝肿瘤微波消融治疗
A.术前定位图;B、C.术中布针图;D.术后即刻CT图像

　　2018-4-26 消融术后 8 个月复查上腹部 MRI：右肝病灶呈 TACE 联合消融术后改变，未见明显强化，肿瘤完全坏死（图 1-3-4）；AFP 正常。2020-10-26 消融术后 2 年复查上腹部 MRI：右肝病灶呈 TACE 联合消融术后改变，增强扫描各期均未见明显强化，病灶较前明显缩小，提示肿瘤完全灭活，无活性残留（图 1-3-5）。

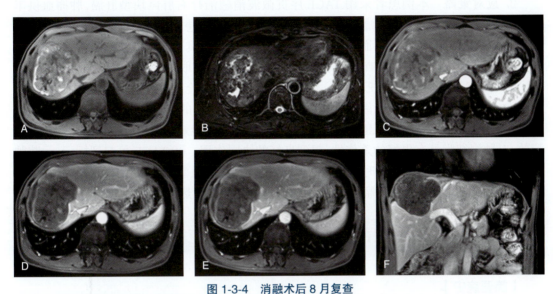

图 1-3-4　消融术后 8 月复查

A. T_1WI 平扫图像；B. T_2WI 图像；C. T_1WI 动脉期图像；D. T_1WI 门静脉期图像；E. T_1WI 平衡期图像；
F. T_1WI 平衡期冠状位图像

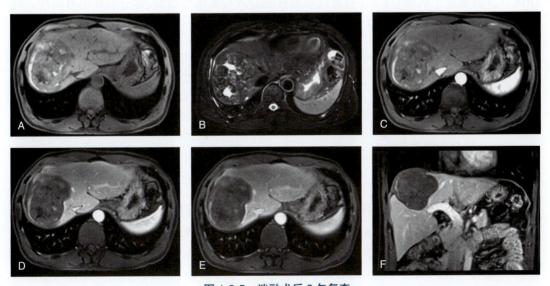

图 1-3-5　消融术后 2 年复查

A. T_1WI 平扫图像；B. T_2WI 图像；C. T_1WI 动脉期图像；D. T_1WI 门静脉期图像；E. T_1WI 平衡期图像；
F. T_1WI 平衡期冠状位图像

【点评】

1. **本病例特点**　中年男性，慢性乙型病毒肝炎病史，右肝单发巨块型肝癌，肿瘤较大但包膜完整，残肝不足，肝功能 B 级，外科评估一期手术切除风险大。

2. **应对策略**　本例患者采用 TACE 序贯微波消融治疗右肝巨块型肝癌，肿瘤血供丰富，通过多次超选择插管行肿瘤供血动脉进行化疗栓塞。该患者对 TACE 治疗应答良好，多次 TACE 治疗肿瘤范围缩小、血供及活性明显减低，及时序贯行双源微波消融治疗，消融位点完全覆盖肿瘤病灶，多次复查影像学均提示肿瘤完全灭活，取得满意的效果。

3. **TACE 联合消融治疗机制**　①术前 TACE 治疗通过栓塞血管阻断肿瘤供血，有效减少消融术中热沉降效应，降低因消融术中肿瘤血供丰富导致的热量损失。②肝癌中的超液态碘化油可作为导热载体，提高消融术中热能传导，同时热能效应可以有效增强化疗药物的疗效，对肿瘤细胞具有更好的杀伤性，起到良好的协同作用。③ TACE 可起到标记、示踪肿瘤组织及卫星病灶的作用，同时缩小肿瘤体积，提升完全消融率。④ TACE 可分解肝肿瘤组织内的纤维间隔组织，增加肿瘤细胞内热量弥散性，从而扩大热消融范围。

病例 10　TACE 联合微波消融治疗原发性巨块型肝癌

【简要病史】

患者男性，56 岁，2018 年 8 月无明显诱因出现双侧大腿内侧瘙痒，查彩超示肝右叶实性占位，考虑肝癌可能；AFP：1 499ng/mL，诊断原发性巨块型肝癌，行肝动脉化疗栓塞治疗。2019 年 4 月复查上腹部 CT 示：右肝巨块型肝癌介入栓塞术后改变，部分病灶仍有活性。既往史：慢性乙型病毒性肝炎 30 余年，未予治疗。

【诊断】

原发性肝癌

【治疗方案】

TACE 联合微波消融治疗

【治疗过程及随访】

2019-4-7 上腹部 CT 示：右肝巨块型肝癌介入术后，右肝见一巨大团块状软组织影，范围约 11.4cm×10.0cm×12.1cm，边界尚清，内可见多发斑片状高密度碘化油沉积影，增强扫描病灶内见散在状异常强化影，考虑病灶仍有活性（图 1-3-6）。入院完善相关查，Child-Pugh 分级 A 级（5 分），PS 评分 0 分，无明显手术禁忌证。中年男性，右肝巨块型肝癌介入治疗后肿瘤仍有活性，患者拒绝外科手术切除，经 MDT 讨论，考虑行 TACE 联合消融治疗。

2019-4-10 再次行 TACE 治疗，选择性腹腔动脉及肠系膜上动脉造影示：右肝肿物内见大量的碘化油沉积，边界尚清（图 1-3-7A），肿块内部仍可见肿瘤染色；超选择性插入迷走右肝动脉肿瘤供血动脉的两支分支血管（图 1-3-7B、C），经微导管给予低压、缓慢注入洛铂

30mg 与超液化碘油 15mL 乳化剂、100~300μm 微球 1 瓶及 350~560μm 明胶海绵颗粒 1 瓶半,复查造影见碘油在肝病灶内呈肿块状沉积良好,栓塞满意(图 1-3-7D)。

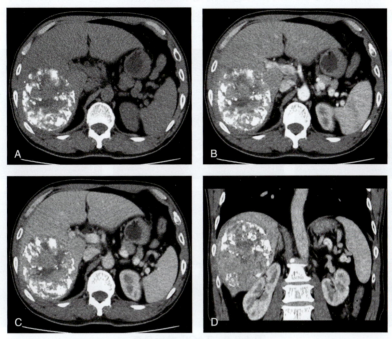

图 1-3-6　术前 CT 检查

A~C.CT 平扫及增强横轴位;D.CT 增强冠状位

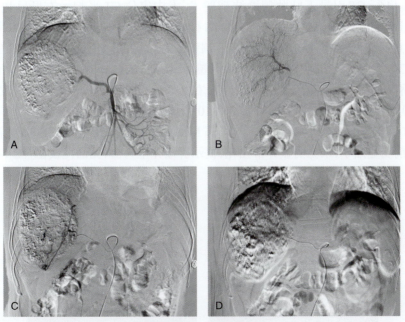

图 1-3-7　TACE 治疗

A~C.栓塞前造影图;D.栓塞后造影图

2019 年 4 月至 7 月期间总计行 3 程 TACE 治疗,2019-8-13 复查上腹部 MRI:右肝癌栓塞术后,右肝仍见类圆形异常信号肿块影,范围较前明显缩小,T₁WI 呈混杂低信号改变,T₂Wl 呈高低混杂信号(图 1-3-8A、B),边缘清楚,增强扫描病灶边缘及内部仍可见条片状、分隔样异常强化影,提示肿瘤内仍有残留活性(图 1-3-8C~F);疗效评价 PR。

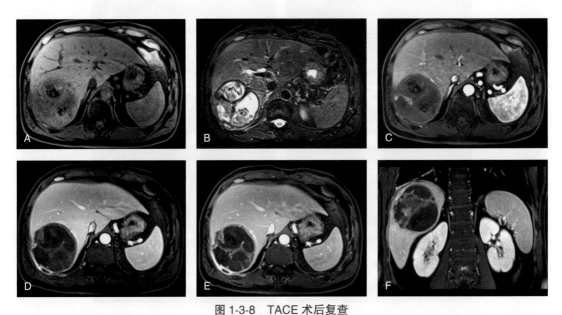

图 1-3-8 TACE 术后复查
A. T₁WI 平扫图像;B. T₂WI 图像;C. T₁WI 动脉期图像;D. T₁WI 门静脉期图像;E. T₁WI 平衡期图像;
F. T₁WI 平衡期冠状位图像

2019-8-14 行 CT 引导下肝肿瘤微波消融术,术中定位 CT 平扫示右肝巨块型肝癌,其内可见大量碘油沉积(图 1-3-9A),以 2 根 14G 微波消融天线分别逐步进针达右肝巨大瘤灶内,布针满意后,行微波消融 70W/8min。后调整消融位点,重复上述步骤,共消融 8 个位点(图 1-3-9B、C)。术后 CT 扫描见混杂密度消融灶覆盖原病灶,未见气胸、出血等并发症(图 1-3-9D)。2019-9-25 消融术 1 个月后复查上腹部 MRI:右肝病灶呈 TACE 联合消融术后改变,增强扫描未见明显强化,提示肿瘤完全灭活(图 1-3-10)。患者 AFP 降至正常。

2020-10-14 消融术后 1 年余复查上腹部 MRI 示:右肝病灶呈 TACE 联合消融术后改变,病灶较前明显缩小,未见明显异常强化,提示肿瘤完全灭活,无活性残留(图 1-3-11)。

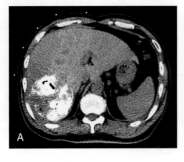
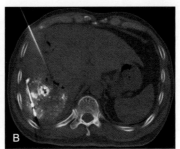

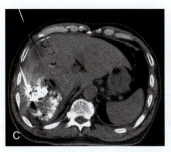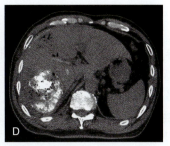

图 1-3-9　CT 引导下肝肿瘤微波消融治疗
A. 术前定位图;B、C. 术中布针图;D. 术后即刻 CT 图像

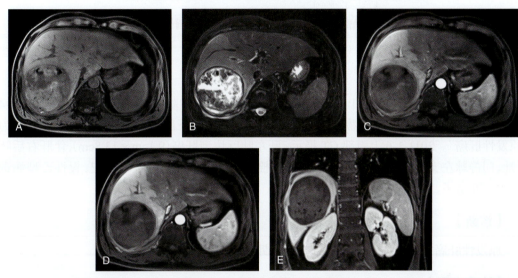

图 1-3-10　消融术后 1 个月复查
A. T_1WI 平扫图像;B. T_2WI 图像;C. T_1WI 动脉期图像;D. T_1WI 门静脉期图像;E. T_1WI 平衡期冠状位图像

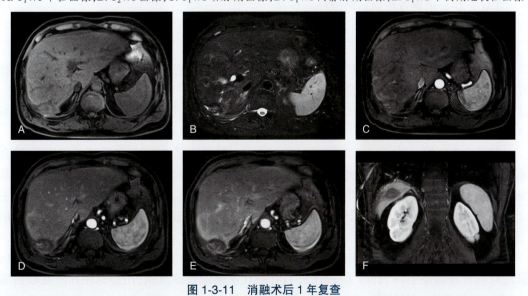

图 1-3-11　消融术后 1 年复查
A. T_1WI 平扫图像;B. T_2WI 图像;C. T_1WI 动脉期图像;D. T_1WI 门静脉期图像;E. T_1WI 平衡期图像;
F. T_1WI 平衡期冠状位图像

【点评】

1. **本病例特点**　中年男性,乙肝"大三阳",右肝单发巨块型肝细胞癌,肿瘤较大但包膜完整,肝功能 A 级,患者拒绝外科手术切除。

2. **应对策略**　本例患者采用 TACE 序贯微波消融治疗右肝巨块型肝癌,通过多次超选择插管行肿瘤供血动脉进行化疗栓塞。该患者对 TACE 治疗应答好,多次 TACE 治疗肿瘤范围缩小、血供及活性明显减低,及时序贯行双根微波天线消融治疗,消融区域完全覆盖肿瘤病灶,多次复查影像学均提示肿瘤完全灭活,取得满意的效果。

病例 11　巨块型肝癌合并血管侵犯的综合治疗

【简要病史】

患者男性,46 岁,2011 年 1 月无诱因出现上腹部间歇性隐痛,伴有乏力纳差。2011-1-4 行 PET/CT 示:①肝左外叶肝癌并肝门区淋巴结转移;②下腔静脉及右心房癌栓,考虑为"原发性肝癌"。2011-1-6 上腹部 CT 提示:肝左叶巨块型肝癌(9.1cm×13.8cm),伴肝右后叶子灶,门静脉左支、肝左静脉及下腔静脉内癌栓;AFP:29 589ng/mL。既往史:慢性乙型病毒性肝炎 20 余年,未予规范治疗。

【诊断】

原发性肝癌(BCLC 分期 C 期,CNLC 分期Ⅲa 期)

【治疗方案】

TACE 联合消融及靶向药物治疗

【治疗过程及随访】

患者入院后申请肝胆肿瘤多学科会诊,MDT 会诊意见:患者肝内肿瘤巨大伴有门静脉左支、肝左静脉及下腔静脉内癌栓(图 1-3-12),无法行外科手术切除,同意介入科治疗意见,建议口服靶向药物治疗,同时可联合 TACE 治疗。入院完善相关检查,Child-Pugh 分级 A 级(5 分),PS 评分 0 分。

2011-1-7 行第一次 TACE 治疗(碘化油 18mL,吡柔比星 46mg),术后第三天开始联合索拉非尼(400mg/ 次,一天两次)。2011-2-12 复查 CT 示:肝左叶碘油散在沉积,病灶大部分仍有活性(9.1cm×13.8cm),肝右后叶病灶未见碘油沉积;门静脉癌栓较前进展,累及主干及右支;肝左静脉及下腔静脉内癌栓无明显变化(图 1-3-13)。AFP:26 802ng/mL,较前稍下降。

2011-2-16 行第二次 TACE 治疗(碘化油 15mL,吡柔比星 45mg)。2011-4-20 复查 CT:肝左叶病灶较前缩小(8.1cm×8.6cm),肝右叶病灶见碘油致密沉积;门静脉癌栓左支较前缩小,右支癌栓消失;下腔静脉、肝左静脉癌栓消失(图 1-3-14)。AFP:4 983ng/mL,较前明显下降。疗效评价:PR。

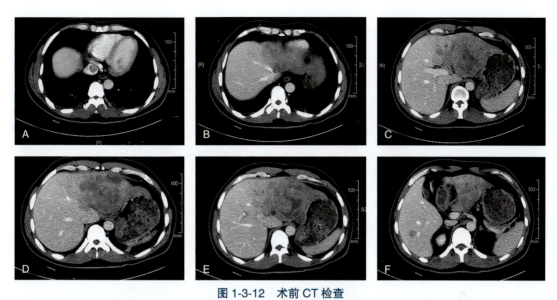

图 1-3-12　术前 CT 检查

A. 下腔静脉癌栓 CT 图像;B~E. 肝肿瘤及血管癌栓 CT 图像;F. 肝内子灶 CT 图像

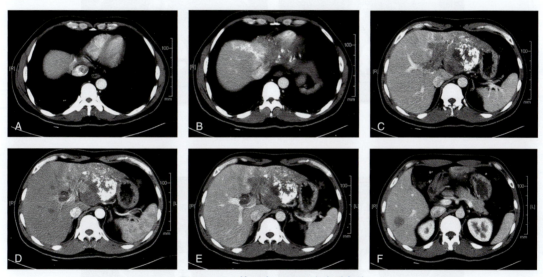

图 1-3-13　第一次 TACE 治疗后复查

A. 下腔静脉癌栓 CT 图像;B~E. 肝肿瘤及血管癌栓 CT 图像;F. 肝内子灶 CT 图像

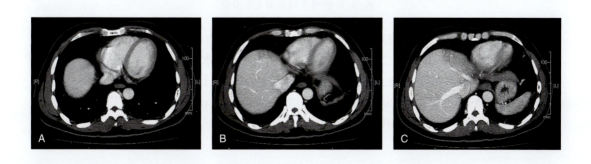

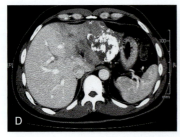 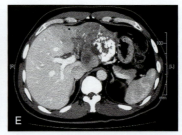 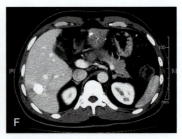

图 1-3-14 第二次 TACE 治疗后复查

A~E. 肝肿瘤及血管癌栓 CT 图像;F. 肝内子灶 CT 图像

　　2011-6-9 复查 CT:肝左叶病灶继续缩小(6.0cm×8.1cm),但仍有肿瘤残留(图 1-3-15);AFP: 8 137ng/mL(较上次复查明显升高);疗效评价 PR。2011-6-14 行第三次 TACE 治疗(碘化油 15mL,吡柔比星 35mg)。2011-8-15 复查 CT:肝左叶病灶大小较前相仿(6.3cm×7.7cm),仍 有肿瘤残留(图 1-3-16)。AFP:4 095ng/mL(较前明显降低)。

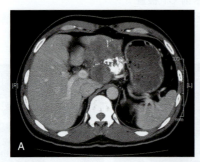 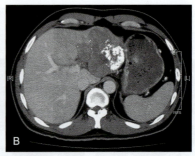

图 1-3-15 CT 随访

A、B. 肝肿瘤不同层面 CT 图像

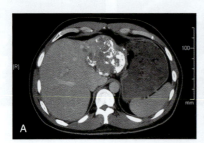 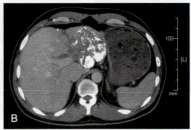

图 1-3-16 第三次 TACE 术后复查

A、B. 肝肿瘤不同层面 CT 图像

　　肿瘤大小与前一次复查相仿,未见继续缩小,影像学检查提示肝内肿瘤仍有活性,而且 AFP 仍然居高不下。2011-8-22 行 CT 引导下微波消融＋无水酒精固化术(图 1-3-17),为有 效灭活肿瘤,采用双微波消融天线多点叠加消融治疗,选择上下两个层面(间隔约 4cm)布 针,每层面消融参数为 70W/18min,退针 3cm 继续行 70W/15min;后对于邻近胃肠道部位的 肿瘤采用无水酒精瘤内注射,共注射 15mL。

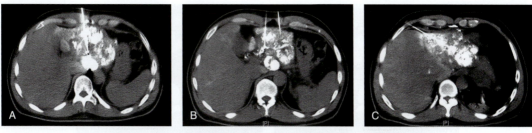

图 1-3-17　CT 引导下肝肿瘤微波消融术 + 无水酒精固化术
A、B. 微波消融天线布针图；C. 无水酒精针布针图

2011-12-20 复查 PET/CT：肝肿瘤综合治疗后，肝左叶团块状高密度碘化油区及肝 S6 结节代谢低下，考虑治疗后改变；肝左叶病灶右后缘结节状代谢活跃，考虑肿瘤残留（图 1-3-18）。

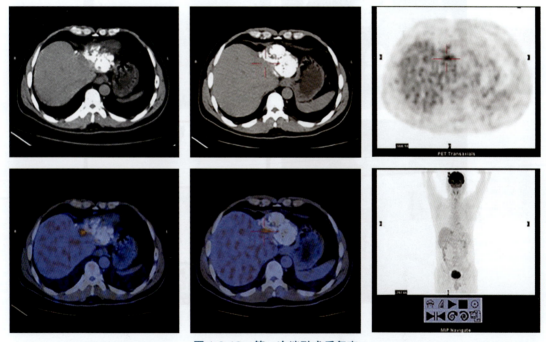

图 1-3-18　第一次消融术后复查

2011-12-22 针对 PET/CT 显示的活性病灶在 CT 引导下行微波消融，消融治疗参数 70W/10min；术后即刻扫描见消融区域密度明显降低，其内可见气化空洞影（图 1-3-19）。2012-2-22 复查 PET/CT：肝脏病灶未见代谢异常，部分区域摄取缺失，考虑治疗后改变（图 1-3-20）。AFP：3.52ng/mL。疗效评价：CR。2012-6-29 复查 PET/CT：肝内未见异常代谢灶（图 1-3-21）。

患者规律门诊复查，直至 2013-7-17（无瘤生存 1.5 年）复查上腹部 MRI：增强扫描见原病灶后内侧缘结节状强化灶，大小约 2.1cm×1.4cm，门静脉期强化减退，考虑肿瘤复发（图 1-3-22）。

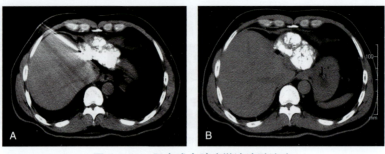

图 1-3-19   肝内残余肿瘤微波消融治疗
A. 微波消融天线布针图;B. 术后即刻 CT 图像

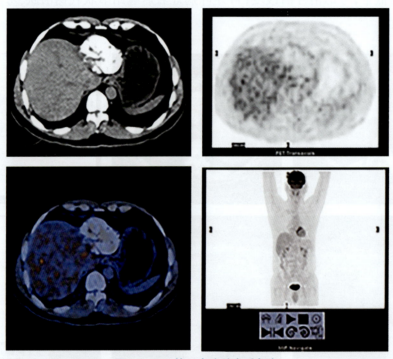

图 1-3-20   第二次消融术后复查

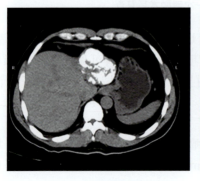
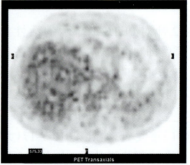

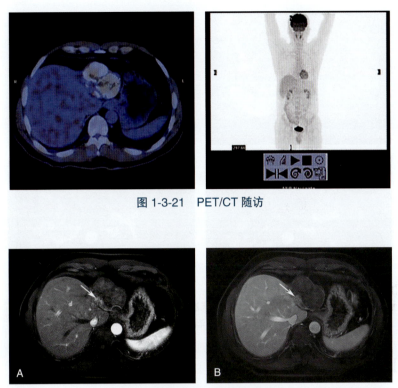

图 1-3-21　PET/CT 随访

图 1-3-22　消融灶边缘肿瘤复发
A. 肿瘤复发 T_1WI 动脉期图像；B. 肿瘤复发 T_1WI 门静脉期图像

2013-7-22 在 CT 引导下对肝肿瘤内侧复发灶行微波消融治疗 70W/8min（图 1-3-23），后患者规律复查。2017-8-17 末次复查上腹部 MRI：肝左叶及肝 S6 病灶呈治疗后改变，肿瘤完全灭活，未见肝内新发病灶（图 1-3-24），AFP：1.71ng/mL。

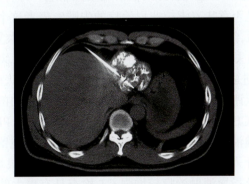

图 1-3-23　肝肿瘤复发灶微波消融治疗

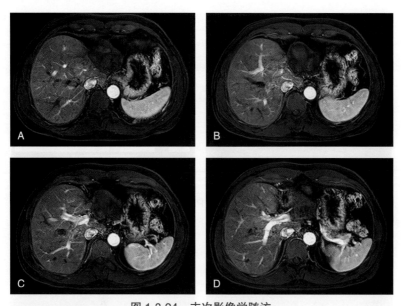

图 1-3-24　末次影像学随访

A~D. 消融术后肝肿瘤不同层面 MRI 图像

【点评】

1. **TACE 联合消融及靶向药物(索拉非尼)治疗是本病例成功的关键**　患者在接受 3 次 TACE 治疗后,AFP 仍显著高于正常值,此时应该继续 TACE 治疗还是采用其他治疗方案? 如若再继续行 TACE 治疗一方面不能有效灭活病灶(多项研究指出单纯 TACE 治疗肝肿瘤完全坏死率不到 20%),另一方面会加重患者的肝功能负担。经讨论后选择联合微波消融治疗,经过两次微波消融联合无水酒精消融治疗后患者肝内肿瘤完全灭活,肿瘤标志物 AFP 降至正常。

对于血管侵犯的巨块型肝癌患者应尽早联合靶向治疗。该患者在第一次 TACE 术后第三天就开始联合索拉非尼(400mg/ 次,bid),但口服索拉非尼一月后复查 CT 示门静脉癌栓较前进展,在这种情况下是否意味着索拉非尼治疗的失败? 患者这个时候提出了是否停用该药,经与患者充分沟通后,继续维持索拉非尼治疗。三个月后再次复查 CT 示门静脉癌栓左支较前缩小,右支癌栓消失,下腔静脉、肝左静脉癌栓消失。因此,对于服用索拉非尼后短期复查影像学血管内癌栓进展的患者,不能轻易判定索拉非尼治疗失败。

2. **关于术后影像学评价的选择**　TACE 治疗后为了解碘油的沉积情况应选用 CT 随访,但如果准确判定 TACE 术后肿瘤残留的情况应选用 MRI 或 PET/CT 随访。PET/CT 随访检查的价值:无论是碘油沉积区还是非碘油沉积区都可能有残留病灶存在,PET/CT 成像不受碘化油的影像,对介入治疗后的残留病灶探测具有较高的灵敏度,能够全面评价全身情况,对判断肿瘤残留及指导消融治疗较增强 CT 检查具有更大的优势。但是应注意应用 PET/CT 进行疗效评价的时机,从本病例中可以看出 PET/CT 复查的时间均在上一次消融术后 3 个月或更长时间,此时 PET/CT 对肿瘤活性灶的判断较为准确。多项研究指出消融术后 3 个月内(尤其是前 2 个月),由于消融灶周围炎性反应的影响,此时 PET/CT 无法区分消融灶区域内的炎性与肿瘤性放射性浓聚。另外,还要注意对于高分化的肝细胞癌 PET/CT 存在假阴性的问题。

3. 巨块型肝癌综合治疗的重要性　对于巨块型肝癌合并癌栓的患者,通过 TACE 联合消融及分子靶向药物(索拉非尼)的治疗,可获得良好的治疗效果。应依据患者的病情变化,选择合适的治疗方法及时机,但必须强调的是综合治疗。

病例 12　以消融治疗为主的巨块型肝癌的治疗

【简要病史】

患者女性,57 岁,2011-8-11 患者出现右上腹部轻度间歇性胀痛,行超声检查提示肝内占位,考虑肝癌可能。2011-8-22 进一步行上腹部 CT 示:肝右叶巨大占位,大小约 11.0cm×14.5cm,考虑肝癌可能。查肿瘤标志物 AFP:5.96ng/mL,乙肝两对半:HBsAg(+)、HBeAg(+)、HBcAb(+)。既往史:慢性乙型病毒性肝炎 20 余年,未予治疗。

【诊断】

原发性肝癌(BCLC 分期 A 期,CNLC 分期 I b 期)

【治疗方案】

TACE 联合消融治疗

【治疗过程及随访】

2011-8-22 上腹部 CT 示:肝右叶见一巨大类圆形低密度病灶,大小约 11.0cm×14.5cm,其内密度不均匀,动脉期病灶不均匀强化,内见迂曲强化的血管影,门静脉期强化减退,病灶周边可见包膜,考虑巨块型肝癌(图 1-3-25)。入院完善相关检查,Child-Pugh 分级 A 级(5 分),PS 评分 0 分。多学科会诊意见:患者肝内肿瘤巨大,约占肝脏体积 60% 以上,残存正常肝组织不足,无法行外科手术切除,建议先行 TACE 治疗,待肿瘤缩小后可以考虑行外科手术治疗。

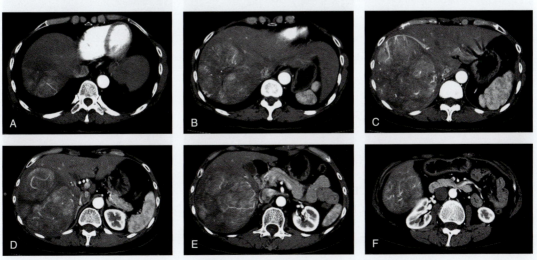

图 1-3-25　术前 CT 检查

A~F. 肝肿瘤不同层面 CT 图像

2011-9-28 至 2012-2-21 期间行 4 程 TACE 治疗，腹腔干造影显示随着 TACE 治疗次数的增加，肿瘤染色明显减少（图 1-3-26）；但术后 CT 复查显示肝右叶肿瘤缩小不明显（表 1-3-1），肿瘤内仍可见大片碘化油未沉积区，而且第四次 TACE 治疗后出现碘化油洗脱现象（图 1-3-26K~L），TACE 治疗效果不理想。

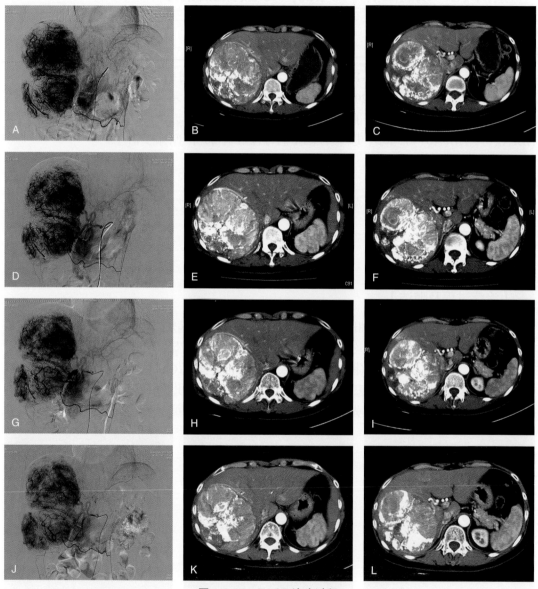

图 1-3-26　TACE 治疗过程

A. 第一次 DSA；B、C. 第一次 TACE 后复查；D. 第二次 DSA；E、F. 第二次 TACE 后复查；G. 第三次 DSA；
H、I. 第三次 TACE 后复查；J. 第四次 DSA；K、L. 第四次 TACE 后复查

表 1-3-1 TACE 治疗过程

手术日期	术中用药	术后复查
2011-8-26	吡柔比星 60mg + 洛铂 300mg 碘化油 25mL	肝右叶巨大肿块(大小约 11.0cm × 14.5cm),其内见碘化油沉积,肿块内仍有活性
2011-9-30	吡柔比星 45mg + 洛铂 300mg 碘化油 15mL	肝右叶巨大肿块(大小约 10.7cm × 12.1cm),较前缩小,碘化油沉积较前增多,肿块内仍有活性
2011-11-30	吡柔比星 60mg 碘化油 20mL	肝右叶巨大肿物(大小约 10.5cm × 11.8cm),较前变化不明显,肿块内仍有活性
2012-1-11	吡柔比星 60mg 碘化油 20mL	肝右叶巨大肿物(大小约 10.1cm × 11.0cm)较前稍缩小,肿块内仍有活性,原碘化油沉积区出现洗脱

4 程 TACE 治疗后肿瘤体积缩小不满意,仍无法达到外科手术切除标准;患者出现 TACE 耐受,不适合继续行 TACE 治疗。经过多学科会诊后,决定联合微波消融对肿瘤内活性病灶分步灭活。2012-3-19 行第一次 CT 引导下肝肿瘤微波消融,采用双微波消融天线多点叠加消融治疗:按照术前计划平行排布两根微波消融天线(天线间距约 5cm,外侧天线距离肿瘤边缘约 1.5cm,图 1-3-27A),消融天线到位后行消融 70W/10min,后分别退针两次继续行消融(每次各退 3.5cm,行消融 70W/10min);再对腹侧及背侧区域补充消融 70W/5min。消融术后即刻 CT 扫描显示消融区域密度明显减低,其内可见气化空洞影(图 1-3-27)。

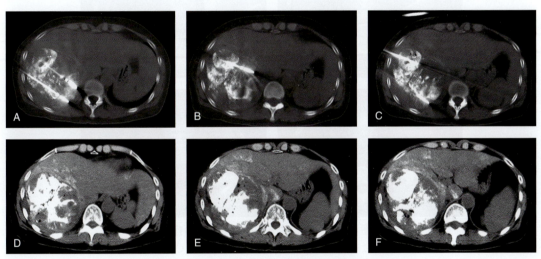

图 1-3-27 第一次肝肿瘤微波消融治疗
A~C. 微波消融天线布针图;D~F. 术后即刻 CT 图像

2012-4-20 复查上腹部 CT 示:肝右叶病灶大小较前未见明显变化,病灶中央区明显坏死,增强扫描未见强化;但头侧及足侧仍有活性灶残留(图 1-3-28)。2012-4-23 对肿瘤足侧活性病灶采用双微波消融天线多点叠加消融治疗(图 1-3-29):按照术前计划平行排布两根微波消融天线(天线间距约 5cm,外侧天线距离肿瘤边缘约 1.5cm,图 1-3-29A、B),消融天线到位后行消融 70W/10min,后分别退针 3.5cm,行消融 70W/10min。消融术后即刻 CT 扫描显示消融区域密度明显减低,其内可见气化空洞影(图 1-3-29C、D)。

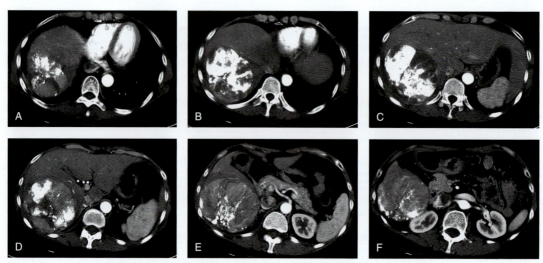

图 1-3-28   第一次微波消融术后复查
A~F. 肝肿瘤不同层面 CT 图像

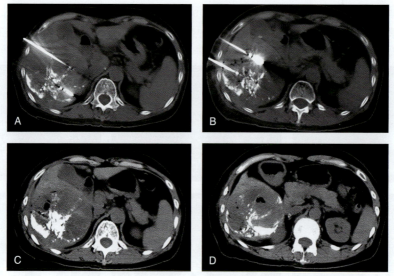

图 1-3-29   第二次肝肿瘤微波消融治疗
A、B. 微波消融天线布针图;C、D. 术后即刻 CT 图像

　　受到肿块内碘化油的影响,CT 检查无法准确评价肝内残留活性病灶情况,改用 MRI 对患者进行随访,2012-5-18 复查上腹部 MRI 示:肝右叶肿瘤大部分未见明显活性,仅见肿瘤头侧及边缘部分活性残留(图 1-3-30)。2012-6-15 针对肿瘤头侧及边缘残留活性灶行微波消融治疗(图 1-3-31):依据术前 MRI 检查结果对肿瘤头侧及边缘活性灶行双微波消融天线多点叠加消融治疗,消融天线到位后行消融 70W/10min,后分别退针 3.5cm,行消融 70W/10min。消融术后即刻 CT 扫描显示消融区域密度明显减低,其内可见气化空洞影。

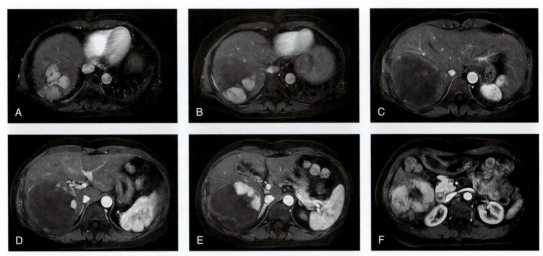

图 1-3-30　第二次肝肿瘤微波消融术后复查

A~F. 肝肿瘤不同层面 MRI 图像

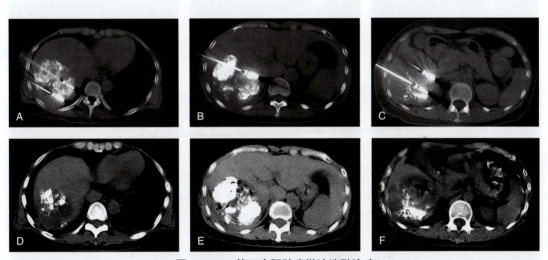

图 1-3-31　第三次肝肿瘤微波消融治疗

A~C. 微波消融天线布针图;D~F. 术后即刻 CT 图像

2012-7-19 复查上腹部 MRI 示:肿瘤内活性病灶范围较前明显缩小,仅肿瘤边缘少量活性病灶残留(图 1-3-32)。由于头侧残留活性结节紧贴膈肌,为避免损伤膈肌决定采用冷冻消融治疗,2012-8-2 对残余活性肿瘤行 CT 引导下冷冻消融治疗(图 1-3-33),冷冻 10min- 复温 5min- 冷冻 10min,冷冻消融针产生的冰球完全覆盖肿瘤。

2012-9-14 复查上腹部 MRI 示:肝右叶病灶较前稍缩小,病灶内部坏死范围较前明显增大,仅见肿瘤边缘小结节状残留,大小约 0.8cm×1.7cm(图 1-3-34)。2012-9-17 对残余活性灶行微波消融治疗,术后 1 个月复查肝内肿瘤完全灭活(图 1-3-35),后患者规律复查。2013-6-4 至 2019-12-16 期间患者先后接受 6 次肿瘤复发灶消融治疗(图 1-3-36)。2020-12-25 末次消融后至今未见肿瘤复发(图 1-3-37)。

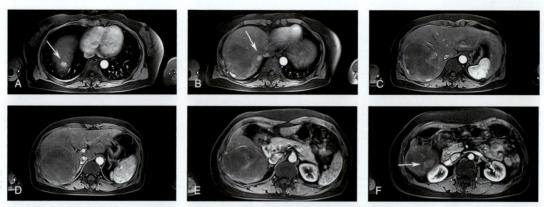

图 1-3-32 第三次肝肿瘤微波消融术后复查

A~F. 肝肿瘤不同层面 MRI 图像

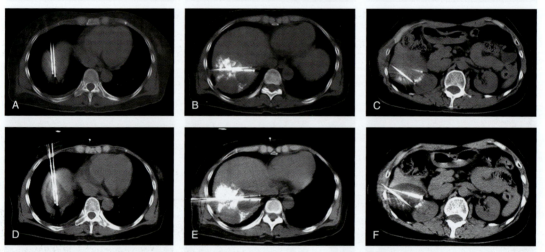

图 1-3-33 针对活性残留灶行冷冻消融治疗

A~C. 冷冻消融探头布针图;D~F. 冷冻消融术中 CT 图像

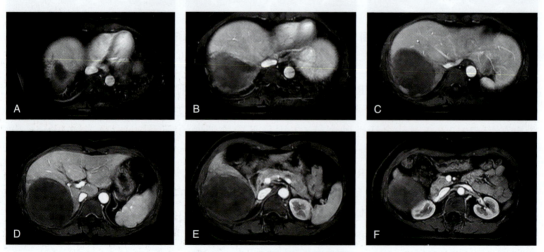

图 1-3-34 冷冻消融术后复查

A~F. 肝肿瘤不同层面 MRI 图像

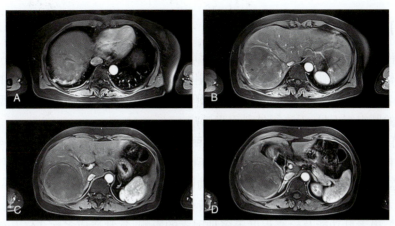

图 1-3-35　肝肿瘤综合治疗后第一次完全灭活
A~D. 肝肿瘤不同层面 MRI 图像

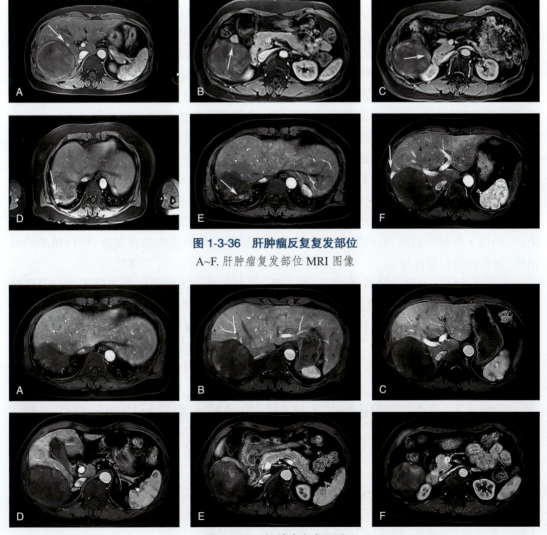

图 1-3-36　肝肿瘤反复复发部位
A~F. 肝肿瘤复发部位 MRI 图像

图 1-3-37　肝肿瘤完全灭活

【点评】

1. **本病例的特点**　老年女性,慢性乙型病毒性肝炎多年,影像检查发现肝右叶单发巨块型肝癌(体积超过肝脏总体积的 60%),但肿块具有完整包膜,肝功能 Child-Pugh 评分 A 级。虽然患者肿瘤分期为 BCLC 分期 A 期,但患者肝内肿瘤巨大合并长期乙型肝炎,手术切除后残留的肝组织不足,无法行外科手术治疗。

2. **如何判断肝癌患者出现 TACE 治疗耐受 / 失败**　目前国内外绝大多数指南推荐 TACE 作为中期肝癌患者标准治疗方法,多年临床实践证明 TACE 治疗本身存在一定局限性。首先,重复的 TACE 治疗会导致患者肝功能恶化;其次,栓塞后组织缺氧环境导致的各种生长因子水平升高,增加了癌细胞复发、转移的风险;另外,TACE 远期疗效还受肿瘤负荷、肿瘤血供、患者肝功能及栓塞程度等多种因素的影响,常常造成多次 TACE 效果不佳,甚至无效。

关于 TACE 失败 / 抵抗的各个指南具有一定差异,本例患者 TACE 治疗失败的诊断主要是参照日本肝脏协会(JSH)肝癌研究组(LCSGJ)的标准:①即使更换了化疗药物或重新评估供血动脉,连续 2 次及以上 TACE 治疗后 1~3 个月 CT/MRI 检查显示,肝内靶病灶与上一次 TACE 术前相比,仍有 50% 以上活性残存或出现新发病灶;②出现肝外转移或血管侵犯;③ TACE 术后肿瘤指标持续升高(即使有短暂下降)。

3. **本例患者取得良好疗效的原因**　TACE 失败后推荐患者接受靶向药物或消融治疗,患者未接受靶向药物治疗,决定联合消融治疗。本例患者总的消融治疗过程可以分为两个阶段。①大范围全面覆盖:考虑肿瘤较大及患者对手术的耐受情况,此阶段进行了两程微波消融,分步对肿瘤头侧及足侧部分行高功率长时间(消融条件 70W/10min)多点叠加消融治疗,单程治疗保证消融范围不小于肿瘤总体积的 40%,两次微波消融治疗叠加消融范围不小于肿瘤体积的 70%。②靶向精细消融阶段:依据肝脏 MRI 检查结果选择合适消融治疗手段,对残留或者复发病灶进行补充消融治疗,直至肿瘤达到了完全消融。在第一阶段消融结束后,经过 3 次精准消融,肝内肿瘤完全灭活。此后肝内肿瘤多次出现复发,均行精准消融治疗,患者病情控制良好。

在判定 TACE 失败后早期采用了"粗 - 细"结合的消融治疗策略是本例患者获得良好疗效的关键,消融治疗第一阶段在短时间内尽可能大范围灭活肝内活性肿瘤,有效地减少肿瘤负荷,有助于减缓肿瘤远处转移的发生,最大程度延缓肿瘤的进展;而第二阶段消融目标明确,精准靶向于活性残留灶,选择最佳的手段行消融治疗,在灭活肿瘤的同时最小化对正常肝组织的损伤,有效地保护了患者肝功能,有助于进一步延长患者生存期。

病例 13　TACE+RFA+^{125}I 放射性粒子植入治疗巨块型肝癌伴子灶

【简要病史】

男性,71 岁,2016 年 2 月无明显诱因出现纳差、消瘦,查上腹部 MRI 示:左肝内叶见一巨大肿物,考虑原发性肝癌。查 AFP:13 284.0ng/mL,丙肝抗体阳性。拟诊"原发性肝癌"入院。既往史:高血压、糖尿病 10 余年,规律口服药物治疗。

【诊断】

原发性肝癌(BCLC 分期 B 期,CNLC 分期 Ⅱa 期)

【治疗方案】

巨块型肝癌的综合微创治疗

【治疗过程及随访】

2016-2-15 上腹部 MRI: 肝 S4 巨大占位,大小约 8.6cm × 10.1cm,T_1WI 上呈低信号影(图 1-3-38A),T_2WI 呈稍高信号影(图 1-3-38B),增强扫描呈"快进快出"(图 1-3-38C~F),压迫肝门区脉管系统,伴肝 S2 包膜下子灶形成。入院完善相关检查,Child-Pugh 分级 A 级(6 分),PS 评分 0 分。老年男性,丙肝病史,肝 S4 巨块型肝癌伴 S2 子灶形成,经 MDT 讨论:患者残肝不足,肿瘤紧贴压迫肝门区脉管系统,不适合行外科手术切除,考虑行 TACE 联合消融治疗。

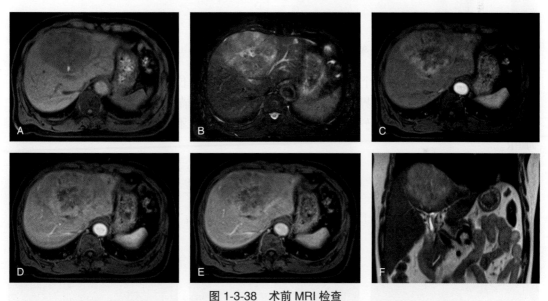

图 1-3-38　术前 MRI 检查

A. T_1WI 平扫图像;B. T_2WI 图像;C. T_1WI 动脉期图像;D. T_1WI 门静脉期图像;

E. T_1WI 平衡期图像;F. T_2WI 冠状位图像

2016-2-17 行 TACE 治疗,选择性腹腔动脉造影示:左、右肝交界处见巨大肿块状的肿瘤染色影,部分边界尚清,肿瘤供血动脉为肝左动脉及肝右动脉的分支血管(图 1-3-39A),使用微导管分别超选择性插入肝左、右动脉(图 1-3-39B、C),再次造影证实后,经微导管低压、缓慢注入 5- 氟尿嘧啶 500mg、奥沙利铂 100mg 行灌注化疗,另用超液化碘油 16mL 乳化剂缓慢注入左、中肝动脉,并予 350~560μm 明胶海绵颗粒 2/3 瓶加强栓塞,复查造影见碘油化疗药乳化剂在肝病灶内沉积良好(图 1-3-39D)。

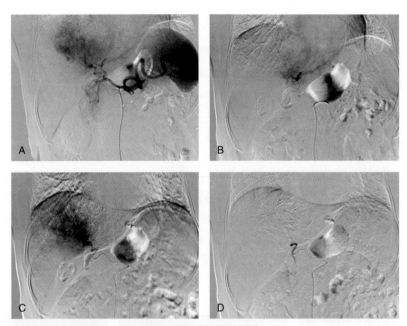

图 1-3-39 TACE 治疗
A~C. 栓塞前造影图;D. 栓塞后造影图

2016-3-21 TACE 术后 1 个月复查上腹部 MRI:肝 S4 占位较前明显缩小,T_1WI 上呈低信号影,T_2WI 呈高信号影,边界清楚(图 1-3-40A、B),增强扫描病灶内部大部分无明显强化,仅见边缘条片状强化,肿瘤仍有活性残留。肝 S2 子灶显示不清(图 1-3-40C~F),疗效评价为 PR。

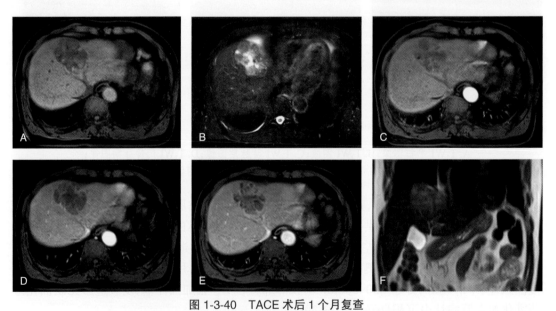

图 1-3-40 TACE 术后 1 个月复查
A. T_1WI 平扫图像;B. T_2WI 图像;C. T_1WI 动脉期图像;D. T_1WI 门静脉期图像;E. T_1WI 平衡期图像;
F. T_2WI 冠状位图像

2016-5-9 行 CT 引导下肝癌射频消融术,术中以 14G RITA 射频电极于右侧季肋区逐步进针达病灶右侧缘,展针 6.0cm,设定功率 150W、靶温 105℃,有效消融时间 12.0min,重复上述步骤,反复叠加消融该病灶 3 次(图 1-3-41A~C)。术后扫描见病灶呈混杂密度表现,未见明显出血、气胸等并发症(图 1-3-41D)。由于病灶深部紧邻近肝门区脉管系统,消融风险大,拟择期行局部放射性粒子植入术补充治疗。

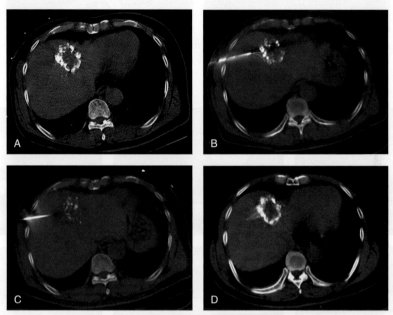

图 1-3-41　CT 引导下肝肿瘤射频消融治疗
A. 术前定位图;B、C. 术中布针图;D. 术后即刻 CT 图像

2016-5-12 行 CT 引导下肝癌放射性粒子植入术,术中以 4 支 18G 粒子针在 CT 引导下逐步进针达肝 S4 近肝门区及心底部病灶内,共植入 0.8mCi ^{125}I 粒子 36 颗(图 1-3-42B、C)。术后扫描见针道周围见少量气体,未见明显出血等并发症(图 1-3-42D)。

2016-7-13 治疗后 2 个月复查上腹部 MRI:肝 S4 病灶呈类圆形不均匀长 T_1 长 T_2 信号影,其内信号不均,可见短 T_1 等 - 稍短 T_2 信号影,边界清楚(图 1-3-43A、B),增强扫描各期均未见明显强化,考虑肿瘤完全灭活(图 1-3-43C~F)。

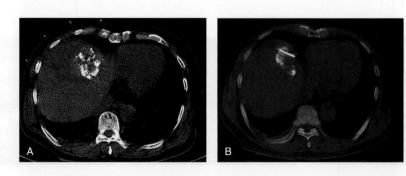

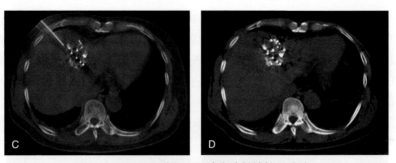

图 1-3-42   CT 引导下肝肿瘤放射性粒子治疗

A. 术前定位图;B、C. 术中布针图;D. 术后即刻 CT 图像

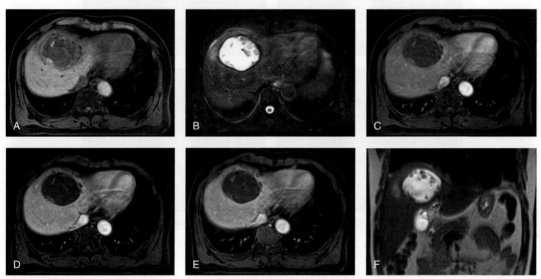

图 1-3-43   肝肿瘤射频消融 + 放射性粒子植入术后 2 个月

A. T_1WI 平扫图像;B. T_2WI 图像;C. T_1WI 动脉期图像;D. T_1WI 门静脉期图像;E. T_1WI 平衡期图像;

F. T_2WI 冠状位图像

2019-2-15 粒子植入术后 2 年复查上腹部 MRI:肝 S4 病灶较前明显缩小,边界清楚 (图 1-3-44A、B),增强扫描未见明显强化,考虑肿瘤完全灭活;肝内未见明显新发病灶 (图 1-3-44C~F)。

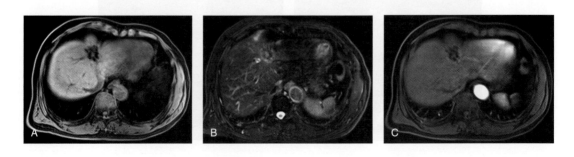

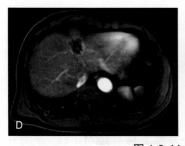
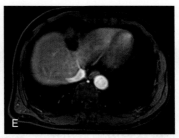
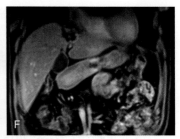

图 1-3-44　肝肿瘤射频消融 + 放射性粒子植入术后 2 年

A. T_1WI 平扫图像；B. T_2WI 图像；C. T_1WI 动脉期图像；D. T_1WI 门静脉期图像；E. T_1WI 平衡期图像；

F. T_1WI 平衡期冠状位图像

【点评】

1. **本病例特点**　老年男性，丙肝病毒携带者，肝 S4 巨块型肝癌伴 S2 子灶形成，患者残肝不足，肿瘤紧贴压迫肝门区脉管系统，不适合行外科手术切除。

2. **应对策略**　本例患者采用 TACE 序贯射频消融治疗巨块型肝癌伴子灶，该患者对TACE 治疗应答好，1 次 TACE 治疗后肿瘤较前明显缩小，血供及活性明显减低，左肝外叶子灶显示不清，及时行序贯射频消融联合放射性粒子植入治疗。伸展型多子电极射频消融可控性好，消融范围较精准，消融相对于安全部位（远离肝门区肿瘤），^{125}I 放射性粒子植入治疗消融高风险部位（紧贴肝门区及心底部肿瘤），单次治疗后 2 年内多次复查病灶均无活性，同时兼顾肿瘤治疗的彻底性及安全性，取得良好的疗效。

3. **对于特殊部位肿瘤消融时，需注意兼顾肿瘤消融彻底性及安全性**　如邻近第一肝门区病灶消融时，为避免损伤肝门区血管及胆管，热消融联合放射性粒子植入及热消融联合化学消融（无水酒精）等联合治疗手段有望获得更好的疗效及安全性。

4. **最新的能量消融治疗**　如不可逆电穿孔（纳米刀）具有不同于传统的物理消融技术，不可逆电穿孔是利用高压（最大值为 3 000V）、高频脉冲（70~90 微秒）电流产生的电场，使细胞膜出现不可逆的纳米级别孔道，导致细胞内稳态失衡而导致细胞坏死或凋亡，理论上只破坏消融区域的细胞膜结构，对于非细胞膜结构的基质和框架结构几乎无影响，因此可以保持血管、胆道等架构的完整性，可在灭活高危部位肿瘤细胞的同时避免严重并发症，目前已应用于第一肝门区肿瘤、胰腺等高危部位肿瘤的消融治疗。

第四节　老年肝癌患者的消融治疗

　　随着医疗技术的进步及人类寿命延长，世界正在进入老龄化时代，我国也逐步进入人口老龄化社会，老年性肝癌患者的发病率也随之增加。老年性肝癌患者常因基础病多、重要器官功能减退或不全、机体代偿能力差等因素，使部分老年肝癌患者无法耐受外科手术切除及系统药物治疗的副反应，严重威胁老年肝癌患者的身体健康。消融治疗由于微创、安全、疗效确切、可重复性强等优点，成为老年肝癌患者治疗的重要手段。本节主要介绍 CT 引导下老年性肝癌消融治疗技术的临床应用。

病例 14　老年肝癌患者因麻醉意外终止消融

【简要病史】

患者男性,73 岁,于 2015-1-20 体检发现肝内结节,诊断为原发性肝癌(BCLC 分期 B 期、CNLC 分期Ⅱb 期),2015 年 1~11 月行多程 TACE 治疗,2015-12-5 上腹部 CT 示:肝 S7/8 病灶内见碘化油沉积,S7、S2 病灶内碘化油沉积仍不理想,病灶较前增大。为行肝肿瘤消融治疗入院。既往史:高血压、糖尿病病史 10 余年,口服药物治疗(具体不详),诉控制良好;慢性乙型病毒性肝炎 40 余年,未予规范治疗。

【诊断】

原发性肝癌介入术后

【治疗方案】

肝肿瘤微波消融治疗

【治疗过程及随访】

2015-12-5 上腹部 CT:肝内见多发肿物,其内密度不均匀,肝 S7/8 病灶内见碘化油致密沉积;肝 S7、S2 病灶内点片状碘化油沉积,增强扫描病灶不均匀强化,门静脉期强化减退,考虑肿块仍有活性(图 1-4-1)。入院完善术前检查,Child-Pugh 分级 A 级 (6 分),PS 评分 0 分,无明显手术禁忌证。患者已经接受多程 TACE 治疗,肝内肿瘤仍有活性并且较前增大,目前已经出现 TACE 耐受,不适合继续行 TACE 治疗,考虑联合消融治疗分步对肿瘤进行灭活。于 2015-12-7 对肝 S7 碘化油未沉积病灶行多位点叠加微波消融治疗(图 1-4-2)。术中给予瑞芬太尼维持剂量仍诉疼痛,在增加麻醉药剂量时,随即出现呼吸抑制,血氧饱和度下降至 80%,立即停止手术治疗、给予球囊人工辅助呼吸、纳洛酮静脉注射后自主呼吸好转,血氧饱和度恢复正常。与患者家属充分沟通后决定终止手术治疗。

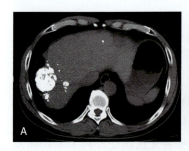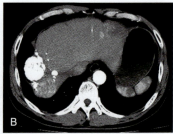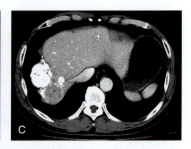

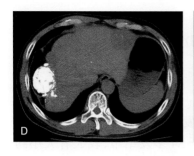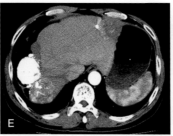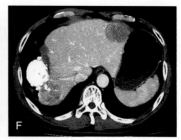

图 1-4-1　术前 CT 检查

A. 肝 S7 病灶 CT 平扫图像；B. 肝 S7 病灶 CT 动脉期图像；C. 肝 S7 病灶 CT 门静脉期图像；
D. 肝 S2 病灶 CT 平扫图像；E. 肝 S2 病灶 CT 动脉期图像；F. 肝 S2 病灶 CT 门静脉期图像

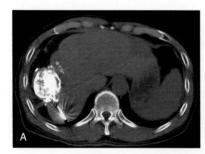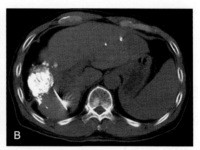

图 1-4-2　CT 引导下肝 S7 肿瘤微波消融治疗

A、B. 微波消融天线布针图

【点评】

1. **本例患者出现麻醉意外的原因**　老年人随着年龄的增加，基础代谢率逐渐降低，各个器官功能衰退。该老年患者由于身体状况较差，此次治疗前已行 8 次 TACE 治疗，肝功能较差；而且长期合并高血压、糖尿病及慢性乙型病毒性肝炎硬化，肝肾等功能减退引起对麻醉药清除速率降低，肝硬化所致白蛋白含量下降致使药物结合率降低、药物分布容积增加、清除半衰期延长，药物在血液内蓄积，诱发瑞芬太尼的呼吸抑制作用。

患者出现麻醉意外与老年患者的生理学改变密切相关。随着年龄的增长，患者的心肌显著退行性变，心脏传导系统异常和纤维化，易引起心脏传导阻滞和心律失常；年龄超过 30 岁后，每增加 1 岁，心输出量就降低 1%。心输出量的降低导致药物分布缓慢，造成老年患者药物起效慢。呼吸中枢兴奋性降低、喉反射和咳嗽反射减弱，易发生异物误吸、排痰困难，进而导致肺部感染和肺不张；潮气量、最大呼吸量及肺容积均减低，功能残气量和闭合容积增加，导致患者术后麻醉残余作用发生率增高。老年人肝脏萎缩，肝包膜纤维增厚，肝细胞数量随着年龄增加而减少，肝细胞再生能力、储备及排泄能力均明显降低；而且因为心输出量变化及年龄相关的肾小球硬化，导致肾小球滤过率每年降低 1%，药物容易发生排泄延迟，药物作用时间延长。

2. **老年肿瘤患者麻醉意外的预防**　术前充分了解患者是否合并其他疾病及治疗情况，完善患者心肺肝肾功能检查，对于肝功能较差的老年肿瘤患者接受消融治疗时，应积极与麻醉师沟通，麻醉给药过程应遵守"小剂量、慢速度、逐渐加量、因人而异"的原则。同时应该密切关注患者静脉补液通道是否通畅，避免闭塞导管再通后大量麻醉药物短时间内输入体内造成呼吸抑制。

病例 15 老年肝癌患者合并阿尔茨海默病的消融治疗

【简要病史】

患者女性,65 岁,因突发意识丧失伴大小便失禁就诊发现肝占位,诊断为原发性肝癌合并阿尔茨海默病,2015-12-13 行上腹部 CT:肝 S5/8、肝 S4 多发结节,较大者大小约 4.7cm×5.6cm,考虑原发性肝癌。AFP:1.13ng/mL,乙肝两对半:HBsAg(+)、HBeAb(+)、HBcAb(+)。既往史:阿尔茨海默病 5 年余,慢性乙型病毒性肝炎 40 余年,未治疗。

【诊断】

1. 原发性肝癌(BCLC 分期 B 期,CNLC 分期 Ⅱb 期)
2. 阿尔茨海默病

【治疗方案】

TACE 联合肝肿瘤微波消融治疗

【治疗过程及随访】

2015-12-13 上腹部 CT 示:肝 S5/8 见一不均匀低密度团块状肿物,大小约 4.7cm×5.6cm,边界欠清,增强扫描动脉期不均匀强化,门静脉期及平衡期强化减退,考虑原发性肝癌。肝 S4 见结节状低密度,直径约 1.1cm,考虑子灶(图 1-4-3)。入院完善相关检查后,于 2015-12-16 行 TACE 治疗(图 1-4-4),DSA 造影示肝右叶见一富血供肿瘤,以肝右动脉供血为主;术中注入药物:碘化油 15mL、洛铂 8mg、吡柔比星 5mg。患者既往有阿尔茨海默病,目前有明显智力障碍,反应及沟通能力差,无法良好配合。在介入治疗过程中出现明显烦躁不安,情绪激动,严重影响手术进程。经过医护人员耐心安慰沟通及镇静处理后稍好转,顺利结束 TACE 治疗。

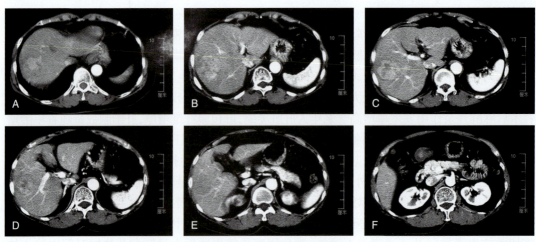

图 1-4-3 术前 CT 检查

A~F. 肝肿瘤不同层面 CT 图像

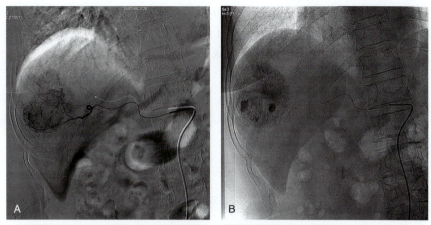

图 1-4-4 TACE 治疗

A. DSA 造影图；B. DSA 术后即刻摄片

2016-1-19 复查上腹部 CT：肝 S5/8 肿物内见大量碘化油沉积，肿物较前明显缩小（直径约 4.0cm），但仍可见肿瘤活性残留灶；肝 S4 子灶内少量碘化油沉积（图 1-4-5）。目前肝 S5/8 病灶碘化油沉积满意，与患者家属充分沟通病情后，决定行超声引导下肝 S5/8 肿瘤微波消融治疗。消融术前在麻醉师的配合下，给予患者充分的镇静处理，手术过程患者家属全程陪同，配合手术医师安抚患者，保障手术顺利进行。

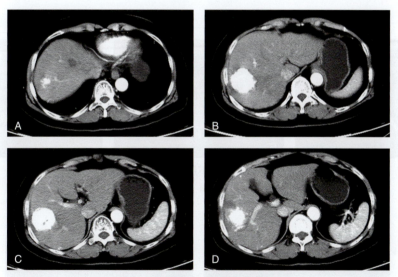

图 1-4-5 TACE 术后 1 月复查

A~D. 肝肿瘤不同层面 CT 图像

2016-2-25 复查上腹部 MRI：肝 S5/8 肿物大部分未见强化，病灶旁见一结节，大小约 1.2cm×1.6cm，增强扫描动脉期轻度强化，门静脉期及平衡期强化减退，考虑肝 S5/8 病灶呈消融术后改变，病灶旁结节仍有活性残留（图 1-4-6）。超声受到肝 S5/8 内碘化油的影响，无法良好显示病灶；为准确灭活残留灶，予 CT 引导下对肝内残留病灶分次行微波消融（图 1-4-7），在良好镇静及患者家属全程陪同下，于 2016-2-29、2016-3-3 分别对肝 S5/8 残留灶、S4 病灶行消融治疗,术程顺利,患者无诉明显不适,术后继续行护肝、制酸等对症支持治疗患者顺利出院。2016-4-7 复查上腹部 MRI 示:肝 S5/8 及肝 S4 肿物增强扫描均未见强化,考虑消融术后改变,肿瘤完全灭活(图 1-4-8)。

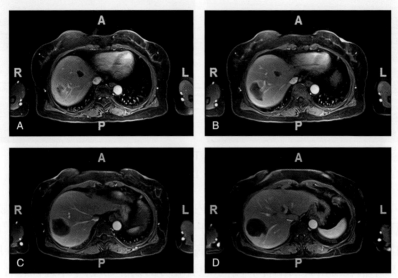

图 1-4-6 超声引导下肝肿瘤消融术后 1 个月复查
A~D. 肝肿瘤不同层面 MRI 图像

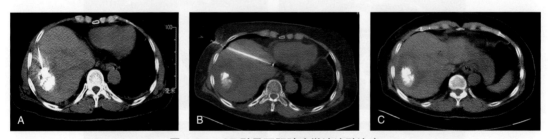

图 1-4-7 CT 引导下肝肿瘤微波消融治疗
A. 肝 S5/8 残留灶消融治疗图;B. 肝 S4 病灶消融治疗图;C. 术后即刻 CT 图像

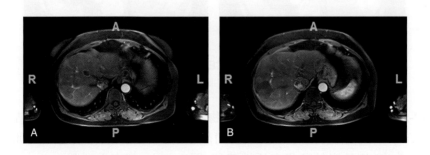

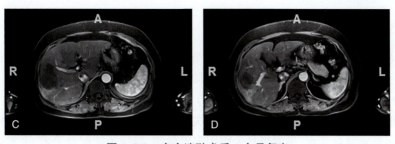

图 1-4-8　末次消融术后 1 个月复查

A~D. 肝肿瘤不同层面 MRI 图像,肿瘤未见强化,考虑完全消融

【点评】

老年性痴呆,又称阿尔茨海默病,是发生于老年和老年前期、以进行性认知功能和行为损害为特征的中枢神经系统退行性病变。临床上以记忆障碍、失语、失用、失认、视空间技能损害、执行功能障碍以及人格和行为改变等全面性痴呆表现为特征。阿尔茨海默病是老年期最常见的一种痴呆类型,也是老年患者最常见的慢性疾病之一,大约占老年期痴呆的50%~70%。随着年龄增加,阿尔茨海默病患病率逐渐上升,年龄平均每增加 6.1 岁,其患病率升高 1 倍;至 85 岁以后,其患病率可达 20%~30%。阿尔茨海默病是由基因、生活方式和环境因素共同作用的结果,其具体确切病因尚未明确。

合并阿尔茨海默病的患者接受微创介入治疗面临的最大问题是由于认知和记忆能力的减退,患者无法良好配合操作医生完成手术。对于此类患者采取以下措施有助于手术治疗顺利实施:医生应多与患者沟通交流,建立患者信任感;术前应当积极与麻醉师协调,合理应用镇静药物与麻醉药物;与患者家属沟通取得家属配合,避免患者单独处于手术室中;此类患者不适合长时间手术,实施消融治疗时候尽量采用超声引导,对于多发病灶的患者可分次治疗,尽量缩短单次手术治疗的时间。

病例 16　老年肝转移瘤患者合并帕金森病的消融治疗

【简要病史】

患者女性,71 岁,2014-12-2 患者因"反复右上腹痛",诊断为结肠癌,2014-12-11 行腹腔镜下右半结肠癌根治术,术后病理示:乙状结肠中分化腺癌($pT_3N_1M_0$)。后定期随访。2015-1-1复查 CT 发现肝脏转移灶。

【诊断】

结肠癌术后肝转移($pT_3N_1M_1$,Ⅳ期)

【治疗方案】

肝转移瘤微波消融治疗

【治疗过程及随访】

2015-1-8 上腹部 MRI 示：肝 S2、S6 见结节状异常信号灶，直径分别为 1.2cm、0.9cm，增强扫描环形强化，考虑转移瘤（图 1-4-9）。入院完善相关检查，Child-Pugh 分级 A 级（5 分），PS 评分 0 分，无明显手术禁忌证。2015-1-9 行 CT 引导下肝肿瘤微波消融治疗，手术过程中患者突然出现四肢不自主抖动，无法控制。再次仔细询问患者家属后得知患者有帕金森病史，而且由于术前要求禁食禁水，患者当日未服用多巴丝肼，导致不能配合手术，手术被迫终止。

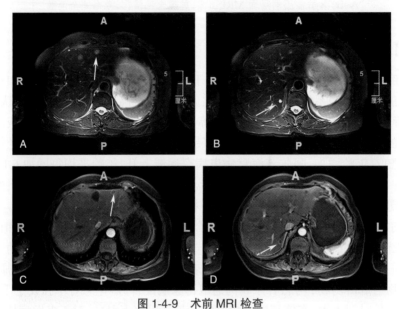

图 1-4-9　术前 MRI 检查
A. 肝 S2 病灶 T_2WI 图像；B. 肝 S6 病灶 T_2WI 图像；C. 肝 S2 病灶 T_1WI 门静脉期图像；
D. 肝 S6 病灶 T_1WI 门静脉期图像

为充分保障消融手术的顺利进行，请神经内科及麻醉科会诊，依据会诊意见及麻醉术前准备要求调整患者帕金森药物使用时间及剂量，于 2015-1-11 再次行肝肿瘤微波消融治疗（图 1-4-10），两病灶均行微波消融 50W/5min，手术过程顺利，患者未诉明显不适。术后予护肝、制酸、止痛等对症治疗 3 天后患者顺利出院。

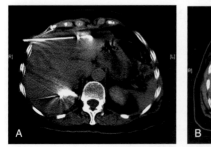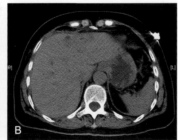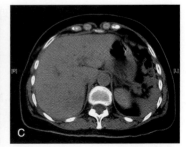

图 1-4-10　CT 引导下肝肿瘤微波消融治疗
A. 微波消融天线布针图；B、C. 术后即刻 CT 图像

　　2015-2-28 复查上腹部 MRI：肝 S2、S6 病灶呈消融术后改变，未见明显活性残留。肝 S4 新见一结节，大小约 2.1cm×2.6cm，增强扫描后呈环形强化，考虑转移瘤（图 1-4-11）。入院后做好充分的术前准备，术前 2 天调整帕金森药物服用剂量及时间，于 2015-3-2 行 CT 引导下肝 S4 肿瘤微波消融治疗（图 1-4-12），术中对肝 S4 病灶行微波消融 50W/6min，手术过程顺利，患者无明显不适。术后患者定期复查，2015-10-22 上腹部 MRI 复查肝 S2、S6、S4 病灶呈消融术后改变，未见肿瘤复发残留（图 1-4-13）。

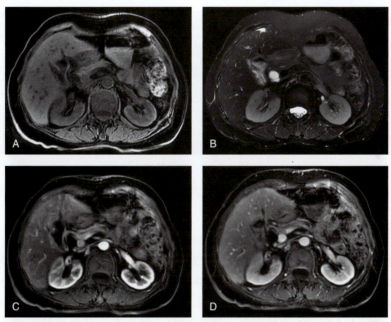

图 1-4-11　消融术后 1 个月复查
A. T$_1$WI 平扫图像；B. T$_2$WI 图像；C. T$_1$WI 动脉期图像；D. T$_1$WI 门静脉期图像

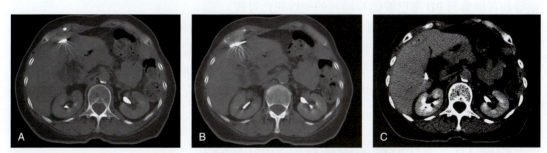

图 1-4-12　CT 引导下肝 S4 肿瘤微波消融治疗
A、B. 微波消融天线布针图；C. 术后即刻 CT 图像

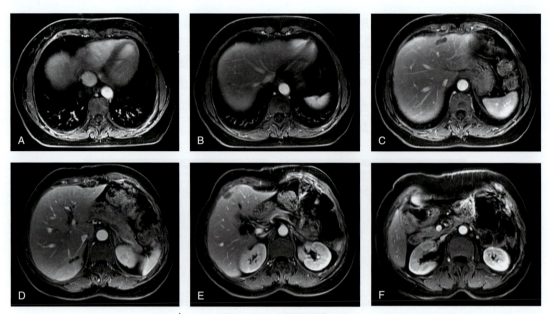

图 1-4-13 末次随访

A~F. 肝转移瘤消融术后不同层面 MRI 随访图像

【点评】

帕金森病（Parkinson's disease, PD），又称为"震颤麻痹"，是一种常见的神经系统变性疾病，老年人多见，具有特征性运动症状，包括静止性震颤、运动迟缓、肌强直和姿势平衡障碍等，还会伴有非运动症状，包括便秘、嗅觉障碍、睡眠障碍、自主神经功能障碍及精神、认知障碍。我国65岁以上人群PD的患病率大约是1.7%。帕金森病最主要的病理改变是中脑黑质多巴胺（dopamine, DA）能神经元的变性死亡，由此而引起纹状体DA含量显著性减少而致病。导致这一病理改变的确切病因目前仍不清楚，遗传因素、环境因素、年龄老化、氧化应激等均可能参与PD多巴胺能神经元的变性死亡过程。

合并帕金森病的肿瘤患者接受消融治疗的主要问题是如何预防患者术中出现帕金森病的运动症状，保障手术治疗的顺利实施。对于此类患者术前应该仔细询问病史，充分了解患者服用药物的种类及时间，并请神经内科医师会诊配合手术麻醉的需求，调整药物的使用；术前做好充分心理疏导，降低患者的紧张情绪；手术全过程应该在良好的麻醉监护下进行，以保障手术的顺利实施。

病例 17　老年肝癌顽固性复发的消融治疗

【简要病史】

患者男性，85岁，2007-7-13体检发现肝内占位，2007-12-25进一步行上腹部CT示：肝S4/8及S7结节，大小分别为4.3cm×4.7cm、4.4cm×4.8cm，考虑原发性肝癌。查AFP：155.5ng/mL，乙肝两对半：HBsAg（+）、HBeAg（+）、HBcAb（+）。既往史：高血压病史20余年，口服药物治疗（具体不详），目前控制良好；慢性乙型病毒性肝炎病史 20 余年，未予治疗。

【诊断】

原发性肝癌（BCLC 分期 B 期，CNLC 分期 Ⅱ a 期）

【治疗方案】

TACE 联合肝肿瘤消融治疗

【治疗过程及随访】

2007-12-25 上腹部 CT：肝 S4/8 及肝 S4 见 2 个结节，大小分别为 4.3cm×4.7cm、4.4cm×4.8cm，增强扫描不均匀强化，门静脉期强化减退，考虑原发性肝癌（图 1-4-14）。患者行两程 TACE 及 1 次射频消融后肿瘤完全灭活。2009-3-14 复查上腹部 CT：肝 S8 病灶边缘近膈肌处肿瘤复发，直径约 0.6cm（图 1-4-15）。

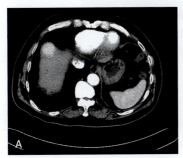
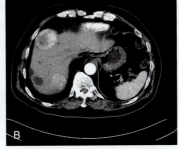
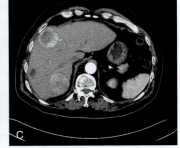

图 1-4-14　术前 CT 检查

A~C. 肝肿瘤不同层面 CT 图像

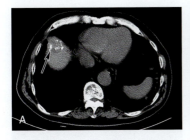
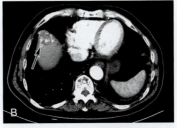
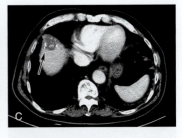

图 1-4-15　肿瘤复发

A. 复发灶 CT 平扫图像；B. 复发灶 CT 动脉期图像；C. 复发灶 CT 门静脉期图像

由于肝 S8 新发病灶位置较高，靠近肝脏边缘而且紧贴膈肌；消融治疗过程中可能会损伤膈肌，甚至造成膈肌穿孔危及患者生命。与患者及家属充分沟通后于 2009-4-13 对复发灶行 ^{125}I 粒子植入治疗（图 1-4-16），在 CT 引导下依据 TPS 计划植入 ^{125}I 粒子 12 粒。术后予护肝、制酸等对症治疗 2 天后患者顺利出院。

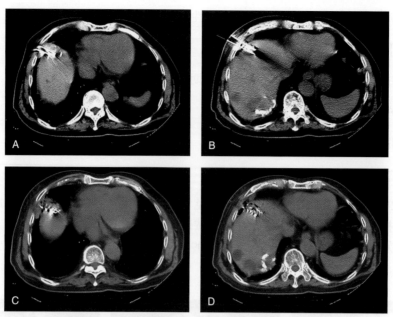

图 1-4-16　CT 引导下肝 S8 病灶 ^{125}I 粒子植入治疗

A、B. 粒子针布针图；C、D. 术后即刻 CT 图像

　　术后 1 个月复查上腹部 CT：肝 S8 病灶呈粒子植入术后改变，未见明确肿瘤活性。患者定期返院复查，2011-7-4 复查上腹部 CT：肝 S3 新见一低密度小结节，直径约 1.5cm，边界欠清，增强扫描明显强化，门静脉期减退，考虑肿瘤复发，肿瘤邻近（图 1-4-17）。肝 S3 复发灶直径小于 3cm，无论是射频还是微波消融治疗都能单次完全灭活肿瘤，但是复发灶邻近胃壁，CT 引导下射频消融伪影小，而且消融范围稳定。于 2011-7-11 行 CT 引导下肝肿瘤射频消融治疗（图 1-4-18），消融治疗 10min，术中患者出现明显疼痛，增加麻醉药剂量后稍好转，术后予护肝、制酸、营养支持等对症治疗 2 天后出院。

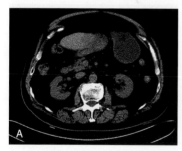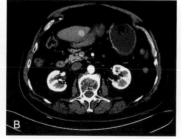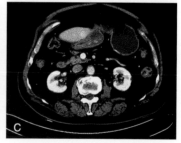

图 1-4-17　第一次肝 S3 肿瘤复发

A. 复发灶 T_1WI 平扫图像；B. 复发灶 T_1WI 动脉期图像；C. 复发灶 T_1WI 门静脉期图像

　　2012-6-11 复查原肝 S3 消融边缘见一明显强化结节，大小约 1.9cm×2.2cm，门静脉期强化减退，考虑肝 S3 消融灶旁复发灶（图 1-4-19）。由于上次肝 S3 病灶射频消融过程中患者疼痛明显，且肿瘤邻近胃壁，遂于 2012-6-25 改行肝 S3 肿瘤冷冻消融治疗（图 1-4-20），术中双针冷冻 8min- 复温 3min- 冷冻 8min，患者未诉明显不适，术后予护肝、制酸、营养支持等对症治疗 2 天后出院。

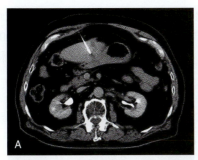
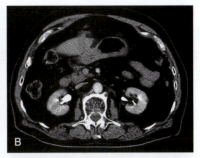

图 1-4-18　CT 引导下肝 S3 肿瘤射频消融治疗

A. 射频消融电极布针图;B. 术后即刻 CT 图像

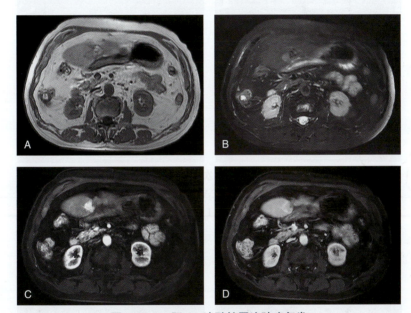

图 1-4-19　肝 S3 消融灶周边肿瘤复发

A. 复发灶 T_1WI 平扫图像;B. 复发灶 T_2WI 图像;C. 复发灶 T_1WI 动脉期图像;

D. 复发灶 T_1WI 门静脉期图像

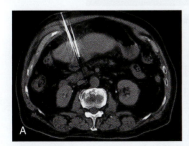
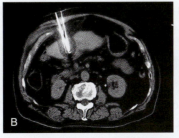
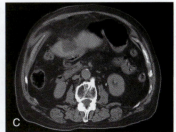

图 1-4-20　CT 引导下肝 S3 肿瘤冷冻消融治疗

A. 冷冻消融探头布针图;B. 冷冻消融术中 CT 图像;C. 术后即刻 CT 图像

　　2015-4-14 复查肝 S3 再次出现复发灶,直径约 3.1cm(图 1-4-21)。肝内病灶直径大于3cm,邻近门静脉左支,考虑血流影响大,决定采用微波消融治疗。于 2015-4-20 对肝 S3 肿瘤行微波消融治疗(图 1-4-22),术中微波消融 60W/8min,患者未诉明显不适,术后予护肝、制酸、营养支持等对症治疗 2 天后出院。

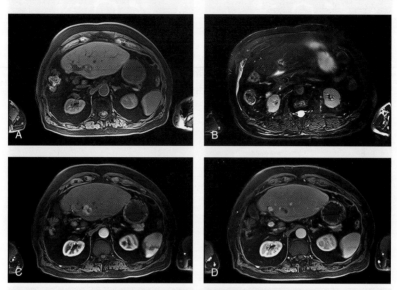

图 1-4-21　第三次肝 S3 肿瘤复发

A. 复发灶 T_1WI 平扫图像;B. 复发灶 T_2WI 图像;C. 复发灶 T_1WI 动脉期图像;
D. 复发灶 T_1WI 门静脉期图像

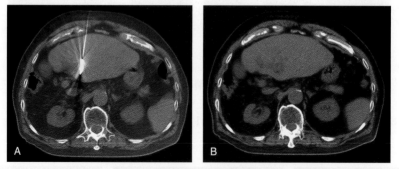

图 1-4-22　CT 引导下肝 S3 肿瘤微波消融治疗

A. 微波消融天线布针图;B. 术后即刻 CT 图像

　　2016-3-15 复查发现下腔静脉旁肿瘤复发(图 1-4-23),于 2016-3-21 再次行肝肿瘤微波消融治疗,术中依据患者肿瘤的部位采取左侧半卧位(图 1-4-24),行单针多位点叠加消融治疗,每位点均行微波消融 60W/10min,术程顺利。术后予护肝、抑酸、营养支持等。

　　术后第三天患者突发高热(体温最高 38.7℃,夜间患者出现恶心、呕吐,伴活动后憋喘、呼吸困难。查体:右肺可闻及哮鸣音。遂立即行床边胸片(图 1-4-25)示:右肺内透亮度明显减低,其内见多发斑片影,边缘模糊,考虑右肺炎症可能。并给予吸氧、吸痰、解痉平喘、抗炎治疗。次日患者呼吸困难明显加重遂转入 ICU,行电子纤维支气管镜检查提示:声门关闭不良,隆突上可见大量黄色黏稠痰,其中伴有食物残渣,考虑饮食呛咳导致吸入性肺炎可能性大。予抗感染、护肝、辅助通气等治疗1周后病情好转出院。

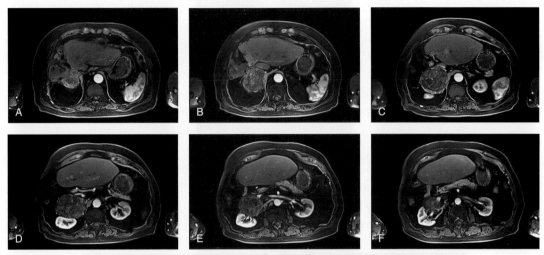

图 1-4-23　下腔静脉旁肿瘤复发

A~F. 下腔静脉旁肿瘤不同层面 MRI 图像

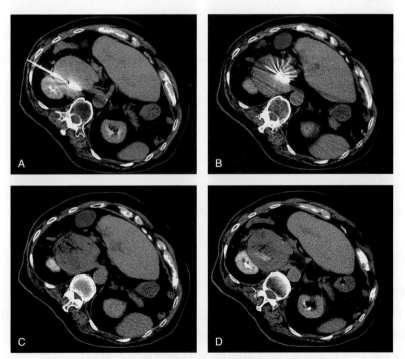

图 1-4-24　CT引导下对下腔静脉旁肿瘤行微波消融治疗

A、B. 微波消融天线布针图;C、D. 术后即刻 CT 图像

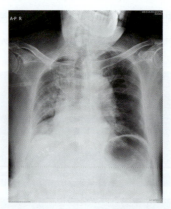

图1-4-25　床边胸片

下腔静脉旁肿瘤消融术后1个月复查(图1-4-26),肿瘤内活性成分较前明显减少,仅见边缘少量活性残留。后患者继续治疗,该老年患者自2007年12月确诊以来,经过多种微创介入治疗共20次治疗,患者总生存期近十年。

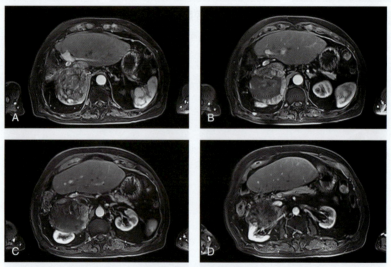

图1-4-26　下腔静脉旁肿瘤消融术后1个月复查
A~D.下腔静脉旁肿瘤不同层面MRI图像

【点评】

老年顽固性复发肿瘤消融治疗原则

1. 治疗的基本原则:根据老年人的特点,在治疗肿瘤的同时,兼顾患者的身体机能、心理状况及是否合并其他疾病等,选择合适的治疗方案。

2. 顽固性复发的老年患者,治疗时间长,往往加重患者心理负担,甚至产生心理障碍,同时体质状况也会越来越差。因此,各种微创治疗手段的合理选择尤为重要,应根据患者不同阶段的身体条件及病灶所在的部位选择最合适的体位及治疗方法,适当延长治疗的间隔时间。在接受治疗时应格外重视心理支持治疗,由于老年患者发生并发症的症状出现晚,而且常常不典型,应特别重视围手术期并发症的预防,做到早发现、早治疗,提高患者生活质量。

第二章

MRI 引导下肝肿瘤的消融治疗

第一节　原发性肝癌的消融治疗

我国原发性肝癌患者 90% 以上合并乙肝病毒感染,其中相当部分患者合并肝硬化。国外学者通过回顾性研究发现肝硬化患者中肝癌的 MRI 病灶检出率明显优于超声及 CT。MRI 引导下原发性肝癌的消融治疗主要包括射频消融、微波消融及冷冻消融等。MRI 引导具有无电离辐射、软组织分辨力高、多参数及任意方位成像、无创测温及术后即刻疗效评价精准等优势。MRI 引导下肝肿瘤消融治疗适合于 MRI 扫描可见的肝内任何肿瘤,尤其适用于 CT、超声无法显示或显示不清的病灶及经治疗后残留的活性病灶。对于常规 MRI 平扫显示不清的小病灶,可尝试行 DWI 及 MRI 肝特异性对比剂(Gd-EOB-DTPA 或 Gd-BOPTA)增强引导能提高病灶显示率。本节主要介绍 MRI 引导下原发性肝癌的消融治疗。

病例 18　MRI 引导下复发性小肝癌射频消融治疗

【简要病史】

患者男性,56 岁,1998 年 6 月因"全身乏力,纳差 3 周"就诊,诊断为原发性肝癌,行左肝癌切除术,术后定期复查。2010-6-1 复查上腹部 MRI 发现肝癌复发。2010-6-14 再次行右肝癌切除术,术后病理示:中分化肝细胞癌。2010-7-19 行术后预防性 TACE 术,后患者规律复查。2014-5-19 上腹部 MRI 示:肝 S5 新发强化结节,考虑肝癌复发。既往史:慢性乙型病毒性肝炎 20 余年,未予治疗。

【诊断】

原发性肝癌术后复发

【治疗方案】

MRI 引导下肝癌消融治疗

【治疗过程及随访】

2014-5-19 上腹部 MRI:肝 S5 见新发一结节灶,直径约 1.1cm,呈稍长 T_1 稍长 T_2 信号改变,动脉期明显强化,门静脉期强化减退,考虑肝癌复发(图 2-1-1)。

2014-6-6 行 MRI 引导下肝癌射频消融术(图 2-1-2),患者取仰卧位,在 MRI 引导下逐步进针约 5.6cm 达 S5 病灶右缘,展针 2cm,设定功率 150W、靶温 105℃,有效消融时间 5min,反复消融 2 次。术后撤针,消融灶在 T_1WI 上呈高信号影完全覆盖原病灶,T_2WI 上呈低信号,周边可见高信号水肿带环绕。

2014-8-7 消融后 2 个月复查上腹部 MRI 示:肝癌术后残肝 S5 消融后改变,在 T_1WI 上为高信号,T_2WI 上呈低信号,增强扫描未见明显强化,考虑肿瘤完全消融(图 2-1-3)。

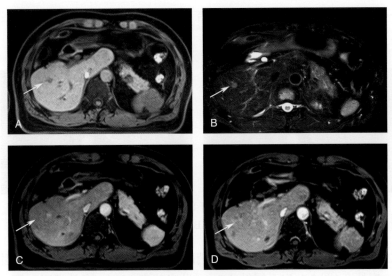

图 2-1-1　术前 MRI 检查
A. T_1WI 平扫图像；B. T_2WI 图像；C. T_1WI 动脉期图像；D. T_1WI 门静脉期图像

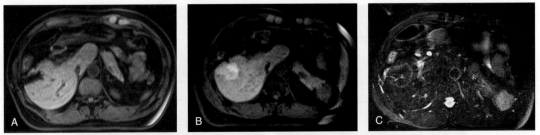

图 2-1-2　MRI 引导下肝肿瘤射频消融治疗
A. 术中布针图；B. 术后即刻 T_1WI 图像；C. 术后即刻 T_2WI 图像

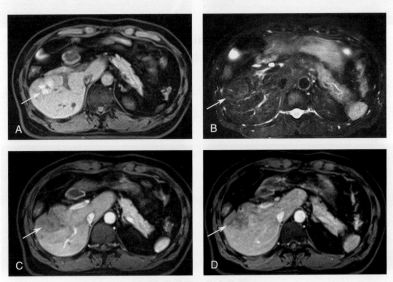

图 2-1-3　术后 2 个月复查
A. T_1WI 平扫图像；B. T_2WI 图像；C、D. T_1WI 门静脉期图像

2014-9-9 上腹部 MRI 示：肝 S8 新见一结节，直径约 1.3cm，增强扫描明显强化，门静脉期强化减退，考虑肝癌复发（图 2-1-4）。

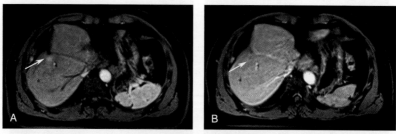

图 2-1-4   肝 S8 肿瘤复发
A. T₁WI 动脉期图像；B. T₁WI 门静脉期图像

2014-9-23 再次行 MRI 引导下肝癌射频消融术，患者取左侧卧位，在 MRI 引导下逐步进针约 8.5cm 达病灶旁（图 2-1-5A），展针 2.5cm，设定功率 150W，有效消融时间 5.0min；术毕撤针复扫可见在 T₁WI 上高信号消融灶完全覆盖原病灶（图 2-1-5B）。

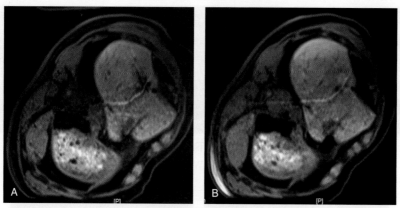

图 2-1-5   MRI 引导下肝 S8 肿瘤射频消融治疗
A. 术中布针图；B. 术后即刻 T₁WI 图像

2015-1-22 复查上腹部 MRI 示：肝癌综合治疗后，肝内见多发消融灶，增强扫描无明显强化，考虑肿瘤完全消融，未见明显复发病灶（图 2-1-6）。

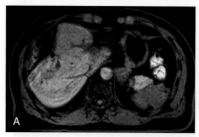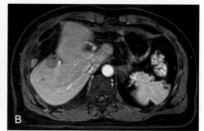

图 2-1-6   术后随访
A. T₁WI 平扫图像；B. T₁WI 门静脉期图像

【点评】

1. **本病例特点**　中年男性,肝癌两次外科切除术后多次复发,残肝较小,无法耐受再次外科手术切除,肝内复发灶较小,局部消融治疗是理想的选择。

2. **应对策略**　本病例两个小的复发灶均采用 1.5T MRI 引导下肝癌消融治疗,取得了理想的效果。MRI 引导肝肿瘤消融治疗的优势:①无电离辐射,部分开放性 MRI 设备能实时引导穿刺;② MRI 软组织分辨力高,尤其是小病灶显示清晰;③多参数、多序列扫描,任意方位成像,部分肝肿瘤只能在某些特殊序列(如 DWI)或 MRI 特异性对比剂增强上显示,可行 DWI 或 MRI 特异性对比增强引导;④ MRI 无需对比剂即可清楚显示血管;⑤即时疗效评价:MRI 引导下肝肿瘤消融治疗最大的优势在于术后准确地即时疗效评价,可比 CT 及超声更早地发现残留的肿瘤组织;⑥ MRI 无创测温技术,监控术中消融热场分布。

病例 19　MRI 引导下复发性肝癌微波消融

【简要病史】

患者女性,36 岁,以"原发性肝癌术后 10 月余"为主诉入院。入院前 10 月余因"体检发现右肝占位"行腹腔镜下肝部分切除术 + 胆囊切除术。术后病理:中分化肝细胞癌,部分区域为透明细胞型(约 20%),最大径 4.8cm,MVI 分级 =M_0。1 周前复查肝脏 MRI 示:右肝癌术后改变,肝 S7 段新发结节灶(1.2cm),考虑肝癌复发。既往史:慢性乙型病毒性肝炎 20 余年,未规范治疗。

【诊断】

原发性肝癌术后复发

【治疗方案】

肝 S7 复发性肝癌微波消融术

【治疗过程及随访】

入院完善相关检查,Child-Pugh 分级 A 级(5 分),PS 评分 0 分,无明显手术禁忌证。上腹部 MRI 示:肝癌术后,肝 S7 见一结节状稍长 T_1 稍长 T_2 信号影,直径约 1.2cm(图 2-1-7A~C),增强扫描动脉期病灶明显强化(图 2-1-7D),肝胆期病灶强化减退呈低信号,呈典型"快进快出"改变(图 2-1-7E),考虑肝癌术后复发,同层面 CT 平扫病灶显示不清(图 2-1-7F)。青年女性,肝癌术后 S7 单发复发灶,直径约 1.2cm,经 MDT 讨论,建议行肝癌复发灶微波消融治疗。

2018-9-18 MRI 引导下肝 S7 复发灶行微波消融术,术前定位扫描示 3D-T_1WI 上肝 S7复发灶呈低信号,直径约 1.2cm,病灶清楚显示,体表皮肤见定位用鱼肝油阵列(图 2-1-8A);定位后局麻、消毒、铺巾,在 MRI 引导下以 14G MRI 兼容性微波消融天线经腋中线逐步进针穿透病灶(图 2-1-8B),布针满意后,连接微波同轴电缆、启动水冷循环,设定消融功率 90W,

时间 8min；微波消融术后即刻扫描示 3D-T_1WI 上消融灶呈环样高信号，中心原瘤灶仍呈低信号，高信号消融灶完全包绕低信号原瘤灶，呈典型"靶征"改变（图 2-1-8C）；fsT_2WI 上消融灶呈低信号，中央见高信号的针道影，周边见薄环状高信号水肿带。消融安全边界满意，即刻疗效评价肿瘤完全消融。未见明显气胸、血胸等并发症（图 2-1-8D）。

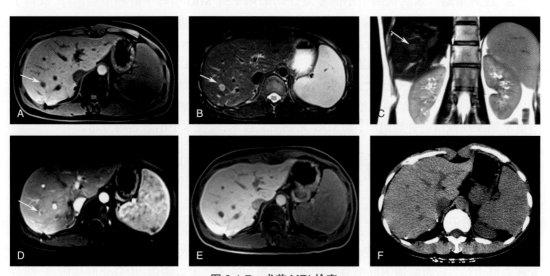

图 2-1-7　术前 MRI 检查

A. T_1WI 平扫图像；B. T_2WI 图像；C. T_2WI 冠状位图像；D. T_1WI 动脉期图像；

E. T_1WI 肝胆期图像；F. 同层面 CT 平扫图像

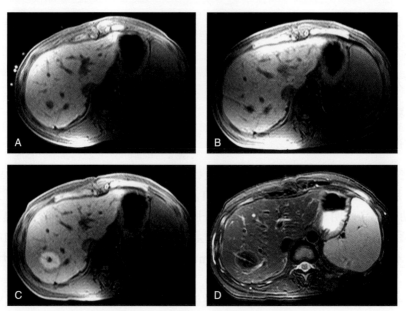

图 2-1-8　MRI 引导下肝肿瘤微波消融治疗

A. 术前 T_1WI 定位图像；B. 微波天线穿透病灶；C. 术后即刻 T_1WI 图像；

D. 术后即刻 T_2WI 图像

术后 4 个月复查上腹部 MRI 示:肝 S7 复发灶微波消融术后,消融灶呈结节状短 T_1 短 T_2 信号(图 2-1-9A、B),边缘见环状稍长 T_1 长 T_2 信号,增强扫描各期均无明显强化(图 2-1-9C、D),考虑肿瘤完全消融。

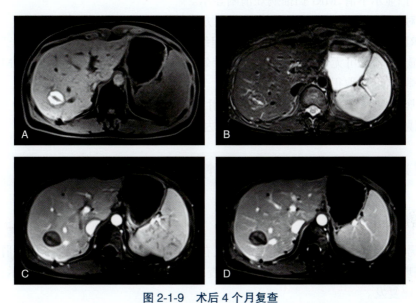

图 2-1-9 术后 4 个月复查

A. T_1WI 平扫图像;B. T_2WI 图像;C. T_1WI 动脉期图像;D. T_1WI 门静脉期图像

术后 2 年复查上腹部 MRI 示:肝 S7 复发灶微波消融术后,消融灶呈结节状短 T_1 信号(图 2-1-10A),界清,T_2WI 上呈不均匀高信号(图 2-1-10B),增强扫描各期均无明显强化(图 2-1-10C、D),消融灶范围较前缩小。

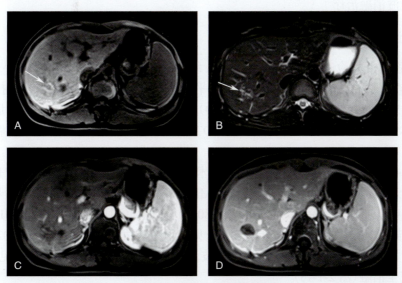

图 2-1-10 术后 2 年随访图像

A. T_1WI 平扫图像;B. T_2WI 图像;C. T_1WI 动脉期图像;D. T_1WI 门静脉期图像

【点评】

1. **本病例特点**　本病例为青年女性,肝癌术后 S7 单发病灶,直径 1.2cm,肝功能 A 级,病灶 CT 平扫显示不清,MRI 扫描病灶清晰显示。

2. **应对策略**　病灶的可视性及消融引导方式的选择是该病例成功的关键。

(1)MRI 引导下肝肿瘤消融治疗具有软组织分辨力高,多方位、多参数成像,无需对比剂即可清楚显示血管,可无创测温,消融术后疗效评价精准等优点。本病例采用 MRI 引导肝 S7 复发灶微波消融,取得良好的效果。

(2)本病例使用 MRI 兼容性微波天线采用"臻圆"技术,消融灶呈类圆形,由于制作工艺的不同,消融参数较常规微波消融天线高,可达到更加适形消融的效果。

病例 20　MRI 引导下右肝复发性肝癌微波消融术

【简要病史】

患者男性,55 岁,2015 年 12 月体检发现右肝占位,2015-12-16 全麻下行右肝肿物切除术,术后病理:中分化肝细胞癌,术后定期复查。2020 年 4 月复查上腹部 MRI 示:肝右叶占位,考虑肝癌复发。

【诊断】

肝癌术后复发

【治疗方案】

肝癌微波消融治疗

【治疗过程及随访】

入院完善相关检查,Child-Pugh 分级 A 级(5 分)、PS 评分 0 分,无明显手术禁忌证。2020-5-19 查上腹部 CT 示:肝 S8 病灶,CT 平扫未见显示(图 2-1-11A),增强扫描后病灶呈"快进快出",直径约 1.0cm(图 2-1-11B~D),考虑肝癌术后复发。中年男性,肝癌术后肝 S8 小复发灶,CT 平扫病灶显示不清,经 MDT 讨论后,考虑行 MRI 引导下肝癌微波消融治疗。

2020-5-26 行 MRI 引导下肝癌微波消融术,术中先行 fsT_1WI 序列 MRI 平扫示肝 S8 低信号结节灶,边界清楚(图 2-1-12A),以 14G MRI 兼容性微波天线于右季肋区逐步进针达肝 S8 病灶内,确认布针满意后,设定消融功率 80W,有效消融时间 6.0min(图 2-1-12B、C)。术后 MRI 扫描,T_1WI 上高信号覆盖原病灶,未见出血等并发症(图 2-1-12D)。2020-7-9 术后 1 个月复查上腹部 MRI 示:肝 S8 病灶呈微波消融后改变,增强扫描消融区未见明显强化,考虑肿瘤完全消融(图 2-1-13)。

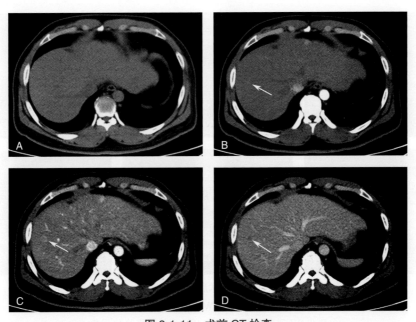

图 2-1-11　术前 CT 检查
A. CT 平扫图像;B. CT 动脉期图像;C. CT 门静脉期图像;D. CT 平衡期图像

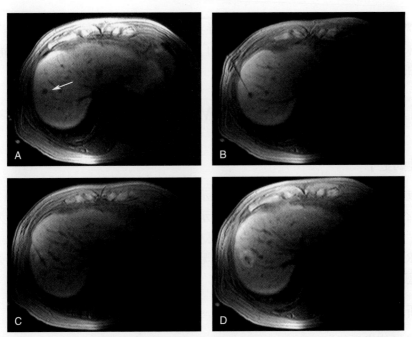

图 2-1-12　MRI 引导下肝肿瘤微波消融治疗
A. 术前 T_1WI 定位图;B. 微波天线穿透病灶;C. 术中 T_1WI 图像;
D. 术后即刻 T_1WI 图像

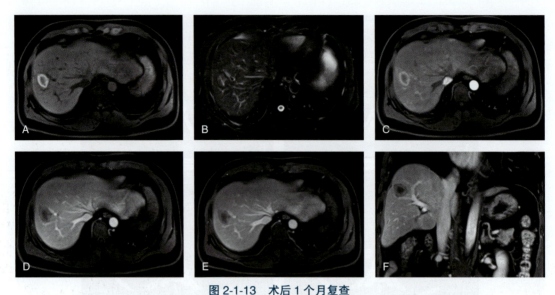

图 2-1-13 术后 1 个月复查

A. T_1WI 平扫图像;B. T_2WI 图像;C. T_1WI 动脉期图像;D. T_1WI 门静脉期图像;
E. T_1WI 平衡期图像;F. T_1WI 平衡期冠状位图像

【点评】

1. **该病例特点** 中年男性,肝癌术后肝 S8 复发,病灶单发,直径 1.0cm,CT 平扫病灶显示不清。

2. **应对策略** 病灶的可视性及消融引导方式的选择是该病例成功的关键。本病例复发小病灶采用 MRI 引导微波消融治疗,取得了理想的效果。MRI 引导下肝肿瘤消融治疗最大的优势在于术后准确的即时疗效评价。

病例 21 肝特异性对比剂辅助 MRI 引导下肝癌微波消融术

【简要病史】

患者男性,35 岁,2017 年行上腹部 MRI 示:肝 S8 单发富血供占位,考虑原发性肝癌。2017-8-21 行腹腔镜右肝癌切除术,术后病理示:肝细胞性肝癌(Ⅱ级,以梁索型为主),术后定期复查。2018 年 11 月复查上腹部 CT 发现左肝内异常密度影,可疑肿瘤复发。进一步行上腹部 MRI:肝 S2 异常信号影,考虑肝癌。既往史:慢性乙型病毒性肝炎 10 年余,2017 年开始接受恩替卡韦治疗。

【诊断】

原发性肝癌术后复发

【治疗方案】

肝癌微波消融治疗

【治疗过程及随访】

2018-12-6 上腹部 MRI：肝 S2 占位，直径约 1.0cm，T_1WI 上呈稍低信号影，T_2WI 上呈稍高信号影，边界清楚（图 2-1-14A、B），增强扫描后呈"快进快出"（图 2-1-14C~E），冠状位扫描病灶位于肝 S2 近膈顶部（图 2-1-14F），考虑肝癌术后复发。入院完善相关检查，Child-Pugh 分级 A 级（5 分），PS 评分 0 分，无明显手术禁忌证。中年男性，右肝癌术后肝 S2 单发小复发灶，患者拒绝再次外科手术切除，考虑行肝癌微波消融治疗。

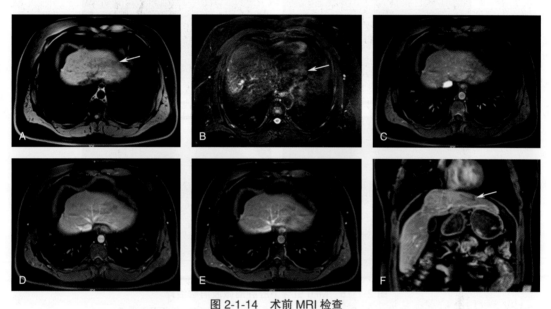

图 2-1-14　术前 MRI 检查

A. T_1WI 平扫图像；B. T_2WI 图像；C. T_1WI 动脉期图像；D. T_1WI 门静脉期图像；
E. T_1WI 平衡期图像；F. T_1WI 平衡期冠状位图像

2018-12-7 行 MRI 引导下肝癌微波消融术，术中患者仰卧位，fsT_1WI 序列 MRI 平扫示肝 S2 病灶呈结节状低信号影（图 2-1-15A）。以 14G MRI 兼容性微波天线于左季肋部逐步进针达 S2 病灶内，确定布针满意后，设定消融功率 80W，有效消融时间 5.0min（图 2-1-15B、C），术后扫描 T_1WI 上高信号覆盖原病灶，未见明显气胸、出血、心包、膈肌损伤等并发症（图 2-1-15D）。

2019-6-4 术后 6 个月复查上腹部 MRI：肝 S2 病灶呈微波消融后改变，增强扫描未见明显强化，考虑肿瘤完全消融。肝 S4 新增一小结节状稍长 T_1 稍长 T_2 信号影，T_1WI 上病灶边界欠清（图 2-1-16A、B），增强后动脉期可见强化，实质期及肝胆期呈稍低信号，直径约 0.6cm，边界清楚，考虑肿瘤复发（图 2-1-16C~F）。

患者肝癌术后再次肝内复发，病灶小于 1.0cm，予 2019-6-4 行肝特异性对比剂辅助 MRI 引导下肝癌微波消融术。术前 30min 患者先行静脉注射肝特异性对比剂（普美显）10mL。患者取仰卧位，T_1WI 序列 MRI 定位扫描示 S4 病灶呈低信号影，边界清楚（图 2-1-17A）。以 14G MRI 兼容性微波天线于右季肋部逐步进针达 S4 病灶内，确认布针满意后，设定消融功率 80W，有效消融时间 5.0min（图 2-1-17B、C）。消融术后扫描 T_1WI 上高信号完全覆盖原病灶，未见明显出血等并发症（图 2-1-17D）。

　　2019-7-14 第二次微波消融术后 1 个月复查上腹部 MRI：肝 S2、S4 病灶呈微波消融术后改变，增强扫描未见明显强化，考虑肿瘤完全消融（图 2-1-18）。2020-1-14 复查上腹部 MRI：肝 S2、S4 病灶呈微波消融术后改变，消融灶较前范围缩小，增强扫描未见明显强化。肝内未见明显新发病灶（图 2-1-19）。

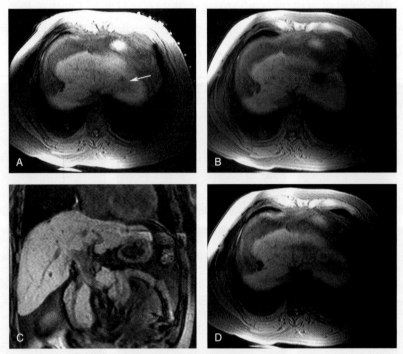

图 2-1-15　MRI 引导下肝肿瘤微波消融治疗
A. 术中定位图；B、C. 微波天线穿透病灶；D. 术后即刻 T₁WI 图像

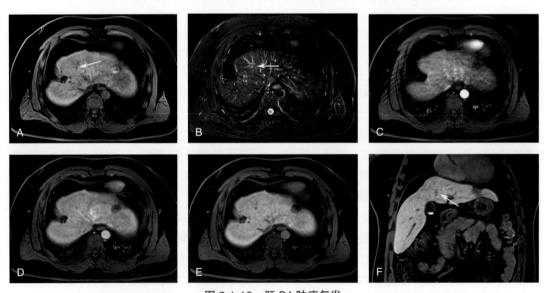

图 2-1-16　肝 S4 肿瘤复发
A. T₁WI 平扫图像；B. T₂WI 图像；C. T₁WI 动脉期图像；D. T₁WI 门静脉期图像；
E. T₁WI 平衡期图像；F. T₁WI 平衡期冠状位图像

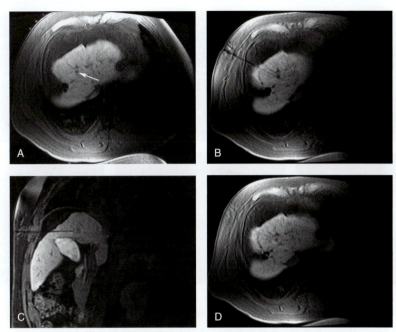

图 2-1-17　肝特异性对比剂辅助 MRI 引导下肝癌微波消融术

A. 术前肝胆期定位图；B、C. 微波天线穿透病灶；D. 术后即刻 T_1WI 图像

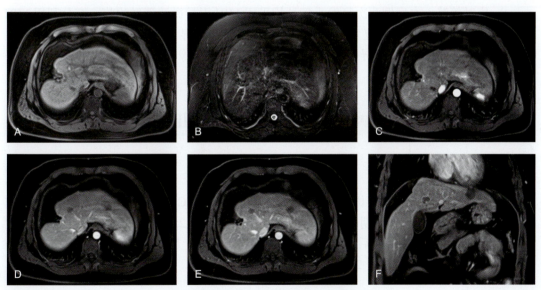

图 2-1-18　第二次消融术后 1 个月复查

A. T_1WI 平扫图像；B. T_2WI 图像；C. T_1WI 动脉期图像；D. T_1WI 门静脉期图像；

E. T_1WI 平衡期图像；F. T_1WI 平衡期冠状位图像

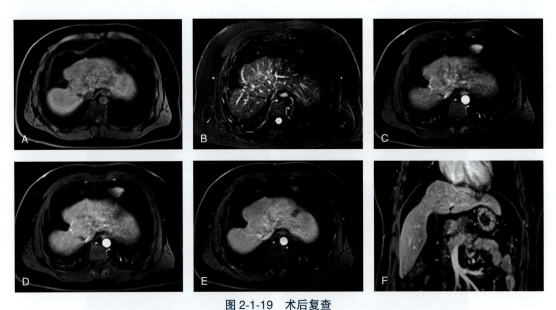

图 2-1-19 术后复查

A. T_1WI 平扫图像；B. T_2WI 图像；C. T_1WI 动脉期图像；D. T_1WI 门静脉期图像；
E. T_1WI 平衡期图像；F. T_1WI 平衡期冠状位图像。

【点评】

1. **该病例特点** 青年男性，肝癌术后肝内两次复发，病灶均单发，且病灶均 ≤ 1.0cm，肝功能良好，患者拒绝再次行外科手术切除。

2. **应对策略** 本病例两次复发小病灶均采用 MRI 引导微波消融治疗。充分利用 MRI 引导的优势，该患者第二次复发 S4 病灶常规 T_1WI 上边界显示欠清，而肝胆期病灶清楚显示，故巧妙地应用 MRI 肝特异性对比剂（普美显）肝胆期图像引导微波精准消融治疗，取得了理想的效果。

病例 22 MRI 术中增强扫描引导下复发性肝癌微波消融

【简要病史】

患者男性，70 岁，2017 年因体检发现肝占位，行上腹部 CT 示：肝 S8 占位性病变，考虑原发性肝癌（BCLC 分期 A 期，CNLC 分期 I b 期）。2017-8-25 行右肝后叶癌切除术，术后病理示：原发性肝细胞癌，术后定期随访。2018-12-28 复查上腹部 MRI 发现肝内肿瘤复发。既往史：慢性乙型病毒性肝炎 20 余年，未予治疗。

【诊断】

原发性肝癌术后复发

【治疗方案】

MRI 引导下复发性肝癌微波消融

【治疗过程及随访】

2018-12-28 上腹部 MRI 示：肝 S4、S7、S8 新发异常强化结节，大者直径约 1.5cm，肝 S7 新发病灶在肝胆期显示较清楚，考虑肝内肿瘤复发（图 2-1-20）。

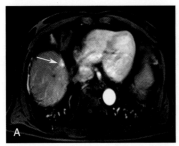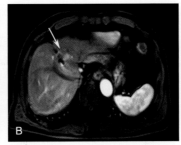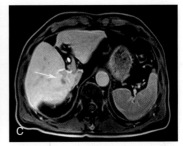

图 2-1-20　术前 MRI 检查
A、B. T₁WI 动脉期图像；C. T₁WI 肝胆期图像

患者肝癌术后肝内复发，病灶多发（3 个），经多学科会诊讨论后建议行肝癌微波消融。2019-1-8 在 MRI 引导下以 14G MRI 兼容性微波消融天线逐步进针分别穿透病灶后（图 2-1-21A、B），均设定消融参数（80W/6min）。术后即刻扫描 T₁WI 上见高信号消融灶完全覆盖包绕原病灶，呈靶征改变（图 2-1-21C、D），T₂WI 上消融灶呈低信号，周边见薄环状高信号（图 2-1-21）。

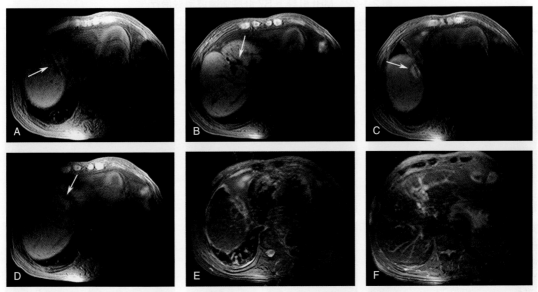

图 2-1-21　MRI 引导下 S4、S8 肝肿瘤微波消融治疗
A、B. 微波天线穿透病灶；C、D. 术后即刻 T₁WI 图像；E、F. 术后即刻 T₂WI 图像

因肝 S7 复发灶仅在 MRI 增强扫描及肝胆期显示清楚，故病灶在静脉推注肝特异性对比剂（莫迪司）后行 MRI 引导下肝癌消融术。术前 MRI 增强扫描实质期示肝 S7 复发灶隐约可见（图 2-1-22A），注射对比剂 20min 后病灶显示较清晰（图 2-1-22B），14G 微波天线在 MRI 引导下逐步进针（图 2-1-22C、D）穿透病灶，布针满意后，设定消融参数（80W/6min）后

启动微波消融。术毕扫描,T₁WI 上可见高信号的消融灶完全覆盖原病灶(图 2-1-22E),T₂WI 上消融灶呈低信号改变(图 2-1-22F)。术后患者定期随访,术后 15 个月复查上腹部 MRI 示:肝内多发消融灶均呈短 T₁ 信号改变,边界清楚,增强扫描各期均无异常强化,考虑肿瘤完全消融。肝内未见明显新发病灶(图 2-1-23)。

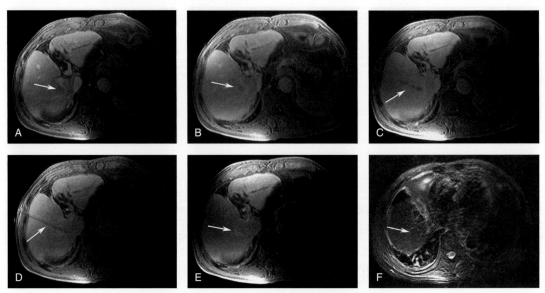

图 2-1-22 MRI 引导下 S7 肝肿瘤微波消融治疗
A. 术前 T₁WI 门静脉期图像;B. 术前 T₁WI 肝胆期图像;C、D. 微波天线穿透病灶;
E. 术后即刻 T₁WI 图像;F. 术后即刻 T₂WI 图像

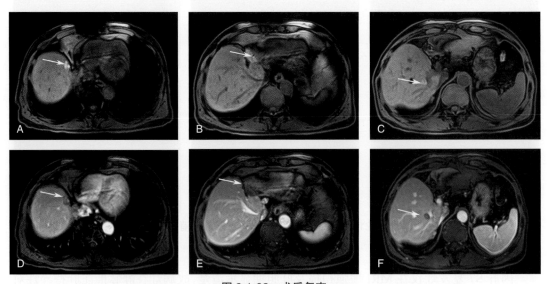

图 2-1-23 术后复查
A~C. T₁WI 图像;D~F. T₁WI 门静脉期图像

【点评】

1. 本病例特点　老年男性,乙型肝炎肝硬化背景,肝癌术后复发,病灶多发(3 个),病灶均较小(最大直径 1.5cm),位于右膈顶近心底部及血管旁,存在病灶定位困难、脱靶,膈肌、心包及血管存在穿刺及热消融损伤风险。

2. 应对策略　肝内小复发灶清楚显示及术后即刻精准的消融疗效评价是肝癌完全消融的关键。

(1)本病例采用 MRI 引导肝癌复发灶微波消融,充分利用 MRI 引导的优点如小病灶清楚显示、术后即刻疗效评价精准等,同时采用术中增强及利用肝特异性对比剂的肝胆期成像引导消融,提高小病灶的显示率,取得良好的效果,大大减少肿瘤的残留及复发。

(2)消融器械的选择:该患者肝 S4 及 S7 复发灶紧邻粗大血管,消融时存在"热沉降效应"容易导致肿瘤残留。微波消融具有"升温快、瘤内温度高、热沉降效应影响小"的优点,故本病例选择微波消融,一次性单位点完全消融肿瘤,取得满意的疗效。

病例 23　MRI 引导下术中监控下复发性肝癌微波消融

【简要病史】

患者男性,37 岁,2016 年体检发现右肝占位,2016-3-7 行右肝后叶癌切除术,术后病理示:中分化肝细胞癌,伴静脉内癌栓。术后 1 个月行预防性 TACE 术,后定期随访。2018-3-9 复查上腹部 CT 示:肝癌术后改变,肝 S3 及 S8 异常强化影,考虑肝癌复发可能性大。

【诊断】

原发性肝癌术后复发

【治疗方案】

肝肿瘤微波消融治疗

【治疗过程及随访】

2018-3-9 上腹部 CT 示:肝癌术后改变,肝 S3 及 S8 异常强化影,符合肝癌术后复发,其中 S3 复发灶邻近门静脉分支,S8 复发灶较小(图 2-1-24)。入院后完善相关检查,Child-Pugh 分级 A 级(5 分)、PS 评分 0 分,无明显手术禁忌证。患者入院后申请肝胆肿瘤多学科会诊,MDT 会诊意见:患者肝癌术后,肝内两个复发灶,分别位于左肝 S3 及右肝 S8,同意介入科治疗意见,行肝癌微波消融治疗。

2018-3-20 行 MRI 引导下肝癌微波消融术,术前扫描 T_1WI 上见 S8 及 S3 病灶均呈结节状低信号,大小分别为 0.8cm × 0.9cm、1.3cm × 1.7cm,T_2WI 上为高信号,病灶清楚显示,S3 病灶紧贴门静脉左外分支血管(图 2-1-25)。

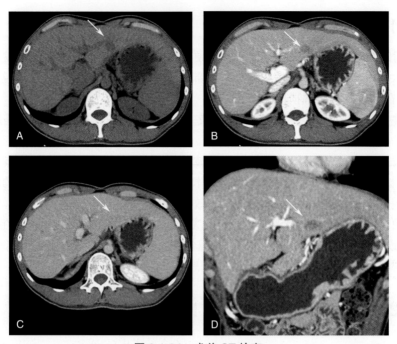

图 2-1-24　术前 CT 检查

A. CT 平扫图像；B. CT 动脉期图像；C. CT 门静脉期图像；D. CT 门静脉期冠状位图像

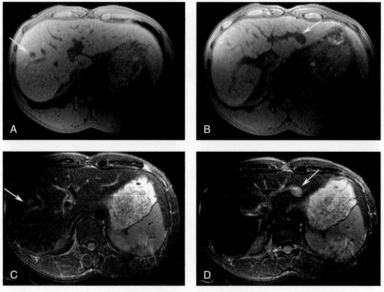

图 2-1-25　MRI 定位扫描

A、B. T_1WI 图像；C、D. T_2WI 图像

在 MRI 引导下微波消融天线经右前腹壁剑突旁逐步进针 5.2cm 达 S3 病灶远端，布针满意后，术中利用 MRI 引导的优势，可以准实时监控消融灶范围。通过连接屏蔽的微波主机及扼流处理后同轴电缆，设定消融功率 90W，启动消融，每间隔 35s 重复扫描 fsT_2WI，可见低信号的凝固性坏死区范围随时间进展逐渐从中央向外周扩大并覆盖高信号的原病灶区

（图 2-1-26C~E），消融 7min 后扫描示病灶右侧近门静脉分支处仍见稍长 T_1 稍长 T_2 结节灶，消融灶"靶征不完整"（图 2-1-26F、G），考虑局部病灶残留（热沉降效应所致），予调整消融位点行血管旁残留灶补充消融，继续监控消融直至消融范围完全覆盖原病灶并超出 5~10mm。术后复扫 T_1WI 示消融灶呈"靶征"，周边高信号消融灶完全包绕低信号原瘤灶，疗效评价满意后予针道消融后撤针（图 2-1-26）。重复上述步骤，微波消融肝 S8 复发灶。

　　术后患者定期随访，未见明显肿瘤复发和转移。2020-3-6 术后 2 年复查上腹部 MRI：肝 S3 及 S8 病灶消融术后改变，增强扫描无明显强化，病灶完全消融，无活性（图 2-1-27）。

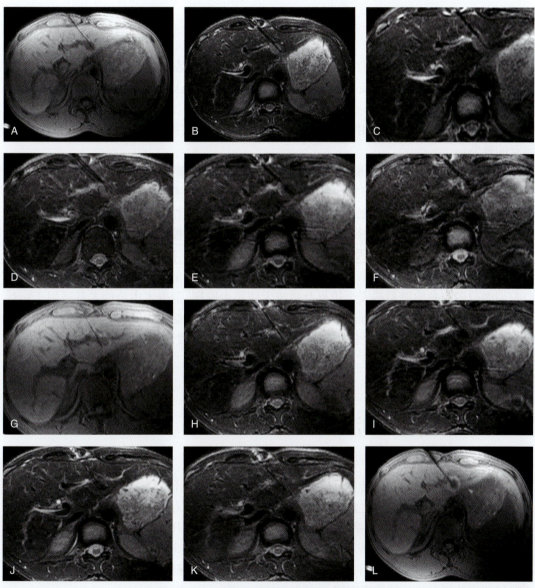

图 2-1-26　MRI 引导下肝肿物微波消融治疗
A. T_1WI 图像；B. T_2WI 图像；C~E. fsT_2WI 重复扫描；F~G. 消融后病灶右侧残留；
H~K. 调整消融位点补充消融；L. 术后复扫 T_1WI 图像

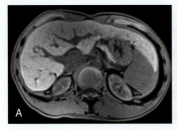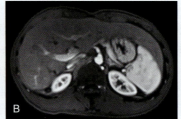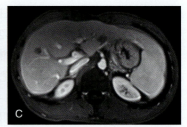

图 2-1-27　术后 2 年随访图像

A. T_1WI 平扫图像；B. T_1WI 动脉期图像；C. T_1WI 门静脉期图像

【点评】

1. **本病例特点**　中年男性，肝癌术后复发，肝内两个复发灶，分别位于左肝 S3 及右肝 S8，S3 复发灶邻近门静脉分支，S8 复发灶较小（直径＜1.0cm），消融过程中存在"热沉降效应"致肿瘤残留可能。

2. **应对策略**　该病例采用 MRI 引导下微波消融，充分发挥了 MRI 引导的优势，取得了满意的效果。

消融术中监控：多数术者根据个人经验设定 MWA 消融参数，待消融完成后再行疗效评估。但因肿瘤大小、血供、组织特性、是否邻近大血管等差异，有时相同的消融参数会导致不同的消融结果，存在消融不足或消融过度。常规的 MRI 兼容性微波消融主机及同轴传输电缆因电磁波干扰 MRI，无法进行微波消融术中实时扫描并监控消融全过程。本例患者采用的 MRI 兼容性微波消融主机及同轴传输电缆经过物理屏蔽、扼流等关键技术处理后，实现了 MWA 术中准实时扫描成像，通过准实时动态扫描监控消融灶的 MRI 信号变化全过程、监控消融范围与危险脏器的安全边界及微波天线是否脱靶，消融术中监控尤其适用于病灶邻近空腔脏器、膈肌、心脏及肝门区大胆管等危险器官，可根据术中准实时扫描监测消融范围，及时调整消融时间，形成个体化的精准消融参数，避免过度消融及消融不足，兼顾消融的安全性及彻底性。

第二节　肝转移瘤的消融治疗

肝脏是恶性肿瘤常见的转移器官，尤其是结直肠癌发生肝转移率高达 25%~50%。MRI 引导下肝转移瘤的消融治疗主要包括射频消融、微波消融及冷冻消融等。众所周知，MRI 扫描由于软组织分辨率高、多参数、任意方位成像等优点，对于肝转移瘤显示优于超声及 CT，尤其是能清晰显示较小的肝转移瘤、经系统治疗后退缩的小病灶及脂肪肝背景下的转移瘤等，病灶的清晰显示是 MRI 引导肝转移瘤消融疗效的重要保障。本节主要介绍 MRI 引导下肝转移瘤的消融治疗的临床应用。

病例 24　脂肪肝背景 MRI 引导下肝转移瘤微波消融术

【简要病史】

患者男性,52 岁,2017 年 7 月因"便频、伴里急后重感 4 月"诊断为直肠癌伴肝转移,行"直肠癌＋肝转移切除术",术后行静脉化疗(具体不详)。2019 年 4 月复查上腹部 MRI 示:肝 S4 见新发结节,考虑肝转移瘤,未予治疗。2019 年 10 月为进一步治疗前来就诊。

【诊断】

直肠癌伴肝转移综合治疗后复发(pT$_4$N$_0$M$_1$　Ⅳ期)

【治疗方案】

肝转移瘤微波消融术

【治疗过程及随访】

2019-10-17 上腹部 CT:肝脏转移瘤术后改变,肝实质密度明显降低,考虑脂肪肝;肝 S4 转移瘤显示不清(图 2-2-1A)。2019-10-18 行上腹部 MRI:肝 S4 包膜下小结节状稍长 T$_1$ 稍长 T$_2$ 信号影(图 2-2-1B、C),直径约 0.5cm,增强扫描后呈环形强化(图 2-2-1D、E),肝胆期呈低信号(图 2-2-1F),考虑肝转移瘤。入院完善相关检查,Child-Pugh 分级 A 级(5 分),PS 评分 0 分,无明显手术禁忌证。中年男性,直肠癌伴肝转移综合治疗后复发,目前肝 S4 单发小转移灶,患者拒绝再次外科手术,经 MDT 讨论考虑行 MRI 引导下肝转移瘤微波消融治疗。

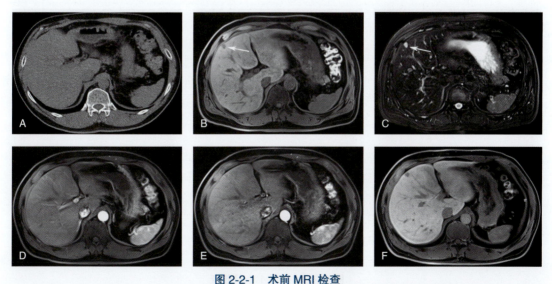

图 2-2-1　术前 MRI 检查

A. CT 平扫图像;B. T$_1$WI 平扫图像;C. T$_2$WI 图像;D. T$_1$WI 动脉期图像;

E. T$_1$WI 门静脉期图像;F. T$_1$WI 平衡期图像

2019-10-22 MRI 引导下肝转移瘤微波消融治疗,术中采用 fsT$_1$WI 序列定位扫描示:肝 S4 包膜下小结节状低信号,显示清晰(图 2-2-2A),以 14G MRI 兼容性微波天线于右季肋部进针达 S4 病灶内(图 2-2-2B、C),确定布针满意后行消融治疗 90W/6min。术后即刻 MRI 扫描示:T$_1$WI 高信号消融灶完全覆盖中心低信号的原病灶,考虑肿瘤完全消融(图 2-2-2D)。

2019-12-7 术后 1 个月复查上腹部 MRI:肝 S4 病灶呈微波消融术后改变,未见明显强化,提示肿瘤完全消融(图 2-2-3)。

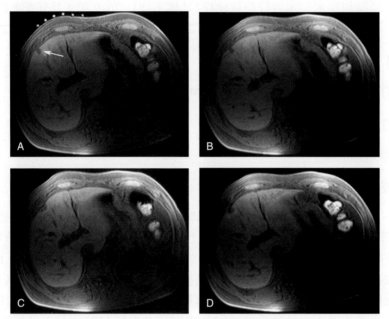

图 2-2-2 MRI 引导下肝肿瘤微波消融治疗

A. 术前 T$_1$WI 定位图像;B. 微波天线穿透病灶;C. 术中 T$_1$WI 平扫图像;D. 术后即刻 T$_1$WI 平扫图像

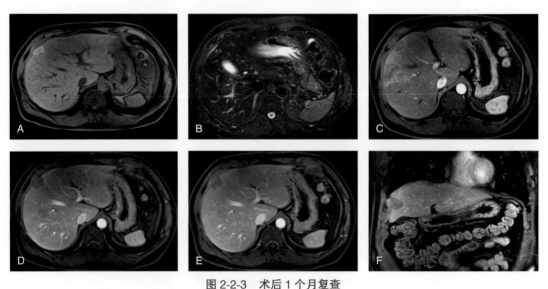

图 2-2-3 术后 1 个月复查

A. T$_1$WI 平扫图像;B. T$_2$WI 图像;C. T$_1$WI 动脉期图像;D. T$_1$WI 门静脉期图像;

E. T$_1$WI 平衡期图像;F. T$_2$WI 冠状位图像

2020-10-29 术后 1 年复查上腹部 CT 示：肝 S4 病灶呈微波消融术后改变，消融灶较前缩小，未见肿瘤复发（图 2-2-4）。

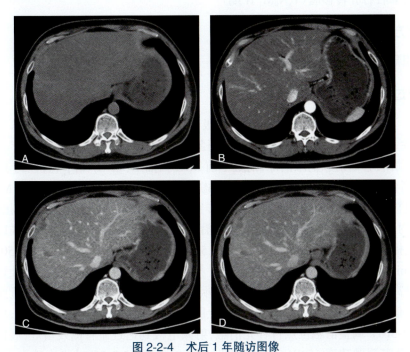

图 2-2-4　术后 1 年随访图像

A. CT 平扫图像；B. CT 动脉期图像；C. CT 门静脉期图像；D. CT 平衡期图像

【点评】

1. **该病例特点**　中年男性，直肠癌伴肝转移综合治疗后复发，肝 S4 单发小转移瘤，患者拒绝再次行外科手术切除。脂肪肝背景下肝脏 CT 平扫肝 S4 小转移瘤显示不清，肝脏 MRI 扫描该病灶清楚显示。

2. **应对策略**　基于患者脂肪肝背景下病灶显示不清，本病例采用 MRI 引导肝转移瘤微波消融治疗。MRI 引导具有无电离辐射、软组织分辨力高、病灶显示清楚、任意方位成像、多参数多序列引导、术后即刻疗效评价精准等优势。本病例利用 MRI 引导对于脂肪肝背景下肝内病灶清楚显示进行精准消融，取得良好的疗效。

3. **超声或 CT 扫描显示不清的肝肿瘤病灶**　国内外部分学者在超声或 CT 下采用图像融合技术（US-CT、US-MRI 或 CT-MRI 融合）进行引导消融，也取得一定效果。

病例 25　MRI 引导下肝转移瘤射频消融术

【简要病史】

患者男性，64 岁，2009-11-29 因"壶腹癌术后半年余，发现肝转移 1 月"就诊，查上腹部 MRI 示：壶腹癌术后，肝 S7 单发占位，增强扫描呈环形强化，考虑转移瘤。

【诊断】

壶腹癌术后右肝转移瘤（$T_xN_0M_1$ Ⅳ 期）

【治疗方案】

MRI 引导下肝转移瘤射频消融治疗

【治疗过程及随访】

入院完善相关检查，Child-Pugh 分级 A 级（5 分），PS 评分 0 分，无明显手术禁忌证。患者老年男性，壶腹癌术后肝单发转移瘤，直径约 1.5cm，考虑行局部消融治疗。2009-12-8 MRI 引导下肝转移瘤射频消融治疗，消融术前 MRI 扫描示：肝 S7 结节，直径约 1.5cm，T_2WI 呈不均匀高信号，紧邻门静脉右后分支，考虑转移瘤（图 2-2-5A）。术中采用 MRI 兼容性 14G 射频电极（RITA）经右季肋区腋中线逐步穿刺进针，穿刺过程多次扫描，调整进针的角度及深度，射频电极到位后逐步展开子电极，沿着射频电极长轴行斜矢状位扫描以更好地显示射频子电极与病灶的三维空间关系，展针 2.5cm 布针满意后，设定消融功率 150W，有效消融时间 5.5min（图 2-2-5B）。消融术后行 T_2WI 扫描示大部分肿瘤信号减低，病灶远端近血管侧结节仍呈高信号（图 2-2-5C、D）；T_1WI 扫描示环样高信号的"靶征"不完整，近血管侧高信号环出现低信号缺口（图 2-2-5E）；DWI 序列上肿瘤近血管侧可见高信号结节灶，均提示消融不全（图 2-2-5F）。调整消融位点行补充消融，射频电极到达近血管侧残留灶，展针 2.0cm 布针满意后，设定消融功率 150W，有效消融时间 5.0min（图 2-2-5G）。再次消融术后行 T_2WI 扫描示消融灶呈低信号，周边见薄环状高信号影环绕；T_1WI 扫描示消融灶中央呈高信号，周边见环状等 T_1 信号影环绕，提示完全消融（图 2-2-5H、I）。

消融术后 1 个月复查上腹部 MRI：肝内消融灶较前稍减小，T_2WI 扫描示消融灶呈不均匀低信号，周边见薄环状高信号影环绕；T_1WI 扫描示消融灶呈高信号，周边见环状等 T_1 信号影环绕，DWI 呈稍高信号，边界清楚，考虑肿瘤完全消融（图 2-2-6）。

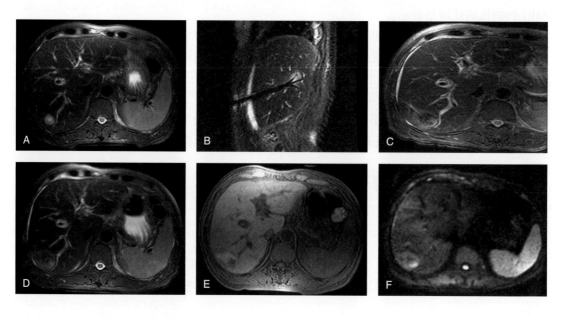

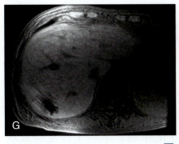
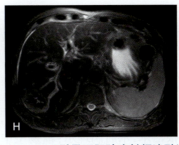
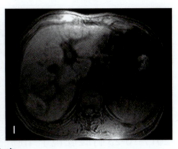

图 2-2-5 MRI 引导下肝肿瘤射频消融治疗

A. T$_2$WI 图像;B. 术中布针图;C、D. 消融后 T$_2$WI 扫描病灶远端残留;E. 环状高信号环缺失;
F. DWI 仍呈高信号;G. 调整消融位点;H~I. 术后即刻磁共振平扫

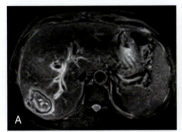
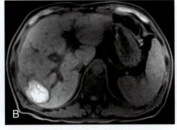
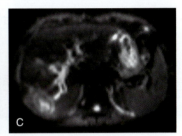

图 2-2-6 术后 1 个月复查

A. T$_2$WI 图像;B. T$_1$WI 平扫图像;C. DWI 图像

【点评】

1. 本病例特点 老年男性,壶腹癌术后肝单发转移瘤,直径约 1.5cm,病灶紧邻门静脉右后分支,适合行局部消融治疗。

2. 应对策略 本病例紧邻血管的肝肿瘤消融治疗。热消融时,邻近肿瘤病灶的血管通过不断的血流冲刷带走热量,血管周围的病灶很难被覆盖在致死温度范围内,特别是直径 ≥3mm 的血管这种影响更加明显,即"热沉降效应";它是影响射频消融功效并导致肿瘤残留或复发的重要因素,而高功率消融可有效防止"热沉降效应"的发生。

(1)引导方式选择:本病例采用 MRI 引导,充分体现了 MRI 引导病灶显示清晰,且多参数、多方位成像清楚显示射频电极与病灶的三维空间关系,消融即刻疗效评价准确等优势。

(2)MRI 引导下肝肿瘤射频消融的即时疗效评价:肝肿瘤消融后典型的消融灶在 T$_1$WI 序列上呈特征性的"靶征"——中央低信号影为原瘤灶,周边环样高信号影为消融的正常肝组织,外围可见薄层低信号炎症反应带。T$_2$WI 序列上消融灶呈低信号,周边见高信号影环绕。而不完全消融时消融灶 T$_1$WI 序列上环样高信号的"靶征"不完整,外周高信号环出现低信号缺口;T$_2$WI 序列上肿瘤残留灶仍呈高信号。

病例 26　肠癌综合治疗后肝脏寡转移瘤微波消融

【简要病史】

患者男性,67 岁,2017 年 10 月因"大便带血 1 月"就诊,经肠镜检查确诊"结肠癌",于 2017-10-25 行腹腔镜下结肠癌根治术,术后病理示:溃疡型中分化腺癌。术后 1 月复查发现肝转移瘤,先后行多期化疗联合靶向治疗,2019-8-13、2019-9-24 行 MRI 引导下肝转移瘤微波消融术。2019-12-12 复查上腹部 MRI 示:肝转移瘤综合治疗后,肝尾状叶病灶较前增大。

【诊断】

左半结肠中分化腺癌综合治疗后肝转移($T_3N_0M_1$　Ⅳ期)

【治疗方案】

肝转移瘤微波消融联合系统治疗

【治疗过程及随访】

2019-12-12 上腹部 MRI 示:肝 S1 占位,大小约 1.7cm×1.7cm,呈稍长 T_1 稍长 T_2 信号(图 2-2-7A、B),DWI 上呈高信号(图 2-2-7C),增强扫描呈环形强化(图 2-2-7D~F),考虑转移瘤。入院完善相关检查,Child-Pugh 分级 A 级(5 分),PS 评分 0 分,无明显手术禁忌证。老年男性患者,肠癌伴肝转移瘤综合治疗后肝 S1 新发转移瘤,病灶单发,直径约 1.7cm,经 MDT 讨论,考虑行微波消融联合系统治疗。

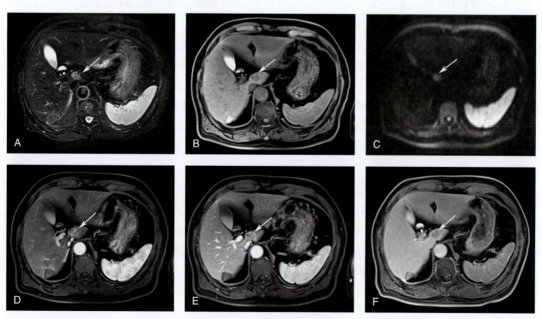

图 2-2-7　术前 MRI 检查

A. T_2WI 图像;B. T_1WI 平扫图像;C. DWI 图像;D. T_1WI 动脉期图像;E. T_1WI 门静脉期图像;F. T_1WI 平衡期图像

2019-12-16 行 CT 引导下肝尾状叶转移瘤微波消融术。术中 CT 定位扫描病灶呈稍低密度（图 2-2-8A）。以 14G 微波消融天线自头侧稍向足侧斜行经门腔间隙逐步进针，避开下腔静脉、门静脉右支，达肝 S1 病灶远端，确认布针到位后（图 2-2-8B、C），设定消融功率 50W，有效消融时间 6.0min。术后扫描可见混杂密度影覆盖原病灶（图 2-2-8D），未见明显出血、胃肠道损伤等。

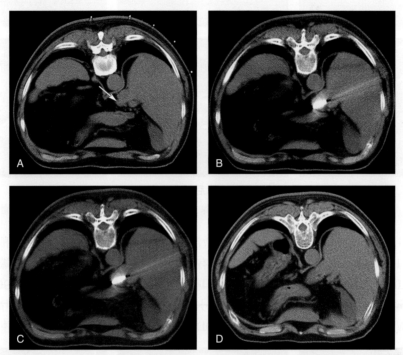

图 2-2-8 CT 引导下肝肿瘤微波消融治疗
A. 术前定位图像；B、C. 术中布针图；D. 术扫即刻 CT 图像

术后 1 个月复查上腹部 MRI：肝 S1 病灶呈微波消融术后改变，T₂WI 上消融灶呈低信号（图 2-2-9A），T₁WI 上呈环样高信号，可见"靶征"（图 2-2-9B），DWI 上原高信号病灶影消失（图 2-2-9C），增强扫描各期均未见明显强化（图 2-2-9D、E），考虑病灶完全消融。肝 S4 膈顶心底部新增一异常信号结节，直径约 0.5cm，呈稍长 T₂ 信号（图 2-2-9F），DWI 上呈高信号（图 2-2-9G），增强扫描呈可见强化（图 2-2-9H、I），考虑新发肿瘤。

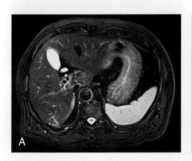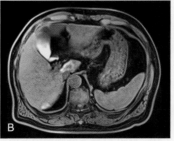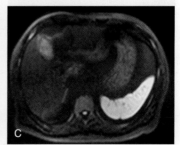

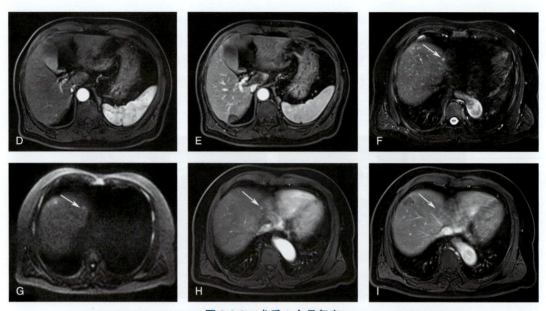

图 2-2-9　术后 1 个月复查

A、F. T_2WI 图像；B. T_1WI 平扫图像；C、G. DWI 图像；D、H. T_1WI 动脉期图像；E、I. T_1WI 门静脉期图像

2020-1-17 行 MRI 引导下肝 S4 转移瘤微波消融术，MRI 定位扫描病灶呈稍长 T_1 稍长 T_2 信号，以 14G MRI 兼容性微波消融天线自右季肋部逐步进针至肝 S4 病灶远端，布针满意后（图 2-2-10A~C，图 2-2-10C 为沿针道长轴扫描的冠状位图像），设定消融功率 90W，有效消融时间 6.0min。术后扫描可见 T_1WI 上高信号覆盖原病灶，呈中心低信号，周围高信号消融灶表现，T_2WI 上原高信号结节消失（图 2-2-10D~F），未见明显出血、心包损伤等并发症。

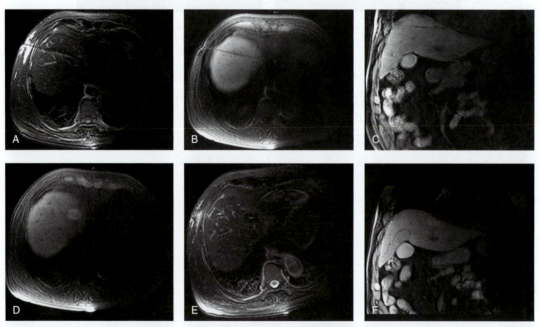

图 2-2-10　MRI 引导下肝肿瘤微波消融治疗

A~C. 术中布针图；D. 术后即刻 T_1WI 平扫图像；E. 术后即刻 T_2WI 图像；F. 术后即刻 T_1WI 冠状位平扫图像

　　第二次消融术后 3 个月复查上腹部 MRI：肝 S1 转移瘤呈微波消融后改变，消融灶范围较前稍有缩小，增强扫描未见明显强化，考虑肿瘤完全消融（图 2-2-11A~E）。肝 S4 病灶呈微波消融后改变，T_2WI 上消融灶呈低信号，原高信号结节消失（图 2-2-11F），增强扫描各期均未见明显强化（图 2-2-11G~I），考虑病灶完全消融，肝内未见明显新发病灶。

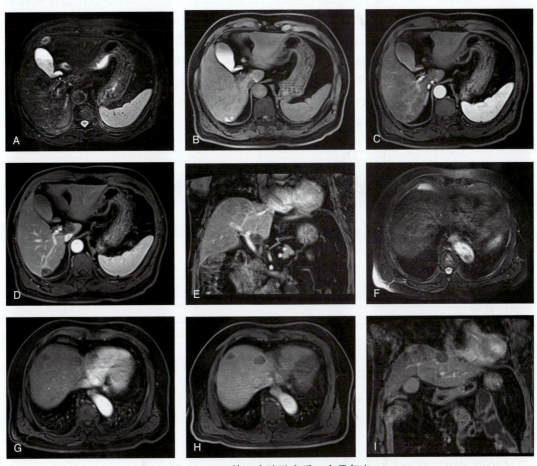

图 2-2-11　第二次消融术后 3 个月复查
A、F. T_2WI 图像；B. T_1WI 平扫图像；C、G. T_1WI 动脉期图像；
D、H. T_1WI 门静脉期图像；E、I. T_1WI 平衡期冠状位图像

【点评】

　　1. **本病例特点**　老年男性，结肠癌肝转移综合治疗后复发，肝转移瘤复发灶分别位于 S1 及 S4 膈顶近心底部，病灶小，但病灶邻近大血管、膈肌及心包，影像引导下穿刺及消融过程中存在血管损伤致大出血、膈肌热损伤、穿孔、心包出血、填塞等可能出现的严重并发症，需具备丰富的消融手术经验，对于消融医师提出较大的挑战。

　　2. **应对策略**

　　（1）该病例肝 S1 转移瘤前下方为胃肠道，右侧为门静脉主干及其右支，后方为下腔静脉，故选择俯卧位，经右肝 - 门腔间隙逐步进针，该入路选择避免了胃肠道以及邻近重要血

管的损伤,但该入路选择需有较好的影像解剖基础。

(2)消融器械的选择:该患者肝 S1 转移瘤紧邻大血管,消融时存在"热沉降效应"容易导致肿瘤残留。由于消融具有"升温快、瘤内温度高、热沉降效应影响小"的优点,故本病例选择微波消融,可一次性单位点完全消融肿瘤,取得满意的疗效。

(3)特殊部位:如膈顶心底部,病灶消融时,穿刺过程中可利用 MRI 多方位成像明确消融针与病灶及重要组织结构的空间关系,必要时多位点、分次消融或采用人工腹水隔离等辅助技术,同时术中可实时扫描进行消融动态监测。消融术中需密切监护患者生命体征,警惕心律失常、心包损伤甚至心脏压塞的发生,如出现严重并发症如心脏压塞,需马上停止消融,及时行心包抽液或置管,并请相关科室协助诊疗。

3. **结直肠癌综合治疗后的肝寡转移瘤患者** 根据国内外各大指南推荐,可积极行肝寡转移瘤局部治疗如外科手术、消融等,同时联合系统治疗,以尽可能达到 NED 原则,使患者得到更大的临床获益。

病例 27 "热沉降效应"对 MRI 引导下肝转移瘤射频消融的影响

【简要病史】

患者男性,39 岁,2009-9-14 因"发现直肠癌 1 周"就诊,并于 2009-9-21 行直肠癌切除术,术后病理:直肠腺癌。术后予常规化疗。2010-6-25 复查上腹部 CT 示:肝内单发占位,考虑转移瘤。

【诊断】

直肠癌术后肝转移瘤(TNM 分期Ⅳ期)

【治疗方案】

肝转移瘤消融治疗

【治疗过程及随访】

2010-6-25 上腹部 CT 示:脂肪肝背景,肝 S2/3 交界区单发转移瘤,平扫呈低密度,增强扫描呈不均匀环形强化,大小约 1.3cm×2.5cm,病灶紧邻门静脉左外分支,考虑转移瘤(图 2-2-12)。入院完善相关检查,Child-Pugh 分级 A 级(5 分),PS 评分 0 分,无明显手术禁忌证。中年男性,直肠癌术后肝单发转移,病灶直径小于 3.0cm,患者拒绝外科手术切除,考虑行局部消融治疗。

2010-6-30 行 MRI 引导下肝转移瘤射频消融术。术前 MRI 扫描示:肝 S2/3 交界区单发转移瘤,T_2WI 上呈高信号,大小为 1.3cm×2.5cm,病灶紧邻近门静脉左外分支(图 2-2-13A)。采用右季肋区腋前线逐步穿刺进针,调整进针的角度及深度,射频电极到位后逐步展开子电极,展针 2.5cm 至布针满意后,设定消融功率 150W,有效消融时间 5.5min,反复消融该病灶两次(图 2-2-13B、C)。术后行 T_1WI 扫描示高信号的消融灶大部分包绕低信号的原瘤灶区,病灶近门静脉分支血管侧高信号环欠完整,可见低信号(图 2-2-13D)。

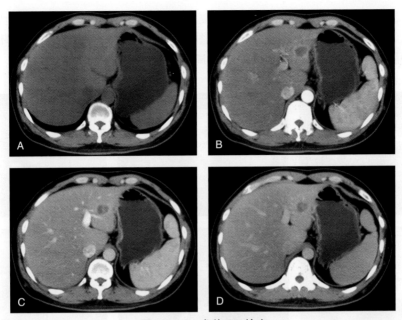

图 2-2-12　术前 CT 检查

A. CT 平扫图像;B. CT 动脉期图像;C. CT 门静脉期图像;D. CT 平衡期图像

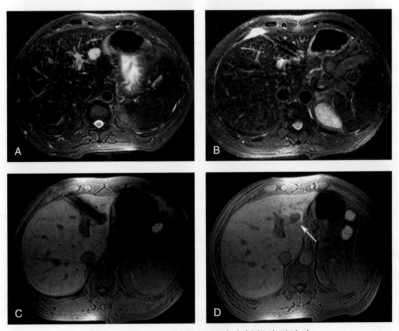

图 2-2-13　MRI 引导下肝肿瘤射频消融治疗

A. 术前定位图;B、C. 术中布针图;D. 术后即刻 T_1WI 图像

2010-7-30 术后 1 个月复查上腹部 MRI:肝 S2/3 交界区转移瘤消融后,消融灶在 T_1WI 序列上环样高信号的"靶征"不完整,外周高信号环出现低信号(血管旁),T_2WI 序列上局部可见小结节状高信号(图 2-2-14A、B),增强扫描局部边缘见轻度强化,提示肿瘤残留可能

(图 2-2-14C、D)。2010-11-2 术后 4 个月再次复查上腹部 MRI：肝 S2/3 交界区消融灶范围较前明显增大，近血管侧呈稍长 T_1 长 T_2 信号（图 2-2-14E、F），增强扫描呈不均匀环形强化，侵犯邻近门静脉分支血管（图 2-2-14G、H），考虑局部肿瘤进展。

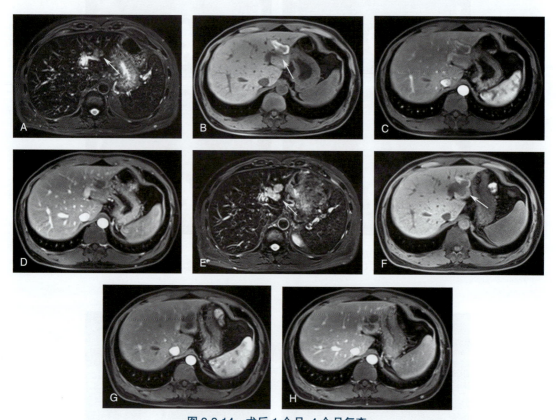

图 2-2-14 术后 1 个月、4 个月复查
A、E. T_2WI 图像；B、F. T_1WI 平扫图像；C、G. T_1WI 动脉期图像；D、H. T_1WI 门静脉期图像

【点评】

1. **本病例特点** 直肠癌术后肝 S2/3 交界区单发转移，病灶直径小于 3.0cm，邻近门静脉左外分支血管，患者拒绝外科手术切除，局部消融治疗是理想的替代治疗，但由于病灶邻近血管，消融易受热沉降效应的影响，且穿刺考虑到损伤血管的因素，从而影响了消融范围的把握，导致了消融术后的残留。

2. **应对策略**

（1）"热沉降效应"是导致本病例肝转移瘤射频消融术后残留的主要原因。"热沉降效应"是指热消融治疗血管旁肿瘤时，邻近肿瘤侧的血管通过不断的血流冲刷带走热量，导致血管旁的病灶侧局部热消融温度下降，有时候难以达到肿瘤致死温度范围或消融范围偏小，尤其是肿瘤邻近直径≥3mm 血管时，"热沉降效应"影响更加明显，它是影响热消融疗效，导致肿瘤残留或复发的重要因素。

（2）"热沉降效应"应对策略：①微波消融由于升温快，热效率高，对"热沉降效应"影响较射频及冷冻消融小,对于肿瘤邻近较粗大血管时,微波消融是一种相对更可靠的选择。②局部血管阻断:经血管介入或外科手术临时阻断责任血管,可大大降低"热沉降效应"的影响。③联合治疗:联合局部无水酒精或乙酸等化学消融、联合局部血管旁 ^{125}I 放射性粒子植入等。

3. **肝肿瘤消融术后即时疗效评价**　MRI 是肝肿瘤热消融术后即刻疗效评价的重要标准。肝肿瘤热消融后典型的消融灶在 T_1WI 序列上呈特征性的"靶征":周边环样高信号影完全包绕中央低信号原瘤灶区,并超出 5~10mm 安全边界;T_2WI 序列上消融灶呈低信号,周边见环状高信号水肿带环绕,考虑完全消融。消融灶在 T_1WI 序列上环样高信号的"靶征"不完整,外周高信号环出现低信号缺口,T_2WI 序列上局部仍呈结节状高信号,考虑不完全消融。判断肿瘤是否完全消融 MRI 较 CT 及超声更有优势。

第三章

特殊部位肝肿瘤的消融治疗

肝脏解剖结构复杂,内部管道系统丰富,邻近脏器多样。肝内不同部位的肿瘤由于周围组织结构的不同各具特点,这就需要针对其特点设计合理的进针路线,选择合适的消融方法和条件,必要时采用适当的辅助手段,实施个体化消融治疗,从而在灭活肿瘤的同时降低对邻近结构或脏器的损伤,特别是降低严重并发症的发生率。

第一节   邻近大血管肝肿瘤的消融治疗

肝脏具有双重血供,肝内管道系统丰富(肝静脉系统及 Glisson 系统)。肝大血管内血流速度快,热沉降效应明显,使得邻近大血管的肿瘤消融术后残留复发率高;另外穿刺过程中应避免损伤大血管,减少术后出血发生率。

对于邻近大血管肝肿瘤行消融治疗,术前应行增强 CT 扫描以明确肿瘤与周边血管的关系,布针时候尽量平行于大血管进针,消融治疗应采用高功率进行消融以提高肿瘤完全消融率。

病例 28   大血管旁原发性肝癌的微波消融术

【简要病史】

男性,65 岁,2020 年 7 月体检就诊当地医院,查腹部彩超示:肝右叶实质低回声团块,肝癌。查 AFP:738ng/mL。进一步行上腹部 MRI 示:肝 S6 占位,大小约 2.7cm×3.0cm,增强扫描呈快进快出改变,考虑原发性肝癌。既往史:乙肝表面抗原阳性 40 年余,未规律监测肝功能。

【诊断】

原发性肝癌(BCLC 分期 A 期,CNLC 分期 I a 期)

【治疗方案】

肝肿瘤微波消融治疗

【治疗过程及随访】

2020-7-19 上腹部 MRI:肝 S6 占位,大小约 2.7cm×3.0cm,T_1WI 上呈低信号影(图 3-1-1A),T_2WI 呈不均匀稍高信号影(图 3-1-1B),边界清楚,增强扫描呈 "快进快出" 改变,可见假包膜,病灶紧邻下腔静脉、门静脉右后支及右肾上腺(图 3-1-1C~F)。入院完善相关检查,Child-Pugh 分级 A 级(5 分),PS 评分 0 分,无明显手术禁忌证。老年男性,肝 S6 单发肝癌,病灶紧邻下腔静脉、门静脉右后支及右肾上腺,患者拒绝外科手术切除,考虑肝癌微波消融治疗。

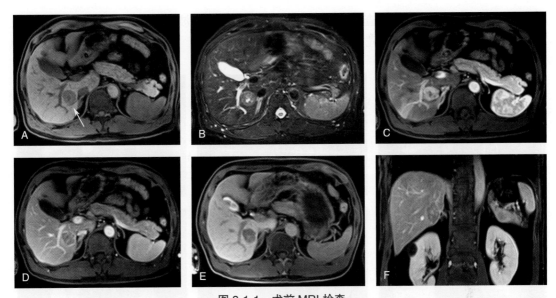

图 3-1-1　术前 MRI 检查

A. T_1WI 平扫图像；B. T_2WI 图像；C. T_1WI 动脉期图像；D. T_1WI 门静脉期图像；
E. T_1WI 肝胆期图像；F. T_1WI 平衡期冠状位图像

　　2020-7-21 在 CT 引导下行肝肿瘤微波消融术，患者俯卧位，定位 CT 示肝 S6 低密度病灶（图 3-1-2A），以 2 根 14G 微波消融天线于右背部分别逐步进针达肝 S6 病灶远端（图 3-1-2B），布针满意后，行微波消融 60W/6min。消融术中（5min）扫描消融区见大片状气化影基本覆盖原病灶区（图 3-1-2C），术中监测患者生命体征平稳，术后扫描可见混杂密度消融灶覆盖原病灶，未见气胸、出血等并发症（图 3-1-2D）。

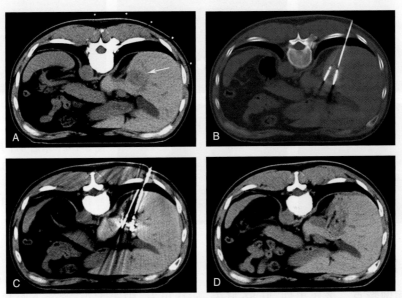

图 3-1-2　CT 引导下肝癌微波消融术

A. 术前定位图；B、C. 术中布针图；D. 术后即刻 CT 图像

2020-8-23 术后 1 个月复查上腹部 MRI：肝 S6 病灶呈微波消融术后改变，增强扫描各期均未见明显强化，考虑肿瘤完全消融（图 3-1-3）。

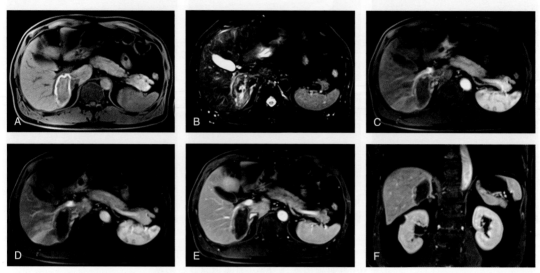

图 3-1-3　术后 1 个月复查
A. T_1WI 平扫图像；B. T_2WI 图像；C. T_1WI 动脉期图像；D. T_1WI 门静脉期图像；
E. T_1WI 平衡期图像；F. T_1WI 平衡期冠状位图像

2020-12-4 术后 4 个月复查上腹部 MRI：肝 S6 病灶呈微波消融术后改变，消融灶范围较前缩小，增强扫描未见明显强化，肿瘤无活性（图 3-1-4）。

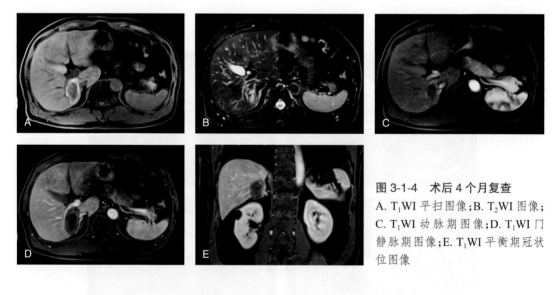

图 3-1-4　术后 4 个月复查
A. T_1WI 平扫图像；B. T_2WI 图像；
C. T_1WI 动脉期图像；D. T_1WI 门静脉期图像；E. T_1WI 平衡期冠状位图像

【点评】

1. **该病例特点**　老年男性，肝 S6 肝癌，病灶单发，中等大小，紧邻下腔静脉、门静脉右后支及右侧肾上腺，穿刺存在大血管损伤致出血风险，消融过程中需注意警惕刺激肾上腺引起血压升高甚至高血压危象,同时紧邻大血管容易因热沉降效应导致肿瘤消融不全。

2. 应对策略　本病例采用 CT 引导下肝肿瘤双源微波消融治疗。①微波消融具有升温快、瘤内温度高、热沉降效应影响小的优点,对于大血管旁肝癌的消融治疗较射频、冷冻消融具有降低热沉降效应的优势。本病例采用双源微波消融,俯卧位并排平行血管进针,布针时一根微波天线靠近下腔静脉,另一根微波天线邻近门静脉右后分支,同时采用较高功率消融,进一步减少热沉降效应影响,复查提示肿瘤完全消融,取得良好的疗效;②邻近肾上腺肝肿瘤消融时,消融术中需密切监测患者的生命体征,出现血压明显升高时需暂停消融,及时降压处理。

病例 29　CT 引导下大血管旁复发性肝癌微波消融术

【简要病史】

患者男性,49 岁,2015 年 4 月"体检发现肝占位"就诊,腹部彩超示:肝内占位,性质待定。进一步行肝脏 MRI 示:肝占位性病变,考虑原发性肝癌,遂行"射波刀治疗",过程顺利,不定期随访。2017 年 8 月复查上腹部 MRI 示:肝内肿瘤复发,遂行肝癌复发灶射频消融术,后定期随访。2019 年 6 月复查 AFP:153ng/mL。上腹部 MRI 示:肝 S6/7 交界处病灶较前增大,呈异常强化,考虑肿瘤活性灶。既往史:慢性乙型病毒性肝炎肝硬化 5 年。

【诊断】

原发性肝癌综合治疗后复发

【治疗方案】

肝肿瘤微波消融治疗

【治疗过程及随访】

2019-6-12 上腹部 MRI 示:肝 S6/7 肝癌放疗及消融术后,T_1WI、T_2WI 上均呈混杂信号影,内可见结节状稍长 T_1 稍长 T_2(图 3-1-5A、B),边界清楚,大小约 2.9cm×3.0cm,增强扫描呈不均匀强化(图 3-1-5C~F),考虑肿瘤活性灶。入院完善相关检查,Child-Pugh 分级 A 级(5 分),PS 评分 0 分,无明显手术禁忌证。中年男性患者,肝癌综合治疗后,肝 S6/7 交界处近门静脉右支病灶复发,经 MDT 讨论,考虑行 CT 引导下肝癌复发灶微波消融治疗。

2019-6-15 行 CT 引导下肝癌微波消融术,患者取仰卧位,CT 定位平扫示 S6/7 交界处低密度病灶(图 3-1-6A),以 14G 微波消融天线于右季肋部进针达肝 S6/7 病灶内(图 3-1-6B),行微波消融 60W/5min(图 3-1-6C),后调整消融位点,再次行消融 70W/6min。术后即刻扫描可见混杂密度消融灶覆盖原病灶,腹腔未见明显出血等并发症(图 3-1-6D)。

2019-7-24 术后 1 个月复查上腹部 MRI 示:肝 S6/7 病灶大部分呈微波消融后改变,呈短 T_1 短 T_2 信号改变,于 T_1WI 上见环样高信号消融区前缘一结节状低信号影(图 3-1-7A),

T₂WI 上呈稍高信号(图 3-1-7B),边界清楚,大小约 0.9cm×1.2cm,DWI 上呈高信号影(图 3-1-7C),其前缘紧贴门静脉右支(图 3-1-7D),增强扫描各期呈不均匀强化,考虑门静脉右支血管旁肿瘤残留(图 3-1-7E、F)。AFP 为 23.4ng/mL。

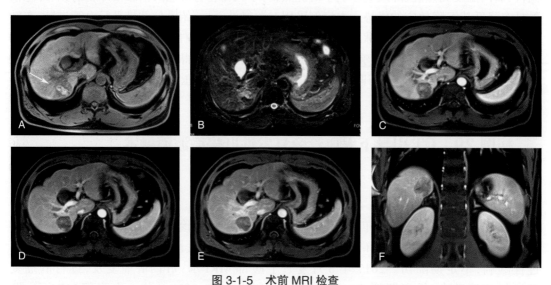

图 3-1-5 术前 MRI 检查
A. T₁WI 平扫图像;B. T₂WI 图像;C. T₁WI 动脉期图像;D. T₁WI 门静脉期图像;
E. T₁WI 平衡期图像;F. T₁WI 平衡期冠状位图像

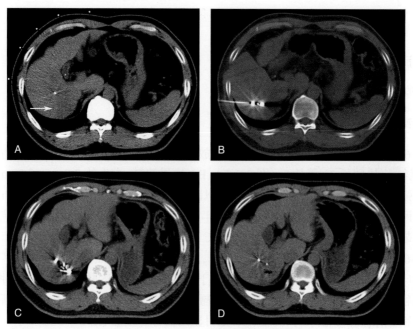

图 3-1-6 CT 引导下肝癌微波消融术
A. 术前定位图;B、C. 术中布针图;D. 术后即刻 CT 图像

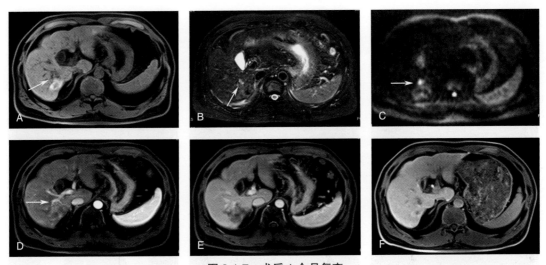

图 3-1-7　术后 1 个月复查

A. T_1WI 平扫图像；B. T_2WI 图像；C. DWI 图像；D. T_1WI 动脉期图像；
E. T_1WI 门静脉期图像；F. T_1WI 肝胆期图像

2019-7-25 再次行 CT 引导下肝癌微波消融术。患者俯卧位，CT 定位平扫示肝 S6/7 消融灶前缘结节状稍低密度影（图 3-1-8A），以 14G 微波消融天线于右季肋部进针达肝 S6/7 段近门静脉右支旁病灶内（图 3-1-8B、C），行微波消融 70W/5min。术后扫描见混杂密度消融灶覆盖原病灶，未见腹腔出血等并发症（图 3-1-8D）。

2020-9-14 第 2 次消融术后 1 年复查上腹部 MRI：肝 S6/7 病灶呈微波消融术后改变，增强扫描未见明显强化（图 3-1-9）。AFP 正常。

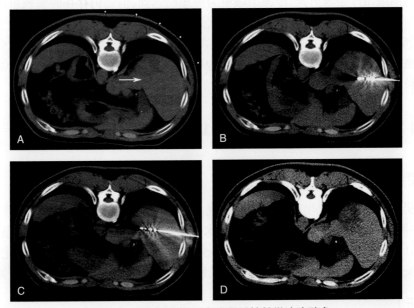

图 3-1-8　CT 引导下肝内残留活性灶微波消融术

A. 术前定位图；B、C. 术中布针图；D. 术后即刻 CT 图像

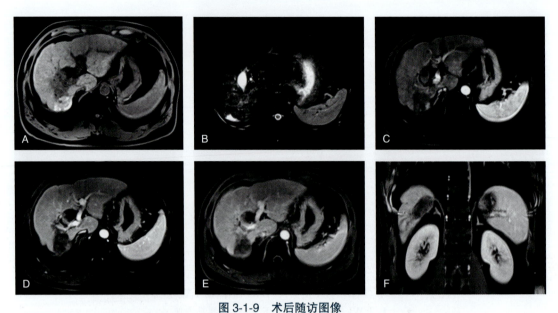

图 3-1-9 术后随访图像
A. T₁WI 平扫图像;B. T₂WI 图像;C. T₁WI 动脉期图像;D. T₁WI 门静脉期图像;
E. T₁WI 平衡期图像;F. T₁WI 平衡期冠状位图像

【点评】

1. **本病例特点** 本例为肝癌放疗及射频消融治疗后局部复发,病灶前缘紧邻门静脉右支旁,消融时存在热沉降效应容易导致肿瘤残留。复发灶第一次微波消融后局部病灶大部分消融,但仍可见紧贴门静脉右支血管旁小结节状残留病灶,残留原因可能与热沉降效应有关。

2. **应对策略** 微波消融具有升温快、瘤内温度高、热沉降效应影响小的优点,对于大血管旁肝癌的消融治疗是较射频、冷冻消融更为理想的选择,但是仍存在肿瘤残留的风险。本病例在第一次微波消融术后病灶残留后,再次选择微波消融残留灶,布针时微波天线更靠近血管侧,同时采用高功率消融,进一步减少热沉降效应影响,最终达到了肿瘤完全消融。对于邻近大血管多次消融仍存在残留的病灶,也可采取:①热消融联合化学消融;②热消融联合放射性粒子植入。

病例 30 MRI 引导下大血管旁复发性肝癌微波消融术

【简要病史】

患者男性,40 岁,2018 年 1 月因体检发现 AFP 升高,查上腹部 CT 示:肝右后叶占位性病变,考虑原发性肝癌,行"肝右后叶癌切除术",术后病理提示"中分化肝细胞癌"。术后定期随访,2019-1-8 复查肝脏 MRI 示:肝癌术后改变,术区近下腔静脉旁见异常强化影,大小约 0.8cm×0.9cm,考虑复发可能性大。既往史:乙肝表面抗原阳性 20 余年,未规律监测肝功能。

【诊断】

原发性肝癌术后复发

【治疗方案】

微波消融治疗

【治疗过程及随访】

2018-1-8 上腹部 CT 示：肝 S6/7 肿块，大小约为 6.0cm×7.0cm，增强扫描呈"快进快出"改变（图 3-1-10A~C），考虑原发性肝癌，遂行外科手术切除，术后病理示：中分化肝细胞癌（Ⅱ级，粗梁型），最大径 6.1cm，伴脉管内癌栓，MVI 分级 =M1（图 3-1-10D）。

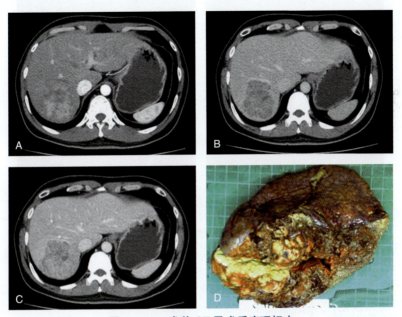

图 3-1-10 术前 CT 及术后病理标本
A. CT 动脉期图像；B. CT 门静脉期图像；C. CT 平衡期图像；D. 术后病理标本

2019-1-8 复查上腹部 MRI 示：右肝术区切缘近下腔静脉处结节灶，大小约 0.9cm×0.8cm，T_1WI 上呈低信号，增强扫描呈"快进快出"改变，考虑肿瘤复发（图 3-1-11）。完善相关检查，Child-Pugh 分级 A 级（5 分），PS 评分 0 分。后申请肝胆肿瘤多学科会诊，MDT 会诊意见：患者右肝癌术后，术区近下腔静脉旁肿瘤复发，结合患者意愿，暂不考虑外科手术，建议行肝癌消融治疗。

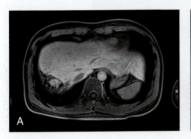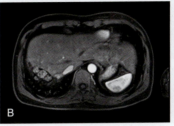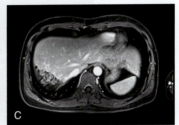

图 3-1-11 肿瘤复发
A. T_1WI 平扫图像；B. T_1WI 动脉期图像；C. T_1WI 门静脉期图像

　　患者行 MRI 引导下肝癌复发灶微波消融术。术前定位扫描病灶在 T_1WI 上呈稍低信号,紧贴下腔静脉和邻近结肠肝曲,在 MRI 引导下将 14G 的磁共振兼容性微波天线逐步进针到病灶远端,到位后行微波消融 80W/4min。术后即刻扫描见 T_1WI 上消融呈靶征改变,原低信号病灶为周围环形高信号消融区完全包绕,T_2WI 上消融灶呈低信号,下腔静脉及结肠肝曲无明显损伤表现(图 3-1-12)。

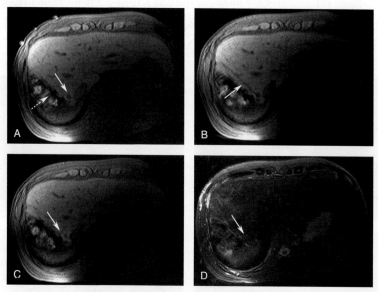

图 3-1-12　MRI 引导下肝癌微波消融术
A. 术前 T_1WI 定位图;B. 术中布针图;C. 术后 T_1WI 平扫图像;D. 术后 T_2WI 图像

　　2020-1-20 消融术后 1 年随访复查上腹部 MRI 示:肝癌术后,肝 S7 病灶微波消融术后改变,增强扫描无强化,考虑肿瘤完全消融(图 3-1-13)。

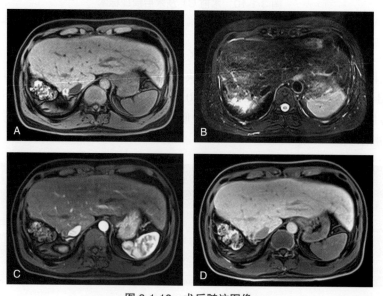

图 3-1-13　术后随访图像
A. T_1WI 平扫图像;B. T_2WI 图像;C. T_1WI 动脉期图像;D. T_1WI 门静脉期图像

【点评】

1. 本病例特点 中年男性,肝癌术后复发,病灶邻近下腔静脉及结肠肝曲,穿刺及消融过程存在血管及肠管损伤的风险,同时病灶邻近大血管,消融时存在"热沉降效应"导致肿瘤残留可能。

2. 应对策略

(1)大血管旁复发性肝癌的消融器械选择:与射频消融比较,微波消融具有"升温快、瘤内温度高、受热沉降效应影响小"的优点,故本病例选择微波消融,一次性单位点完全消融肿瘤,取得满意的疗效。

(2)本病例采用 MRI 引导微波消融,血管在 MRI 上清楚显示,消融术后即刻疗效评价精准、直观,可充分评估"热沉降效应"对消融疗效的影响,充分体现了 MRI 引导肝肿瘤消融的优势,从而减少肿瘤的残留及复发,取得了良好的疗效。

病例 31 下腔静脉旁肝肿瘤的射频消融术

【简要病史】

患者 29 岁,男性,因"肝癌综合治疗后 4 年余"入院。2012 年 2 月患者体检时 B 超发现肝内占位,AFP 845ng/mL,诊断原发性肝癌(BCLC 分期 A 期,CNLC 分期 I a 期),遂行肝肿瘤切除术,术后病理示肝细胞性肝癌。2013 年 3 月复查增强 CT 示:肝 S7、S4/8 结节,大者约 1.0cm×1.2cm,考虑肝癌复发,遂行肝肿瘤射频消融术。2013 年 10 月复查增强 MRI 示:肝 S7、S4/8 病灶呈消融后改变,未见肿瘤活性;S3 新发结节,大小约 1.0cm×1.0cm,考虑肿瘤活性病灶,再次行肝肿瘤射频消融术。2016 年 6 月复查 AFP 586.5ng/mL,增强 MRI 示 S7 新发肿瘤活性灶,大小约 0.9cm×1.1cm,考虑原发性肝癌治疗后复发。

【诊断】

原发性肝癌治疗后复发

【治疗方案】

射频消融治疗

【治疗过程及随访】

2016-6-27 上腹部增强 MRI 示肝 S7 病灶内侧、下腔静脉右侧见结节状异常信号灶(图 3-1-14),边界欠清,局部下腔静脉管壁呈受压改变,大小约 0.9cm×1.1cm,T$_1$WI 呈低信号,T$_2$WI 呈高信号,增强扫描动脉期见明显强化,门静脉期强化程度减退,考虑新发肿瘤活性灶。入院完善相关检查,Child-Pugh 分级 A 级(5 分),PS 评分 0 分。

2016-7-18 行 CT 引导下肝肿瘤射频消融术,患者俯卧位,考虑病灶邻近下腔静脉,术前行增强 CT 明确肿瘤位置及与下腔静脉边界(图 3-1-15A),术中 17G 射频消融针逐步进针到达肿瘤区域,考虑下腔静脉热沉降效应,术中消融功率为 145W,时间 15min,保证肿瘤活性灶达到完全灭活。消融结束后,局部可见低密度消融灶(图 3-1-15C),覆盖原肿瘤区域,肝包膜下未见出血,腹腔未见出血。

2017-2-19 复查上腹部增强 MRI 示肝 S7 见不规则异常信号灶(图 3-1-16),边界尚清,大小约 0.8cm × 1.1cm,T_1WI 呈稍低信号,T_2WI 呈高信号,增强扫描各期未见强化,考虑消融术后改变,未见肿瘤活性。

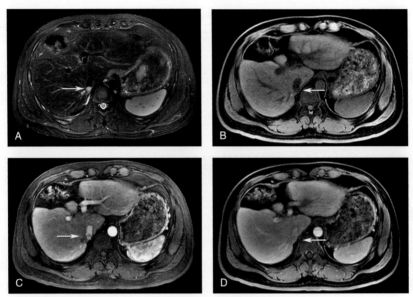

图 3-1-14 术前 MRI 检查

A. T_2WI 图像;B. T_1WI 平扫图像;C. T_1WI 动脉期图像;D. T_1WI 门静脉期图像

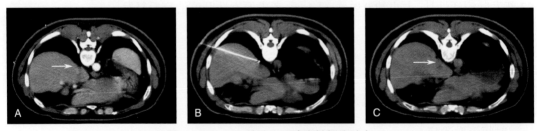

图 3-1-15 CT 引导下肝肿瘤射频消融术

A. 术前增强 CT 图像;B. 术中布针图像;C. 术后即刻 CT 图像

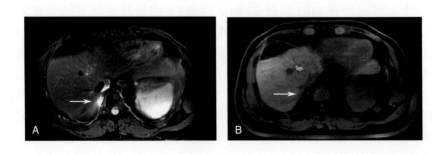

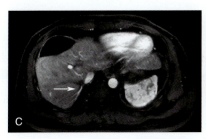 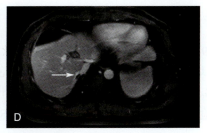

图 3-1-16 术后 MRI 复查

A. T₂WI 图像;B. T₁WI 平扫图像;C. T₁WI 动脉期图像;D. T₁WI 门静脉期图像

【点评】

1. **本病例特点** 肝肿瘤复发灶紧贴下腔静脉,局部下腔静脉管壁呈受压改变,下腔静脉内血流快,热沉降效应明显,邻近大血管的肿瘤消融术后残留复发率高,同时穿刺过程易损伤大血管。

2. **消融针的选择** 对于邻近大血管部位肝肿瘤的消融,考虑到热沉降效应,一般情况下推荐使用微波消融,与射频消融相比,微波消融升温速度快、瘤内温度高、受血流影响小。同时在消融过程中,建议使用高功率消融,可以减少消融术后残留复发率。但本病例病灶小,靠近肝脏边缘,为减少对于肝包膜和相邻膈肌的损伤,采用射频消融,尽量避免手术并发症。

3. **消融手术过程中采取的策略** ①平行于血管布针;②术前增强扫描,明确肿瘤与血管的关系以及进针路径上血管走行;③逐步进针,避免出现血管损伤。如果仰卧位进针,有可能要经过门静脉分支进行消融,容易出现门静脉及伴行胆管的穿刺伤和热损伤,而俯卧位则可以避开这些脉管。同时在术前增强扫描图像的指引下,选择了合适的进针路线,最终安全到达肿瘤区域进行消融。

病例 32 邻近下腔静脉肝肿瘤的微波消融

【简要病史】

患者 33 岁,男性,因"肝癌术后复发 6 月余"入院。患者 2016 年 11 月因胸闷、腰痛,发现肝右叶占位,遂全麻下行肝右叶肿瘤切除术,病理示肝细胞癌,术后规律随诊。2017 年 3 月复查增强 CT 示肝 S1 新见结节灶,大小约 1.3cm×2.5cm,增强扫描呈"快进快出",考虑肝癌复发,行肝肿瘤微波消融术。2017 年 9 月复查 MRI 示下腔静脉旁结节,大小约 1.7cm×2.2cm,考虑肿瘤再次复发。既往史:慢性乙肝病史 10 余年。

【诊断】

肝癌术后复发

【治疗方案】

微波消融治疗

【治疗过程及随访】

2017-9-12 上腹部增强 MRI 示下腔静脉右侧见类圆形异常信号灶，T_1WI 呈低信号，T_2WI 呈不均匀稍高信号，大小约 1.7cm×2.2cm，病灶增强扫描轻度强化，考虑肿瘤活性灶（图 3-1-17）。另外，肝 S1 见结节状异常信号灶，考虑治疗后改变，未见明确肿瘤活性。入院完善相关检查，Child-Pugh 分级 A 级（5 分），PS 评分 0 分。

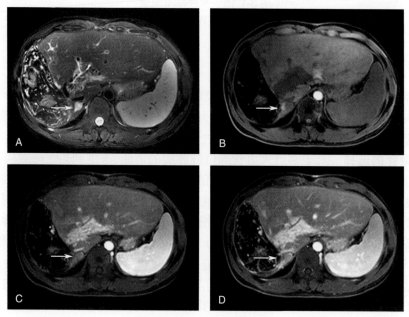

图 3-1-17 术前 MRI 检查

A. T_2WI 图像；B. T_1WI 平扫图像；C. T_1WI 动脉期图像；D. T_1WI 门静脉期图像

2017-9-18 行 CT 引导下肝肿瘤微波消融术。患者俯卧位，消融针经皮肤穿刺逐步进入肝肿瘤组织内，进针过程中注意下腔静脉与消融针之间距离。穿刺到位后对肿瘤区域行消融治疗，消融治疗时间功率为 60W/8min（图 3-1-18）。

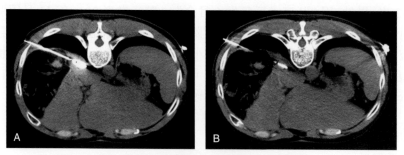

图 3-1-18 CT 引导下肝肿瘤微波消融术

A、B. 术中布针图像

2017-11-2 上腹部增强 MRI 示下腔静脉右旁见片状异常信号灶，T_1WI 呈高信号，T_2WI

呈不均匀高信号,大小约 1.9cm×3.3cm,增强后未见明显强化,考虑消融术后改变,局部未见明确肿瘤活性(图 3-1-19)。肝 S1 见结节状异常信号灶,考虑治疗后改变,未见明确肿瘤活性。

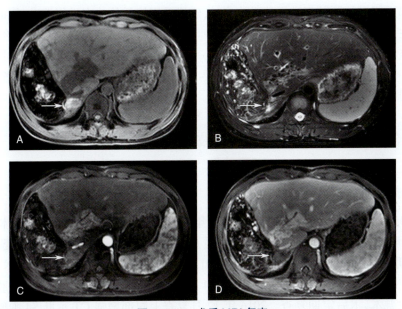

图 3-1-19　术后 MRI 复查
A. T_1WI 图像;B. T_2WI 平扫图像;C. T_1WI 动脉期图像;D. T_1WI 门静脉期图像

【点评】

1. **本病例特点**　肝肿瘤紧贴并局部压迫下腔静脉,热沉降效应明显,肿瘤消融术后残留复发率高;另外穿刺过程中消融针可能对下腔静脉造成损伤。此外患者为肝癌切除术后,腹腔内胃肠道可能与肝脏局部存在粘连,因此消融过程中需注意周边是否靠近胃肠道,以避免对其造成热损伤。

2. **消融针的选择**　对于邻近下腔静脉这种大血管部位肝肿瘤的消融,考虑到热沉降效应,推荐优先考虑微波消融。在安全的前提下,建议尽量使用高功率消融,以减少消融术后残留复发率。

3. **消融手术过程中采取主要策略**　①平行于血管布针,避免损伤大血管;②必要时术前增强扫描,明确肿瘤与血管的关系以及进针路径上血管走行;③逐步进针,避免出现血管损伤;④若微波消融仍难以做到完全消融或术后仍出现局部残留,可考虑联合化学消融或粒子植入术。

第二节　邻近胆囊肝肿瘤的消融治疗

胆囊位于胆囊窝内,其上面与肝脏相连,下面与结肠肝曲和十二指肠上曲相邻。胆囊壁内脏神经丰富,对邻近胆囊的肝肿瘤进行消融治疗时胆囊易受到穿刺过程中的牵拉以及消融治疗过程热刺激的影响产生胆心反射,同时消融治疗过程中的热损伤可导致急性胆囊炎甚至胆囊穿孔等并发症,严重时可危及生命。

对于邻近胆囊的肝肿瘤进行消融治疗时,建议采用较低的功率进行消融;同时在消融治疗过程中注意密切观察胆囊壁厚度的改变,一旦出现胆囊壁增厚应该及时停止治疗;手术过程中严密监测患者生命体征变化,一旦出现心率下降应及时停止消融治疗,并静脉推注阿托品待患者心率恢复后再继续行消融治疗;必要时可以胆囊窝注水或者胆囊穿刺置管注水,以减轻胆囊损伤。

病例 33 邻近胆囊的肝肿瘤微波消融

【简要病史】

患者 45 岁,男性,因"肝癌术后复发 2 年余"入院。患者 2013 年 11 月体检查 B 超提示:肝右叶实性团块,性质待定;复查增强 CT 示:肝右叶后下段占位性病变,考虑肝癌(BCLC 分期 A 期,CNCL 分期 Ⅰa 期)。于 2013 年 12 月在全麻下行肝癌切除术,病理示低分化肝细胞性肝癌,术后定期复查。2014 年 4 月增强 CT 提示肿瘤复发,遂行多程 TACE 联合肝肿瘤消融术,术后定期复查。2016 年 12 月复查上腹部增强 CT 示肝 S4 肿瘤复发活性灶。既往史:慢性乙型病毒性肝炎 15 年,规律服用博路定抗病毒治疗。

【诊断】

原发性肝癌综合治疗后

【治疗方案】

微波消融治疗

【治疗过程及随访】

2016-12-14 上腹部增强 CT 示肝 S4 见一结节稍低密度灶,边界清,密度均匀,短径约 1.6cm,增强扫描后动脉期明显强化,门静脉期及平衡期强化减退,呈稍低密度,考虑肿瘤复发活性灶(图 3-2-1)。入院完善相关检查,Child-Pugh 分级 A 级(5 分),PS 评分 0 分,无明显手术禁忌证。

于 2016-12-19 行 CT 引导下肝肿瘤微波消融术。患者仰卧位,消融针经皮肤穿刺进入肝肿瘤组织,对肿瘤区域行消融治疗,术中密切关注邻近胆囊及肠管密度变化,消融治疗功率时间为 50W/5min(图 3-2-2)。手术过程顺利,术后未诉明显不适,复扫 CT 未见明显异常。

2017-1-22 上腹部增强 MRI 示,肝 S4 见片状异常信号灶,T_1WI 呈稍高信号,T_2WI 呈稍低信号,增强扫描病变内未见明显强化,考虑消融术后改变,未见肿瘤活性(图 3-2-3)。

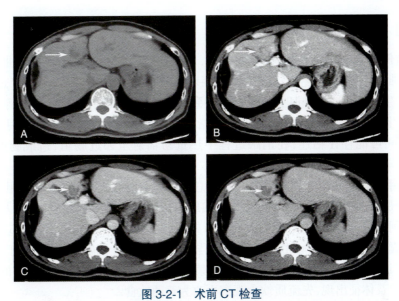

图 3-2-1　术前 CT 检查

A. CT 平扫图像；B. CT 动脉期图像；C. CT 门静脉期图像；D. CT 平衡期图像

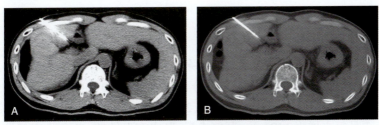

图 3-2-2　CT 引导下肝肿瘤微波消融术

A. 术中布针图像；B. 术中布针图像（骨窗）

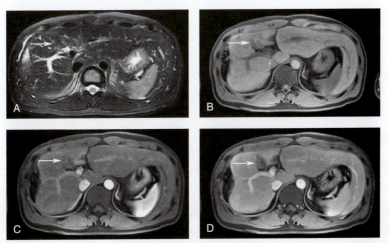

图 3-2-3　术后 MRI 复查

A. T_2WI 图像；B. T_1WI 平扫图像；C. T_1WI 动脉期图像；D. T_1WI 门静脉期图像

【点评】

1. **本病例特点**　本病例病灶邻近胆囊,位于胆囊窝附近,下与结肠肝曲、十二指肠上曲相邻。胆囊壁内脏神经丰富,易受到穿刺过程中的牵拉以及消融治疗过程中热刺激的影响产生胆心反射。同时热损伤可导致急性胆囊炎,甚至胆囊穿孔等并发症,严重时可危及生命。此外本病例病灶与十二指肠靠近,并且既往接受过外科手术,肝脏与十二指肠之间可能存在粘连,在消融过程中热量易辐射至邻近肠道,造成肠道损伤甚至穿孔。

2. **消融手术过程中应采取的策略**　①注意消融针与胆囊之间间距;②若胆囊充盈较大者,采取促进胆囊的排空措施,如胆囊穿刺,抽出胆汁;③随时监测患者的心率及血压变化,提前准备好阿托品,若出现胆心反射及时进行处理;④采用低功率进行消融;⑤消融过程中密切注意胆囊及邻近十二指肠密度变化,出现异常时及时停止消融;⑥必要时于腹腔内注入5% 葡萄糖溶液分离胆囊及十二指肠;⑦术后禁食 24h,观察是否有消化道损伤的征象出现,若无相关症状及体征出现,先流质饮食观察再改为普通饮食。

病例 34　邻近胆囊肝肿瘤的微波消融

【简要病史】

患者 30 岁,女性,因 "肝癌术后复发 1 月余" 入院。2015 年 8 月诊断肝癌,于全麻下行腹腔镜下肝癌切除术,术后病理提示中至低分化肝细胞癌,2016 年 1 月复查增强 MRI 肝左叶切缘 S4 新增一小结节,考虑肝癌术后复发,2016 年 3 月再次于全麻下行腹腔镜下肝癌切除术。2016 年 7 月复查增强 MRI 示:肝癌术后,肝内多发结节,考虑肿瘤复发灶,后行 3 程 TACE 术。2017 年 2 月复查上腹部 CT 示肝内部分病灶活性残留。既往史:慢性乙肝病史 3 年余,未行抗病毒治疗。

【诊断】

肝癌术后复发

【治疗方案】

肝癌微波消融治疗

【治疗过程及随访】

2017-2-15 上腹部增强 CT 示残肝见数个类圆形病灶,大者约 1.8cm × 2.5cm,边界清楚,密度不均匀,部分病灶碘油沉积均匀致密,部分病灶碘油沉积不完全,部分病灶碘油未见沉积,增强扫描后碘油未沉积区不均匀明显强化,门静脉期及平衡期强化减退,呈稍低密度,考虑残存肿瘤活性(图 3-2-4)。入院完善相关检查,Child-Pugh 分级 A 级 (5 分),PS 评分 0 分。

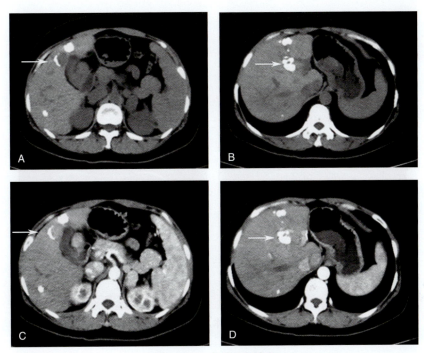

图 3-2-4　术前 CT 检查

A、B. CT 平扫图像；C、D. CT 动脉期图像

2017-2-24 行 CT 引导下肝肿瘤微波消融术。患者仰卧位，消融针经皮肤穿刺进入肝肿瘤组织中，对肿瘤区域行消融治疗，术中共治疗 2 个病灶，消融功率时间分别为 50W/5min、70W/5min，邻近胆囊病灶消融过程中患者未诉明显不适，CT 扫描胆囊密度未见明显变化（图 3-2-5）。

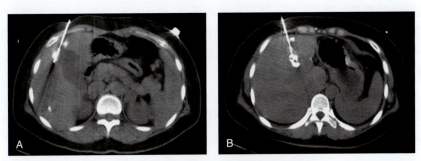

图 3-2-5　CT 引导下肝肿瘤微波消融术

A、B. 术中布针图像

2017-3-29 上腹部增强 MRI 示残肝 S4/8、S4/5 见 2 个梭形异常信号灶，边界尚清，范围约 2.8cm×5.8cm 和 2.2cm×4.5cm，T_1WI 呈稍高、等混杂信号，T_2WI 呈稍高、稍低混杂信号，增强扫描未见明显强化，考虑消融术后改变，未见明确肿瘤活性（图 3-2-6）。

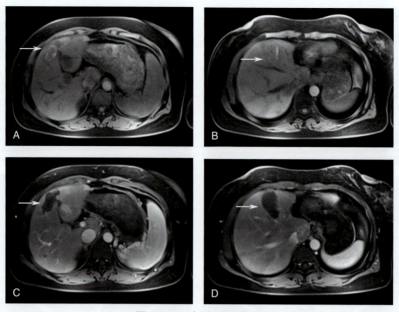

图 3-2-6　术后 MRI 复查

A、B. T_1WI 平扫图像；C、D. T_1WI 门静脉期图像

【点评】

1. **本病例特点**　本例肝癌患者为肝内多发病灶，行多程 TACE 治疗后仍有部分活性残留结节，其中一个病灶位于胆囊窝外侧。邻近胆囊的病灶消融容易对胆囊造成热损伤，可引起急性胆囊炎甚至胆囊穿孔、坏死。此外胆囊壁内脏神经丰富，易受到穿刺过程中的牵拉以及消融治疗过程热刺激的影响产生胆心反射，临床表现为明显的心率下降，伴有血压降低，严重时可威胁生命，需术者及时进行处理。

2. **消融针的选择**　对于<3cm 邻近胆囊的病灶，选用射频消融或者微波消融均可，但是在消融过程中应尽量避免对于胆囊造成热损伤。本病例选用了微波消融，保证消融针与胆囊之间的安全距离，并采用 50W/5min 进行消融，减少消融对于胆囊的刺激。

3. **消融手术过程中采取主要策略**　①术中需充分考虑胆囊与肿瘤之间的关系，避免消融针紧贴或者直接穿刺胆囊，必要时可行腹腔注水隔离胆囊；②采用低功率进行消融；③提前准备好阿托品，严密监测患者生命体征，一旦出现胆心反射应及时停止消融治疗，并静脉推注阿托品，待患者心率恢复后再继续行消融治疗。

病例 35　邻近胆囊和门静脉肝转移瘤的微波消融

【简要病史】

患者男性，54 岁，患者 2017 年 11 月无明显诱因下出现黏液样脓血便，肠镜提示：横结肠肝曲肿物，病理提示腺癌，行结肠癌根治术，术后病理示："中分化腺癌"。后患者定期随访复查，2018 年 3 月复查提示肝内多发转移瘤，行全身化疗（方案不详），疗效评估 PR。2018-7-23

行肝部分切除术及射频消融术。后行多次全身化疗（具体不详）。2020-7-29 复查 MRI 示肝内肿瘤复发，行 TACE 联合 CT 引导下肝肿瘤消融治疗。2020-11-4 复查 MRI 示：肝 S4 段结节灶较前增大，疗效评估 PD。既往史："高血压、糖尿病"病史十年余，口服硝苯地平缓释片及注射胰岛素治疗，控制可。

【诊断】

结肠癌肝转移瘤术后（rpT$_0$N$_0$M$_1$　Ⅳ期）

【治疗方案】

肝转移瘤微波消融治疗

【治疗过程及随访】

2020-11-4 上腹部 MRI 示：肝 S4 段异常信号结节，大小约 2.0cm×2.1cm，病灶内下方邻近胆囊，内后方靠近门静脉系统，外下方靠近肠道，T$_1$WI 呈低信号，T$_2$WI 呈高信号，DWI 呈高信号，增强扫描病灶可见明显环形强化，考虑为肝转移瘤。入院完善相关检查，Child-Pugh 分级 A 级（5 分），PS 评分 0 分。患者拒绝行手术治疗，建议行 CT 引导下肝转移瘤微波消融治疗（图 3-2-7）。

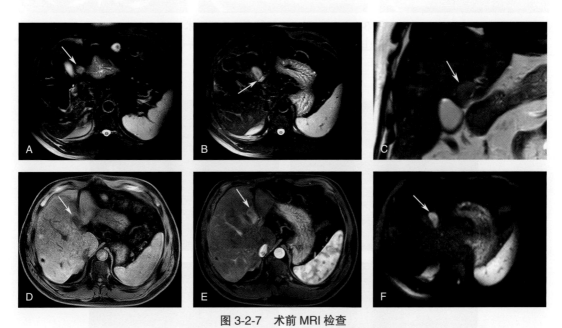

图 3-2-7　术前 MRI 检查

A、B. T$_2$WI 图像；C. T$_2$WI 冠状位图像；D. T$_1$WI 平扫图像；E. T$_1$WI 动脉期图像；F. DWI 图像

2020-11-6 行 CT 引导下肝转移瘤微波消融术（图 3-2-8），患者取仰卧位，扫描可见肝 S4 一稍低信号病灶，局部麻醉后，进入消融针至病灶，同时进入酒精针至胆囊内抽尽胆汁，设置消融功率及时间为 60W/9min，同时在病灶的外侧靠近肠道的部位穿入酒精消融针，同时进行酒精消融，在病灶内侧消融过程中给予胆囊冰生理盐水持续冲洗，时间结束后撤出消融

针,可见消融区域混合密度灶,无明显出血、肠道损伤等并发症。

2020-12-3 复查上腹部 MRI 示:肝 S4 段异常信号灶,呈混杂信号,DWI 序列呈稍高信号,动态增强扫描未见明显强化(图 3-2-9),考虑肿瘤完全消融。

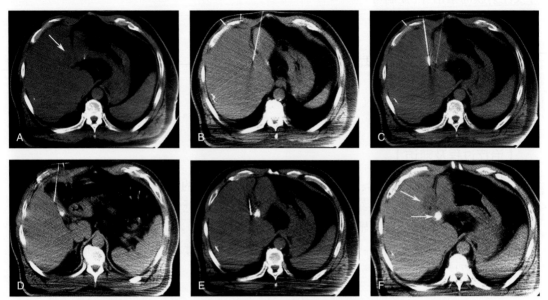

图 3-2-8　CT 引导下肝肿瘤微波消融术
A. 术前定位图;B. 酒精针布针图;C. 消融针布针;D. 胆囊穿刺图;
E. 术中消融图;F. 术后即刻 CT 图像

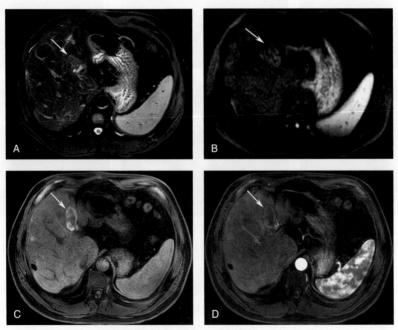

图 3-2-9　术后随访图像
A. T$_2$WI 图像;B. DWI 图像;C. T$_1$WI 平扫图像;D. T$_1$WI 动脉期图像

【点评】

1. **本病例特点** 肝 S4 段新发病灶,病灶内侧是胆囊,下方是肠道,后面是门静脉,可以说各个角度穿刺或者消融具有一定的风险,对于这样的患者,单纯的隔离或者穿刺胆囊都不能完美地解决问题,所以尝试多种方式联合。

2. **应对策略** 针对患者病灶邻近胆囊的问题,予行胆囊穿刺引流,有效分离胆囊和病灶,获得安全的消融距离。对于邻近肠道和血管的部位,单纯的隔离无法隔开血管,所以内侧的肿瘤选择了进行酒精消融治疗,这种微波联合酒精消融的方式,既降低了并发症的发生率,又达到了完全消融的目的。

3. **治疗心得** 对于消融病灶邻近血管、胆囊及胃肠道的患者,使用合适的消融方法及隔离技巧,既可以安全避免损伤周围脏器,又达到完全消融的目的。

病例 36　邻近胆囊肝肿瘤的微波消融

【简要病史】

患者女性,39 岁,2018-10-12 体检发现左肝占位,于全麻下行左半肝切除术,术后病理示肝细胞癌,术后定期复查。2020-3-31 复查 CT 示:肝 S4 出现新发病灶,遂行 TACE 联合微波消融治疗。2020-9-7 复查 MRI 示:肝 S4 结节较前明显增大,增强明显强化,肿瘤仍有活性残留。既往史:慢性乙型病毒性肝炎 20 余年,未予治疗。

【诊断】

肝细胞癌术后复发

【治疗方案】

TACE 联合肝肿瘤微波消融治疗

【治疗过程及随访】

2020-9-7 上腹部 MRI 示:肝 S4 段胆囊旁异常信号灶,大小为 2cm×2.5cm,T_1WI 呈低信号,T_2WI 呈稍高信号,DWI 呈稍高信号,增强扫描动脉期病灶可见轻度强化,考虑肝肿瘤复发(图 3-2-10)。查 AFP:1 130ng/mL。完善相关检查,Child-Pugh 分级 A 级(5 分),PS 评分 0 分。患者拒绝外科手术,遂对肝 S4 病灶行 TACE 联合微波消融治疗。

2020-9-9 行 TACE 治疗,术中予以碘化油 8mL、表柔比星 50mg、雷替曲塞 4mg 栓塞化疗。2020-9-11 行 CT 引导下肝肿瘤微波消融术,患者取仰卧位,定位扫描见肝 S4 碘油沉积灶,紧贴胆囊壁(图 3-2-11A)。局部麻醉后,将酒精针穿刺入胆囊内抽尽胆汁,同时注入冰生理盐水 10mL(图 3-2-11B),后将消融天线穿刺入靶病灶,布针满意后行微波消融 60W/6min。消融治疗的同时予冰生理盐水持续冲洗胆囊,(图 3-2-11C);术后即刻 CT 扫描见消融区域密度降低,其内可见气化空洞影。

2020-10-15 复查上腹部 MRI 示：肝 S4 异常信号灶，T_1WI 呈等信号，T_2WI 呈稍低信号，增强扫描各期未见强化，未见肿瘤活性残留（图 3-2-12）。患者 AFP 降至正常范围内。

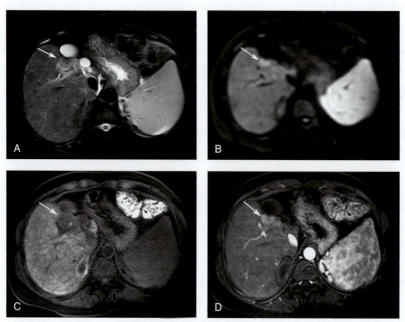

图 3-2-10 术前 MRI 检查
A. T_2WI 图像；B. DWI 图像；C. T_1WI 平扫图像；D. T_1WI 动脉期图像

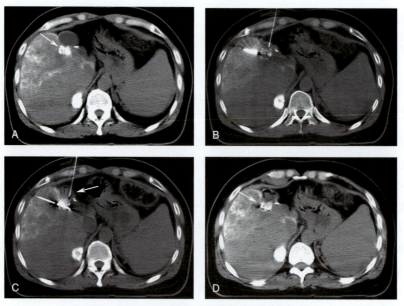

图 3-2-11 CT 引导下肝脏肿瘤微波消融术
A. 术中定位图；B. 酒精针抽胆汁；C. 术中布针图；D. 术后即刻 CT 图像

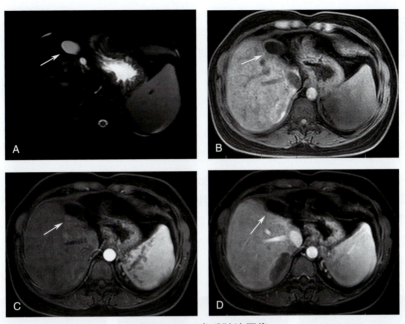

图 3-2-12　术后随访图像

A. T$_2$WI 图像；B. T$_1$WI 平扫图像；C. T$_1$WI 动脉期图像；D. T$_1$WI 门静脉期图像

【点评】

1. 本病例特点　该患者影像提示肝脏 S4 段新发病灶,此位置既往已做过一次消融,具体消融过程不详,此次新发病灶不排除第一次消融为防止胆囊损伤而导致不完全消融,此类患者若在术中损伤胆囊,可能导致胆瘘,出现严重腹膜炎时还可能危及患者生命。

2. 应对策略与心得　该患者病灶紧贴胆囊,直接消融病灶可能导致胆囊损伤,为规避此风险,常规使用的方法为术中液体隔离或者是术前腹腔镜切除胆囊,此患者正是因为拒绝外科手术才考虑消融治疗的。在消融过程中,液体隔离未成功,后决定行胆囊穿刺,在抽尽胆囊胆汁后再进行消融;同时在消融过程中,给予冰生理盐水持续冲洗胆囊防止胆囊损伤。术后患者无胆囊损伤等并发症,同时也达到了完全消融的目的。对邻近胆囊肝内病灶行消融治疗时,除了可以采用液体隔离外,还可行胆囊穿刺,抽出胆汁后用生理盐水持续冲洗胆囊,以防止消融产生的热量对胆囊造成损伤。

病例 37　胆囊旁肝癌的微波消融

【简要病史】

患者男性,57 岁,2019 年 12 月"因体检发现肝占位"就诊,查上腹部 CT:肝 S5 小结节影,考虑小肝癌可能。查 AFP:73.3ng/mL;异常凝血酶原:758mAU/mL;上腹部 MRI 示:肝 S5 胆囊上方结节,考虑小肝癌。既往史:30 余年前确诊"乙肝表面抗原阳性",未规律监测肝功能。

【诊断】

原发性肝癌（BCLC 分期 A 期，CNLC 分期Ⅰa 期）

【治疗方案】

微波消融治疗

【治疗过程及随访】

2020-1-2 上腹部 MRI：肝 S5 占位，大小约 1.8cm×2.3cm，呈稍长 T_1 稍长 T_2 信号（图 3-2-13A、B），DWI 上呈高信号（图 3-2-13C），增强扫描呈"快进快出"改变，实质期可见强化的假包膜影，病灶紧邻胆囊（图 3-2-13D~F），考虑肝癌。入院完善相关检查，Child-Pugh 分级 A 级（5 分），PS 评分 0 分，无明显手术禁忌证。中年男性患者，肝 S5 小肝癌，邻近胆囊，患者及家属拒绝外科手术，考虑行消融治疗。

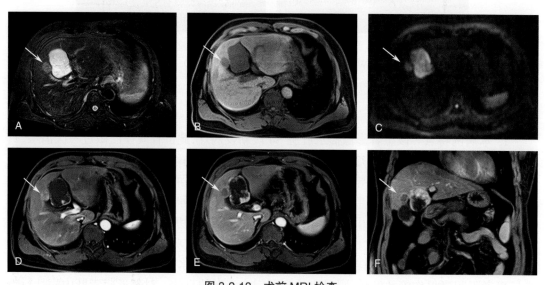

图 3-2-13　术前 MRI 检查
A. T_2WI 图像；B. T_1WI 平扫图像；C. DWI 图像；D. T_1WI 动脉期图像；
E. T_1WI 门静脉期图像；F. T_1WI 门静脉期冠状位图像

2020-1-6 行 CT 引导下肝癌微波消融术，患者取仰卧位，定位 CT 示胆囊旁稍低密度结节（图 3-2-14A），穿刺入径选择经肝穿刺胆囊上方与胆囊长轴平行，以 15G 微波消融天线经右前腹壁逐步进针至肝 S5 病灶远端（图 3-2-14B、C），确定布针满意后，行微波消融治疗 40W/6min。后退针调整消融位点，再次行消融 45W/5min。术中患者生命体征平稳。术后即刻 CT 扫描见混杂密度影覆盖原病灶，未见明显出血、胆囊损伤等（图 3-2-14D）。

微波消融术后 1 个月复查上腹部 MRI 示：肝 S5 病灶呈微波消融术后改变，T_2WI 上消融灶呈低信号，周边见薄环状高信号影（图 3-2-15A），T_1WI 上呈环样高信号，可见"靶征"（图 3-2-15B），DWI 上原高信号病灶影消失（图 3-2-15C），增强扫描各期均未见明显强化（图 3-2-15D、E），考虑病灶完全消融。冠状位显示胆囊壁完整，未见明显损伤表现（图 3-2-15F）。

患者肝肿瘤标志物恢复正常。

微波消融术后 4 个月复查上腹部 MRI 示：肝 S5 病灶呈微波消融术后改变，消融灶范围较前稍有缩小，增强扫描各期均未见明显强化，考虑肿瘤完全消融。肝内未见明显新发病灶（图 3-2-16）。

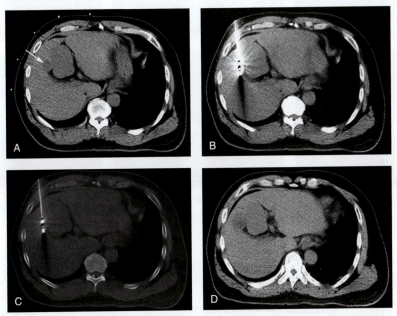

图 3-2-14　CT 引导下肝癌微波消融术

A. 术前定位图；B、C. 术中布针图；D. 术后即刻 CT 图像

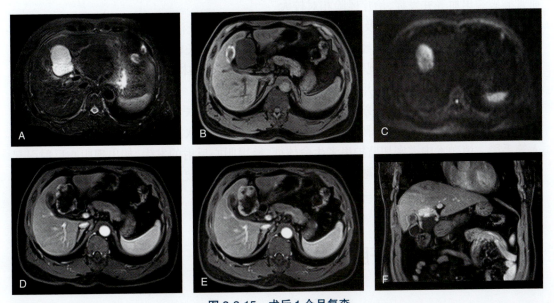

图 3-2-15　术后 1 个月复查

A. T$_2$WI 图像；B. T$_1$WI 平扫图像；C. DWI 图像；D. T$_1$WI 动脉期图像；
E. T$_1$WI 门静脉期图像；F. T$_1$WI 门静脉期冠状位图像

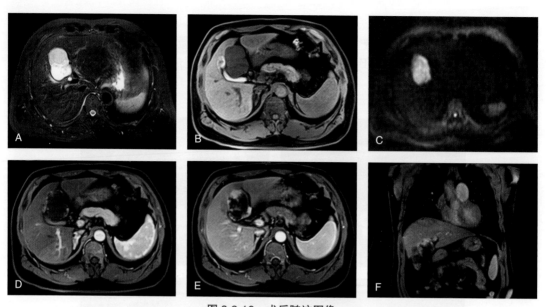

图 3-2-16   术后随访图像

A. T_2WI 图像；B. T_1WI 平扫图像；C. DWI 图像；D. T_1WI 动脉期图像；

E. T_1WI 门静脉期图像；F. T_1WI 门静脉期冠状位图像

【点评】

1. **本病例特点**   中年男性,肝 S5 小肝癌,邻近胆囊,内侧为肝海绵状血管瘤,考虑肿瘤治疗的彻底性及安全性,理论上外科手术切除或腹腔镜辅助下消融是更安全的选择,但该患者拒绝行外科手术。该病例穿刺及消融可能出现胆囊壁损伤、胆囊炎、穿孔、胆心反射及肝血管瘤破裂出血等并发症,治疗风险相对较大。

2. **应对策略**   消融路径及消融功率的选择是胆囊旁病灶消融成功的关键。

(1)该病例穿刺入路选择经肝组织沿胆囊上方、与胆囊长轴平行的步进式进针,术中可行局部薄层扫描及三维重建观察微波天线与胆囊壁的空间结构关系,大大降低胆囊损伤、穿孔、邻近肝血管瘤破裂等严重并发症的发生率。

(2)对于特殊部位如胆囊旁病灶消融时,宜选择低功率、长时间的消融参数,必要时多位点、分次消融或采用人工腹水隔离等辅助技术,也可联合无水酒精化学消融、放射性粒子植入等手段。消融术中需密切监护患者生命体征,警惕胆心反射的发生,如出现胆心反射引起心率快速下降,需马上暂停消融,静脉注射阿托品,待心率恢复正常后再行消融,兼顾肿瘤消融的彻底性及安全性。

第三节   邻近膈肌肝肿瘤的消融治疗

膈肌的肌纤维起自胸廓下口周缘,终止于中心腱,周围是肌性部,中心为腱性部。邻近膈顶的肝肿瘤位置较高,穿刺路径常需经过肺组织以及膈肌,消融过程产生的热量容易辐射至膈肌以及邻近的肺底,从而使得邻近肌性部分肿瘤消融时容易出现横膈灼伤,邻近腱性部分肿瘤消融时容易出现肺内渗出。

对邻近膈肌的肝肿瘤行消融治疗时,布针时消融天线尽量远离膈肌,同时消融时尽量采用低功率进行消融治疗,也可以采用人工腹水技术辅助,以避免膈肌损伤。在消融治疗过程中密切监测膈肌以及肺底组织的改变,一旦膈肌出现增厚、边缘糙或肺底组织出现渗出性改变,应停止消融治疗,以避免膈肌或者肺组织的进一步损伤。

病例 38 邻近膈顶肝肿瘤的冷冻消融

【简要病史】

患者 34 岁,男性,因"原发性肝癌介入治疗后 4 月余"入院。患者 2016-6-13 无明显诱因出现右上腹隐痛,呈阵发性发作,与饮食及活动关系不明显,程度尚能耐受,无恶心呕吐,无心悸胸闷胸痛,症状逐渐加重,查 AFP 671.4μg/L,HBV-DNA 定量 4.75×10^4copy/mL,上腹部增强 MRI 示:①肝脏多发肿块,考虑恶性肿瘤;②肝包膜下弧形异常信号,考虑肝包膜下积血;③腹膜后数个小淋巴结。诊断:原发性肝癌(BCLC 分期 B 期,CNCL 分期 Ⅱb 期),2016 年 7 月至 2016 年 11 月多次行 TACE 联合微波消融术,复查增强 CT 示肝 S7、S8 病变内残留肿瘤活性。既往史:慢性乙型病毒性肝炎 10 余年,未规律治疗。

【诊断】

原发性肝癌介入治疗后

【治疗方案】

TACE 联合冷冻消融治疗

【治疗过程及随访】

2016-11-2 上腹部 MRI 示肝 S6 团块状信号灶,考虑介入治疗术后改变,未见明显活性灶。肝 S7、S8 团块状、结节状异常信号灶,边界欠清,大者大小约 4.8cm×5.9cm,T_1WI、T_2WI 呈混杂信号,病灶内侧见一长 T_1 长 T_2 结节信号(图 3-3-1),增强扫描动脉期明显强化,门静脉期、平衡期强化减退呈低信号,考虑肝癌介入术后改变,仍有少量肿瘤活性。入院完善相关检查,Child-Pugh 分级 A 级(5 分),PS 评分 0 分,无明显手术禁忌证。

于 2016-12-14 行 TACE 术,术中予以雷替曲塞 2mg、洛铂 30mg、吡柔比星 20mg 及碘化油 5mL 栓塞化疗,过程顺利。2016-12-19 行 CT 引导下肝肿瘤冷冻消融术,患者仰卧位,两根冷冻针通过肺及膈肌穿刺进入肝肿瘤内,每个循环 15min,共计 2 个循环(图 3-3-2)。

术后复查上腹部 MRI 示肝癌消融术后,肝 S7、S8 见数个团块状、结节状异常信号灶(图 3-3-3),边界欠清,大者大小约 5.2cm×5.9cm,T_1WI、T_2WI 呈高、低混杂信号,增强扫描各期未见明显强化,考虑无肿瘤活性。肝 S6、S2/4 团块状、结节状异常信号灶,考虑肝癌消融术后改变,未见明显肿瘤活性。

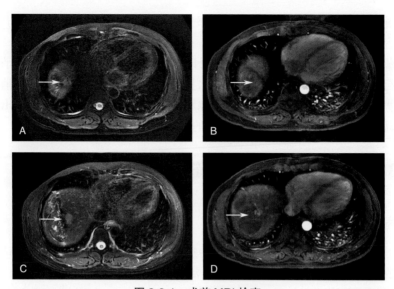

图 3-3-1 术前 MRI 检查

A. 肝 S8 病灶 T₂WI 图像;B. 肝 S8 病灶 T₁WI 动脉期图像;C. 肝 S7/8 病灶 T₂WI 图像;
D. 肝 S7/8 病灶 T₁WI 动脉期图像

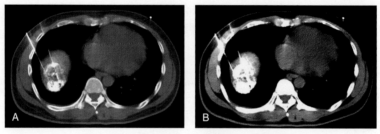

图 3-3-2 CT 引导下肝肿瘤冷冻消融治疗

A~B. 术中布针图

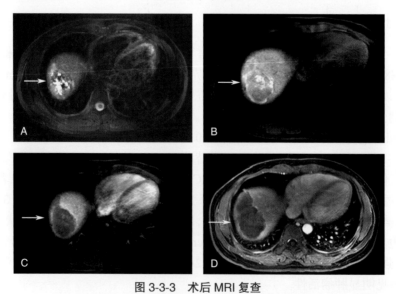

图 3-3-3 术后 MRI 复查

A. T₂WI 图像;B. T₁WI 平扫图像;C. T₁WI 动脉期图像;D. T₁WI 门静脉期图像

【点评】

1. 本病例为邻近膈顶的肝肿瘤。横膈的肌纤维起自胸廓下口周缘，终止于中心腱，周围是肌性部，中心为腱性部。邻近膈顶的肝肿瘤位置较高，穿刺常需经过肺组织以及膈肌，消融治疗的热量容易辐射至膈肌以及右侧肺底，从而出现横膈灼伤或肺内渗出。因此膈肌附近肿瘤的消融可能引起膈疝、气胸、血胸、胆道胸膜瘘、胆道支气管瘘等严重并发症的发生，术者在手术过程中及手术后需密切关注患者情况，同时选择合适的消融策略，尽量减少严重并发症的发生。

2. 肝顶部近膈肌病灶消融通常选用冷冻消融，相比于热消融而言，冷冻消融相对"温和"，对于周围正常组织损伤较小，同时冷冻消融范围在 CT 扫描下显示更为清楚，方便术者判断消融范围。

3. 肝顶部近膈肌病灶消融穿刺的三种常见路径，分别为直接经肺同层穿刺病灶、从足侧斜行向头侧穿刺病灶和在人工胸水 / 气胸的辅助下经胸膜腔穿刺病灶。本例患者肿物，紧贴膈肌下方，从足侧斜行向头侧穿刺病灶布针难以达到完全消融，考虑可能存在部分肿瘤活性残留，因此选用直接经肺同层穿刺病灶。

病例 39　邻近膈顶肝肿瘤的微波消融

【简要病史】

患者 67 岁，男性，主因"原发性肝癌介入术后 4 年"入院。患者 2014 年诊断为原发性肝癌（BCLC 分期 B 期，CNCL 分期 Ⅱb 期）。2014 年 8 月至 2018 年 1 月多次行 TACE 和肝肿瘤消融术。其间，2014 年 10 月患者无明显诱因出现柏油样便，伴有右上腹间歇性钝痛，否认发热、寒战、呕血等不适，予以内科保守治疗后好转，之后未再出现。2018 年 3 月复查 AFP 240.8ng/mL，上腹部增强 CT 示肝 S8 包膜下病灶仍残存肿瘤活性。

【诊断】

原发性肝癌介入术后 S8 肿瘤残存

【治疗方案】

微波消融治疗

【治疗过程及随访】

2018-3-4 上腹部增强 CT 示肝 S8 包膜下病灶，边界欠清，大小约 2.2cm×3.5cm，可见不规则碘油沉积，无碘油沉积区域动脉期可见轻度强化，门静脉期及平衡期强化减退，考虑残存肿瘤活性（图 3-3-4）。入院完善相关检查，Child-Pugh 分级 A 级（5 分），PS 评分 0 分，无明显手术禁忌证。

2018-3-12 行 CT 引导下肝肿瘤微波消融术，术中明确肿瘤活性区域，由足向头侧进针，避免穿刺肺及膈肌，逐步进入肝肿瘤组织内，按叠加覆盖的方法，逐渐退针对肿瘤区域行消融治疗,消融治疗时间功率为 60W/5min(图 3-3-5)。消融后肿瘤区域密度减低,局部可见气化影,未见气胸、肝包膜下出血。

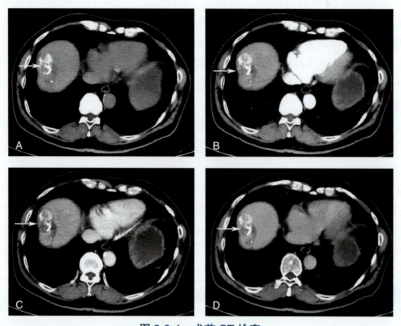

图 3-3-4 术前 CT 检查
A. CT 平扫图像;B. CT 动脉期图像;C. CT 门静脉期图像;D. CT 平衡期图像

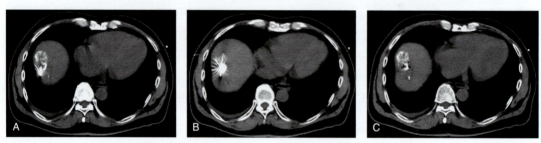

图 3-3-5 CT 引导下肝肿瘤微波消融术
A、B. 术中布针图;C. 术后即刻 CT 图像

2018-4-10 复查上腹部增强 MRI 示肝 S8 包膜下不规则片状病灶,大小约 2.5cm × 3.8cm,T_1WI 呈高信号,T_2WI 呈低信号,增强扫描后未见强化,考虑消融术后改变,未见肿瘤活性残留(图 3-3-6)。

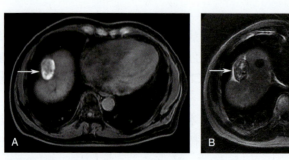

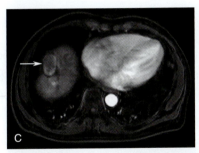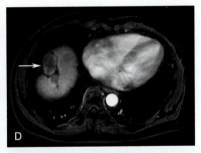

图 3-3-6 术后 MRI 检查

A. T_1WI 平扫图像;B. T_2WI 图像;C. T_1WI 动脉期图像;D. T_1WI 门静脉期图像

【点评】

1. 本例患者病灶靠近肝包膜与膈顶,肝包膜神经纤维丰富,对热刺激敏感,消融过程中患者往往会出现非常明显的疼痛,而膈顶在受到热刺激后会放射至肩背部疼痛,影响手术过程。此外消融时对于肝包膜以及膈顶的热辐射,容易引起局部正常组织的灼烧,导致局部炎症与粘连,有部分患者术后很长一段时间会出现疼痛,严重者可能引起膈肌穿孔、支气管瘘、肺部大量渗出等。

2. 本病例肿瘤长径为 3.5cm,射频消融难以达到足够的安全边界,为减少消融后肿瘤残留的概率,选用了消融效率更高、范围更广的微波消融。

3. 邻近膈顶肝肿瘤的消融过程中需要警惕,避免出现副损伤,主要策略如下:①通过膈下注射 5% GS 保护膈肌;②消融针尽量远离膈肌;③尽量采用低功率消融;④消融治疗过程中密切监测膈肌以及肺底组织的改变:一旦膈肌出现增厚、边缘毛糙,或肺底组织出现渗出性改变,应立即停止消融治疗;⑤消融前行 TAE/TACE 治疗,减少肿瘤血供,明确肿瘤部位及其与周围组织的关系。

病例 40 邻近膈顶肝肿瘤的微波消融

【简要病史】

患者 60 岁,男性,主因"原发性肝癌介入术后 1 月余"入院。患者 2016 年 11 月因肝硬化查 CT 示肝占位,考虑肝癌可能性大,未予以治疗。2016 年 12 月查 AFP 685ng/mL,上腹部 CT 提示:肝 S7/8 肿块,诊断原发性肝癌,行肝动脉造影 +TACE 术,手术顺利。既往史:慢性乙型病毒性肝炎病史 10 年,规律服用恩替卡韦抗病毒治疗。

【诊断】

原发性肝癌介入术后

【治疗方案】

微波消融治疗

【治疗过程及随访】

2017-1-9 上腹部增强 CT 示肝 S7/8 见一类圆形肿块,大小约 5.2cm×5.6cm,边界尚清,密度不均匀,内见碘油沉积,中心可见低密度坏死区,增强扫描无碘油沉积区动脉期仍可见明显强化,门静脉期及平衡期强化程度减低,考虑介入术后改变,仍有肿瘤活性(图 3-3-7)。

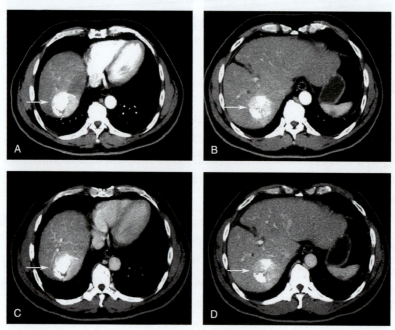

图 3-3-7　术前 CT 检查

A、B. CT 动脉期图像;C、D. CT 门静脉期图像

于 2017-1-16 行 CT 引导下肝肿瘤微波消融术。患者仰卧位,2 根消融针从 2 个肋间隙分别穿刺进入肿瘤组织内消融,消融功率及时间分别为 60W/10min、60W/10min,结束后再次调针,对肿瘤区域叠加覆盖进行消融,消融功率 / 时间分别为 70W/10min、70W/10min,消融后可见肿瘤区域密度减低,中间可见气化影(图 3-3-8)。

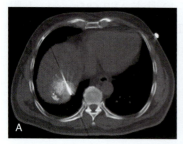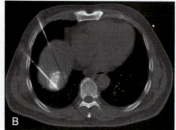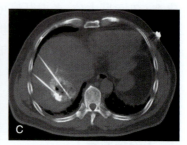

图 3-3-8　CT 引导下肝肿瘤微波消融术

A～C. 术中布针图像

2017-4-12 上腹部增强 MRI 示肝 S7/8 见一类圆形异常信号影,大小约 5.1cm×6.3cm,边界尚清,信号不均匀,T_1WI 呈不均匀稍高信号,T_2WI 呈高低混杂信号,增强扫描各期未见明确强化,考虑消融术后改变,未见肿瘤活性(图 3-3-9)。

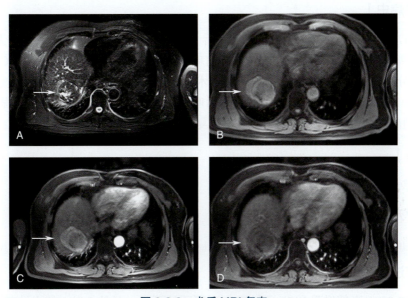

图 3-3-9　术后 MRI 复查

A. T_2WI 图像;B. T_1WI 平扫图像;C. T_1WI 动脉期图像;D. T_1WI 门静脉期图像

【点评】

1. **本病例特点**　本病例病灶邻近膈顶,风险高,该部位的肿瘤随着呼吸运动上下浮动较大,手术过程中进针难度较大,很多时候需要穿过肺组织及膈肌,增加了气胸以及出血的风险。此外这类患者由于邻近膈顶、肺等组织,在消融的过程中热量向周围辐射,容易出现周围组织的热损伤,引起膈肌坏死、支气管瘘、感染等并发症。同时本病例病灶较大,需要进行多针消融,更应当注意消融对膈肌的热损伤。

2. **消融针的选择**　本例患者病灶较大,射频消融难以达到完全消融,因此选用双根微波消融针同步消融。在双根微波针同时消融时,微波磁场会互相加强,消融效率更高,范围更广。

3. **消融手术过程中采取的策略**　①逐步进针,避免对肺组织及膈肌的锐性损伤;②消融针尽量远离膈肌,从低功率开始消融;③消融治疗过程中密切监测膈肌以及肺底组织的改变:一旦膈肌出现增厚、边缘毛糙,或肺底组织出现渗出性改变,应立即停止消融治疗;④进针过程中,若因呼吸运动影响进针,可在进针及扫描时嘱咐患者憋气;⑤必要时可予腹腔内注入 5% 葡萄糖溶液以分离膈肌与肝脏。

病例 41 邻近膈顶肝肿瘤的微波消融

【简要病史】

患者 57 岁,男性,主因"肝癌综合治疗后 3 年余"入院。2016 年 8 月患者无明显诱因出现反酸、嗳气、便秘等不适,查 MRI 示肝右叶多发占位,考虑原发性肝癌(BCLC 分期 B期,CNCL 分期 Ⅱb 期),行腹腔镜下肝癌切除术 + 肝肿瘤微波消融术,术后病理示中分化肝细胞癌。2016 年 10 月复查增强 CT 示肝右后叶多发病灶,考虑肿瘤复发,行多程 TACE+ 肝肿瘤微波消融术,术后恢复可。2019 年 10 月复查 MRI 肝 S7/8 残留肿瘤活性灶。

【诊断】

肝癌综合治疗后 S7/8 肿瘤残留

【治疗方案】

微波消融治疗

【治疗过程及随访】

2019-10-29 上腹部增强 MRI 示肝 S7/8 近膈顶处可见一长约 0.7cm 的小结节影,T_1WI 稍低信号,T_2WI 稍高信号,增强扫描动脉期可见明显强化,门静脉期及平衡期呈稍低信号影,考虑肿瘤残留活性(图 3-3-10)。入院完善相关检查,Child-Pugh 分级 A 级(6 分),PS 评分 0 分。

于 2019-11-11 行 CT 引导下肝肿瘤微波消融术。患者仰卧位,经肺及膈肌穿刺进入肝肿瘤组织中,消融治疗时间功率分别为 50W/4min,消融后局部区域可见低密度影,邻近膈肌及肺组织未见明显异常(图 3-3-11)。

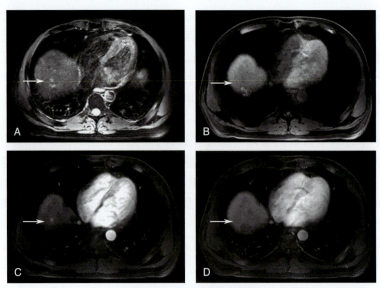

图 3-3-10 术前 MRI 检查
A. T_2WI 图像;B. T_1WI 平扫图像;C. T_1WI 动脉期图像;D. T_1WI 门静脉期图像

2019-12-3 上腹部增强 MRI 示肝 S7/8 近膈顶处可见一异常信号片状影，T_1WI 稍高信号，T_2WI 混杂信号，增强扫描各期未见强化，考虑消融治疗后改变，未见肿瘤活性（图 3-3-12）。

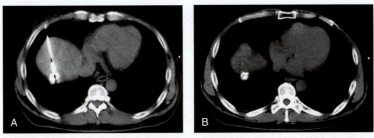

图 3-3-11 CT 引导下肝肿瘤微波消融术
A. 术中布针图；B. 术后即刻 CT 图像

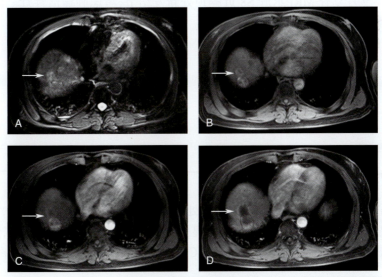

图 3-3-12 术后 MRI 复查
A. T_2WI 图像；B. T_1WI 平扫图像；C. T_1WI 动脉期图像；D. T_1WI 门静脉期图像

【点评】

1. 本病例病灶邻近膈顶。此处肝肿瘤位置较高，穿刺常需经过肺组织以及膈肌，容易出现气胸、出血等并发症。此外消融治疗的热量容易辐射至膈肌以及右侧肺底，对其造成热损伤。因此在这类肿瘤消融的过程中，应当让消融针尽量远离膈肌。本病例病灶较小，长径仅为 0.7cm，在 CT 平扫下可能难以发现病灶，尤其是邻近膈顶区域受呼吸运动影响较大，难以准确定位肿瘤。

2. 肝顶部近膈肌病灶消融通常选用冷冻消融，其消融范围在 CT 平扫时可视性更好，同时对于膈肌的损伤更小。但考虑本病例肿瘤定位难度较大，为避免消融后肿瘤残留，我们选择消融效率更高的微波消融，在安全的前提下获得更大的消融范围。

3. 消融手术过程中采取的策略：①消融针尽量远离膈肌；②尽量采用低功率消融；③在消融过程中，若膈肌出现增厚、边缘毛糙，或肺底组织出现渗出性改变，应立即停止消融治疗；④必要时可通过膈下注射 5% 葡萄糖溶液保护膈肌；⑤在热消融时，当术者认为膈肌损伤无法避免时，可选用冷冻消融或粒子植入术。

病例 42　邻近膈顶肝肿瘤的微波消融

【简要病史】

患者 47 岁，男性，因"肝癌消融治疗后 3 年余"入院。2017 年 8 月患者因乏力不适就诊，查 AFP 15.29ng/mL。上腹部 CT 提示：肝 S5 小结节，考虑肝癌可能性大；肝硬化，肝内多发再生结节。复查 MRI 示肝 S5 小结节，大小约 2.3cm×1.9cm，诊断原发性肝癌（BCLC 分期 A 期，CNLC 分期Ⅰa 期）。2017 年 9 月行肝肿瘤微波消融术，手术过程顺利，术后规律复查。2020 年 9 月复查 MRI 示肝 S8 近膈顶处新发结节，考虑肿瘤活性灶。既往史：慢性乙型病毒性肝炎史（具体不详），未规律治疗。

【诊断】

肝癌消融治疗后复发

【治疗方案】

微波消融治疗

【治疗过程及随访】

2020-9-27 上腹部 MRI 示：肝 S8 近膈顶处新见一直径约 1.2cm 的小结节，T_1WI 稍低信号，T_2WI 稍高信号，增强扫描动脉期可见明显强化，门静脉期及平衡期强化减低，考虑新发肿瘤活性灶（图 3-3-13）。入院完善相关检查，Child-Pugh 分级 A 级（5 分），PS 评分 0 分。

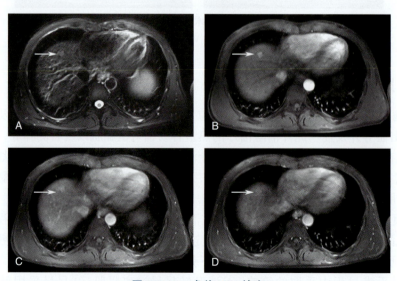

图 3-3-13　术前 MRI 检查

A. T_2WI 图像；B. T_1WI 平扫图像；C. T_1WI 动脉期图像；D. T_1WI 门静脉期图像

于 2020-10-26 行 CT 引导下肝肿瘤微波消融术。患者仰卧位,经肺及膈肌穿刺进入肝肿瘤组织中,消融治疗时间功率分别为 50W/3min,消融后局部区域可见低密度影及少量气化影,邻近膈肌及肺组织未见明显异常(图 3-3-14)。

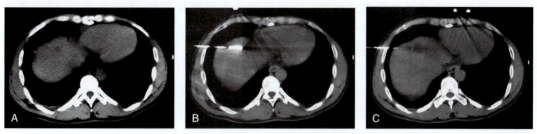

图 3-3-14　CT 引导下肝肿瘤微波消融术
A. 术前 CT 平扫图像;B. 术中布针图;C. 消融术中图像

2020-11-23 上腹部增强 MRI 示肝 S8 近膈顶处见一片状异常信号灶,直径约 17mm×30mm,T_1WI 呈高信号,T_2WI 呈稍高信号,增强后未见明显强化,考虑消融治疗后改变,未见肿瘤活性(图 3-3-15)。

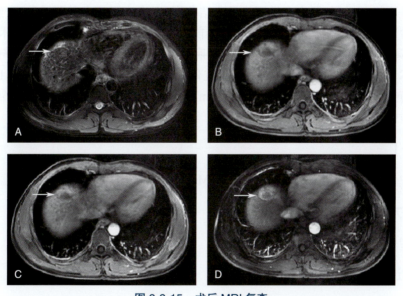

图 3-3-15　术后 MRI 复查
A. T_2WI 图像;B. T_1WI 平扫图像;C. T_1WI 动脉期图像;D. T_1WI 门静脉期图像

【点评】

1. **本病例特点**　本例患者病灶较小,但是靠近膈顶,穿刺常需经过肺组织以及膈肌,增加了气胸以及出血的风险。此外消融治疗的热量容易辐射至膈肌以及右侧肺底,导致膈肌灼伤以及肺内渗出。

2. **消融针的选择**　对于邻近膈顶部位小肝癌的消融,选用射频消融或微波消融均可以,不管选用何种消融方法,在消融过程中应尽量从低功率开始,同时消融针应与膈肌保持一定的安全距离。本病例最终选择了微波消融,采用50W/3min低功率短时间消融,最终消融范围完全覆盖肿瘤,并且膈肌未受到热损伤。

3. **消融手术过程中采取的策略**　①尽量避免穿刺肺及膈肌,若无法避免,则应逐步进针,避免因呼吸运动引起针尖划破膈肌的情况;②当病灶在CT平扫时显示不清时,可行术前增强扫描,明确肿瘤与膈肌之间的关系;③可通过膈下注射5%葡萄糖溶液保护膈肌;④必要时可先行TACE术,再行肝肿瘤消融术;⑤当病灶距离膈肌太近,热消融无法避免损伤膈肌时,可选用冷冻消融术或粒子植入术。本病例选择了仰卧位进行手术,消融针逐步穿刺经过肺组织及膈肌,对肿瘤病灶采取低功率短时间消融,最终安全完成了消融手术。

病例 43　邻近膈顶肝转移瘤的射频消融

【简要病史】

患者男性,59岁,2016年6月因"排便次数增多伴血便2月余"就诊,腹部CT示:直肠中上段管壁不规则增厚,肝内多发团块及小结节影,考虑直肠癌合并肝转移瘤,经2周期新辅助化疗后于2017年6月行"腹腔镜下直肠前切除术+回肠暂时性造口术",术后病理示:(直肠)溃疡型中分化腺癌。2017年9月在全麻下行"右半肝切除术+左肝转移瘤切除术+胆囊切除术",术后予奥沙利铂+西妥昔单抗化疗3周期,化疗后复查上腹部MRI:残肝多发异常结节灶,考虑肝转移瘤。CEA 3.96ng/mL,CA-125 10.15U/mL,CA19-9 1.65U/mL。既往无特殊病史。

【诊断】

直肠中分化腺癌伴肝内多发转移(pT$_3$N$_0$M$_1$ IV期)

【治疗方案】

肝肿瘤射频消融治疗

【治疗过程及随访】

2018-2-8上腹部MRI示:肝S4膈顶近心底部占位,直径分别约1.3cm、2.1cm,T$_1$WI上呈低信号影(图3-3-16A、D),T$_2$WI呈高信号影(图3-3-16B、E)边界清楚,肝胆期呈低信号影(图3-3-16C、F)。入院完善相关检查,Child-Pugh分级A级(5分),PS评分0分。

患者老年男性,直肠癌伴肝转移综合治疗后复发,目前肝内S4膈顶近心底部两个肝转移瘤,符合寡转移瘤,经MDT讨论,考虑行肝转移瘤射频消融治疗。2018-2-23行CT引导下肝转移瘤射频消融术。患者仰卧位,定位CT平扫示S4膈顶近心底部两个低密度转移灶(图3-3-17A、D)。以14G射频电极(RITA XL)于右季肋部逐步进针达S4转移灶右缘,展针2.5cm,设定功率150W、靶温105℃,有效消融时间5.5min;重复上述步骤,消融S4另一病灶

（图 3-3-17B、E）。术毕撤针，术后可见混杂密度消融灶覆盖原病灶。未见气胸、心包出血、腹腔出血等并发症（图 3-3-17C、F）。

　　肝转移瘤射频消融术后 2 月余（2018-4-17）复查上腹部 MRI：肝 S4 近心底部病灶呈射频消融术后改变，增强扫描各期均未见明显强化（图 3-3-18）。

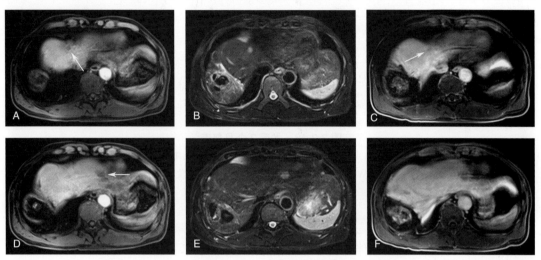

图 3-3-16　术前 MRI 检查
A、D. T₁WI 平扫图像；B、E. T₂WI 图像；C、F. T₁WI 肝胆期图像

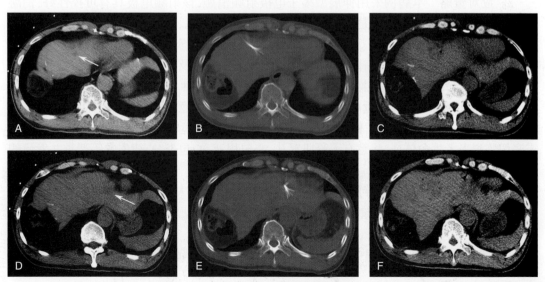

图 3-3-17　CT 引导下肝转移瘤射频消融术
A、D. 术前定位图像；B、E. 术中布针图；C、F. 术后即刻 CT 图像

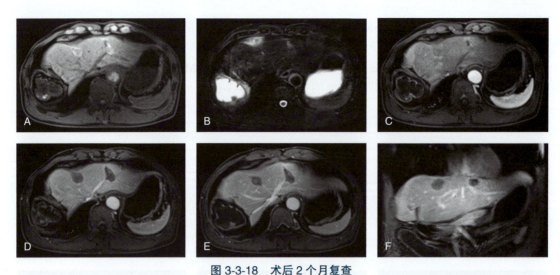

图 3-3-18   术后 2 个月复查
A. T_1WI 平扫图像;B. T_2WI 图像;C. T_1WI 动脉期图像;D. T_1WI 门静脉期图像;
E. T_1WI 平衡期图像;F. T_1WI 平衡期冠状位图像

【点评】

1. **本病例特点**   直肠癌伴肝转移综合治疗后(外科手术 + 化疗 + 靶向治疗)新发两个寡转移灶,病灶位于肝 S4 膈顶邻近心底部,患者无法再次耐受外科手术切除,局部消融治疗是合适的方法。对于肝 S4 膈顶邻近心底部转移瘤,影像引导下穿刺及消融过程中存在膈肌热损伤、心包出血、心律失常甚至出现心脏压塞、心肌损伤等严重并发症的可能,术者需具备丰富的消融手术经验。

2. **应对策略**   本病例采用伸展型多子电极射频消融,该射频电极具有可控性好,消融范围精确呈球形,展针后可清楚显示射频子电极与病灶、膈肌、心包的空间关系,确保射频子电极与膈肌、心包的安全距离。同时进针入路选择经正常肝实质自足侧朝头侧长入路步进式穿刺,避免直接穿刺肿瘤及肺组织损伤导致肿瘤破裂出血及血气胸,同时消融过程中密切监测患者的生命体征,治疗上兼顾肿瘤消融的安全性及彻底性,取得良好的疗效。

3. **肝 S4a 或 S8 膈顶邻近心底部肝肿瘤消融时**   需注意兼顾肿瘤消融彻底性及安全性,必要时可采用人工辅助技术如人工腹水、人工气腹或腔镜辅助下消融治疗,术中及术后需密切监测患者生命体征,注意有无膈肌穿孔、心包积液、心包炎、心律失常等严重并发症的发生。

4. **结直肠癌综合治疗后伴肝寡转移患者**   根据国内外各大指南推荐,可积极行肝寡转移病灶局部治疗如外科手术、消融等,以尽可能达到 NED 状态,使患者得到更大的临床获益。

病例 44   CT 引导下右膈顶外生型肝癌的射频消融

【简要病史】

患者女性,68 岁,2017 年因消化道出血,查上腹部 CTV 示:肠系膜上静脉、门静脉主干血栓形成；右肝膈顶处占位，考虑小肝癌。2017-9-20 行颈内静脉肝内门腔静脉分流术，术后于 2017-9-29 行肝动脉插管化疗栓塞术。既往史：慢性乙型病毒性肝炎肝硬化 10 余年，予恩替卡韦治疗。

【诊断】

原发性肝癌（BCLC 分期 A 期，CNLC 分期Ⅰa 期）

【治疗方案】

射频消融治疗

【治疗过程及随访】

2017 年 8 月上腹部 CT 示：TIPS 术后改变，右肝 S7/8 交界处可见一结节状低密度影（图 3-3-19A），大小约 2.6cm×3.0cm，病灶位于膈顶，部分呈外生型，增强扫描呈"快进快出"改变（图 3-3-19B~F），考虑原发性肝癌。患者为老年女性，原发性肝癌，单发病灶位于膈顶，肝功能 B 级，消化道出血 TIPS 治疗后，经 MDT 讨论建议行局部消融治疗。

2017-11-17 行 CT 引导下肝癌射频消融术。患者取仰卧位，先行 CT 定位 CT 平扫示：肝 S7/8 交界处病灶呈结节状低密度影突向包膜外（图 3-3-20A）。体表标记、常规消毒、铺巾、局麻、贴电极片后，在 CT 引导下以 14G 射频电极（RITA，XL）于右季肋部逐步进针，进针路径采取足侧向头侧倾斜入路，避开肋膈角，穿刺至病灶前缘（图 3-3-20B），展针 3.0cm（图 3-3-20C），设定功率 150W、靶温 105℃，有效消融时间 5.5min；调整消融位点，反复消融该病灶 3 次（图 3-3-20D、E）。术毕撤针，行术后扫描，可见混杂密度消融灶覆盖原病灶（图 3-3-20F），肝包膜下见少量积液，未见气胸、出血等并发症。

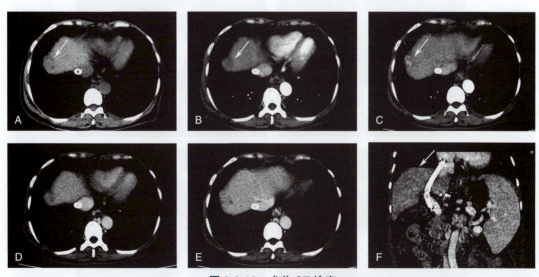

图 3-3-19　术前 CT 检查
A. CT 平扫图像；B~F. CT 增强图像

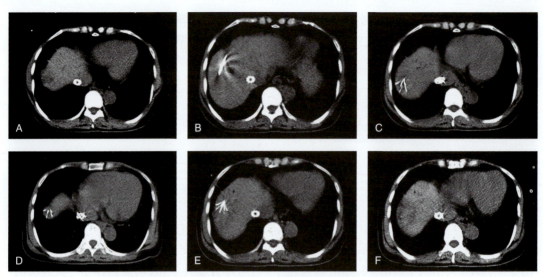

图 3-3-20 CT 引导下肝癌射频消融术

A. 术前定位图像;B~E. 术中布针图;F. 术后即刻 CT 图像

2018-1-22 术后 2 个月复查上腹部 CT 示:右肝 S7/8 膈顶区消融灶呈不均匀低密度改变(图 3-3-21A),边界清楚,增强扫描各期均无明显强化(图 3-3-21B、C),考虑肿瘤完全消融。右肝包膜下见少量积液,未见明显膈肌损伤、穿孔等表现(图 3-3-21D)。

2019-12-19 术后 2 年复查上腹部 CT 示:肝 S7/8 膈顶区消融灶仍呈低密度改变,范围较前明显缩小(图 3-3-22A),界清,增强扫描各期均无明显强化(图 3-3-22B~D)。肝内未见明显新发病灶。

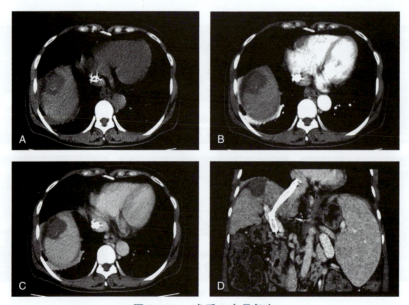

图 3-3-21 术后 2 个月复查

A. CT 平扫图像;B. CT 动脉期图像;C. CT 门静脉期图像;D. CT 门静脉期冠状位图像

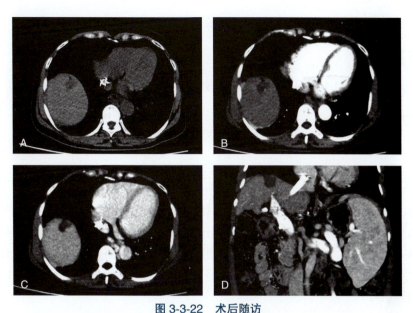

图 3-3-22　术后随访

A. CT 平扫图像；B. CT 动脉期图像；C. CT 门静脉期图像；D. CT 门静脉期冠状位图像

【点评】

1. **本病例特点**　老年女性，肝功能 B 级，原发性肝癌，单发病灶位于肝 S7/8 膈顶交界区，呈外生型，与膈肌关系密切，血供较丰富，外科手术切除、腔镜辅助下消融治疗或肝移植是可靠的治疗选择。但该患者高龄，肝硬化门静脉高压明显，近期行 TIPS 治疗食管胃底静脉曲张破裂出血，无法再耐受外科手术切除，影像引导下穿刺及消融过程中存在膈肌热损伤，甚至出现穿孔，肿瘤破裂出血、种植转移等严重并发症的可能，需具备丰富的消融手术经验，对于消融医师提出较大的挑战。

2. **应对策略**　穿刺路径及消融器械的选择是本病例消融治疗成功的关键。

（1）本例患者应先行 TACE 治疗控制肿瘤、减少肿瘤的血供，同时选择经剑突下自足侧向头侧倾斜、长入路经正常肝实质穿刺进针，避免直接穿刺肿瘤及肺组织损伤导致肿瘤破裂出血及血气胸。

（2）该病例采用伸展型多子电极射频作为消融器械，主要考虑到射频消融可控性更好，在未采用人工辅助技术情况下，对于风险较大的膈顶外生型病灶安全性更好，同时对于外生型肿瘤可以更方便地通过调整射频子电极展针方向多位点叠加消融来完全覆盖肿瘤，实现肿瘤完全消融，兼顾肿瘤消融彻底性及安全性。

病例 45　CT 引导下人工腹水辅助膈顶外生型肝癌的微波消融

【简要病史】

患者男性，75 岁，2019 年 5 月体检发现肝占位，行上腹部 MRI 示：肝 S4 结节影，考虑肝癌。查 AFP：15.9ng/mL。上腹部 CT 示：肝左内叶膈顶处占位，大小约 2.5cm×2.7cm，考虑肝细胞癌。既往史：慢性乙型病毒性肝炎 10 余年，未予治疗。

【诊断】

原发性肝癌（BCLC 分期 A 期，CNLC 分期 Ⅰa 期）

【治疗方案】

微波消融治疗

【治疗过程及随访】

2019-5-23 上腹部 CT 示：肝 S4 膈顶处占位，大小约 2.5cm×2.7cm，CT 平扫呈稍低密度（图 3-3-23A），边界清楚，增强扫描呈"快进快出"改变，实质期可见假包膜影，病灶呈外生型（图 3-3-23B~D），考虑原发性肝癌。入院完善相关检查，Child-Pugh 分级 A 级（5 分），PS 评分 0 分。老年男性患者，肝 S4 膈顶外生型小肝癌，患者及家属拒绝外科手术，经 MDT 讨论，考虑行微波消融治疗。

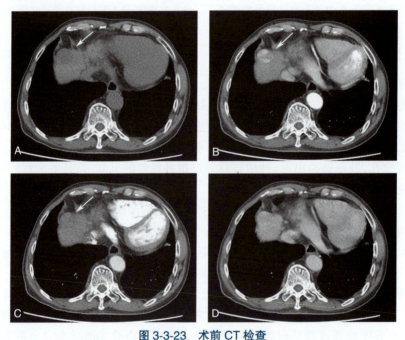

图 3-3-23　术前 CT 检查

A. CT 平扫图像；B. CT 动脉期图像；C. CT 门静脉期图像；D. CT 平衡期图像

2019-5-24 行人工腹水辅助 CT 引导下肝癌微波消融术，患者取仰卧位，定位 CT 扫描示 S4 膈顶外生型低密度病灶，紧贴膈肌（图 3-3-24A）。以 17G 穿刺针经皮逐步进针至右肝前间隙，注入生理盐水 150mL，隔离肝 S4 病灶与膈肌（图 3-3-24B）。人工腹水隔离成功后，选择剑突下进针，以 15G 微波消融天线经足侧向头侧斜行逐步进针至肝 S4 病灶远端（图 3-3-24C~E，E 为沿针道长轴重建的斜矢状位图像），布针满意后，行微波消融治疗 55W/6min。后调整消融位点，再次消融 55W/6min。术后扫描可见混杂密度消融灶影覆盖原病灶,未见明显气胸、出血、膈肌损伤等并发症(图 3-3-24F)。

微波消融术后 1 个月复查上腹部 MRI 示:肝 S4 病灶呈微波消融术后改变,T$_2$WI 上消融灶呈等 - 低信号,T$_1$WI 上呈环样高信号,可见 "靶征",增强扫描各期均未见明显强化,考虑肿瘤完全消融。冠状位显示膈肌未见明显损伤表现(图 3-3-25)。

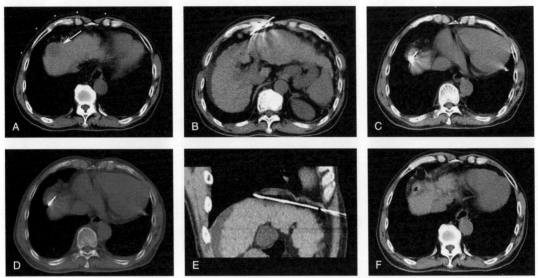

图 3-3-24　人工腹水辅助 CT 引导下肝癌微波消融术
A. 术前定位图;B~E. 术中布针图;F. 术后即刻 CT 图像

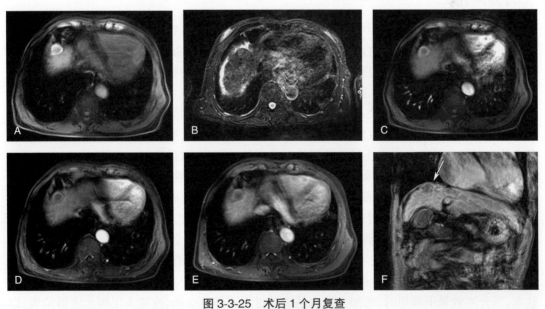

图 3-3-25　术后 1 个月复查
A. T$_1$WI 平扫图像;B. T$_2$WI 图像;C. T$_1$WI 动脉期图像;D. T$_1$WI 门静脉期图像;
E. T$_1$WI 平衡期图像;F. T$_1$WI 平衡期冠状位图像

微波消融术后 3 个月复查上腹部 MRI 示：肝 S4 病灶呈微波消融术后改变，消融灶范围较前稍有缩小，增强扫描各期均未见明显强化，考虑肿瘤完全消融。肝内未见明显新发病灶（图 3-3-26）。

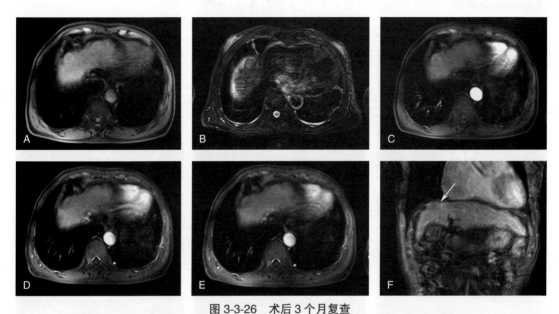

图 3-3-26 术后 3 个月复查
A. T$_1$WI 平扫图像；B. T$_2$WI 图像；C. T$_1$WI 动脉期图像；D. T$_1$WI 门静脉期图像；
E. T$_1$WI 平衡期图像；F. T$_1$WI 平衡期冠状位图像

【点评】

1. **本病例特点** 肝 S4 小肝癌呈外生型，位于膈顶，与膈肌关系密切，外科手术或腔镜辅助下消融治疗是可靠的治疗选择。但该患者高龄，肝硬化明显，拒绝外科手术切除，影像引导下穿刺及消融过程中存在膈肌热损伤，甚至出现穿孔，肿瘤破裂出血、种植转移等严重并发症的可能，需术者具备丰富的消融手术经验。

2. **应对策略** 本例患者采用人工腹水辅助技术，选择性分离肝脏及膈肌，大大降低了膈肌损伤、穿孔等严重并发症的发生，同时选择经剑突下长入路经正常肝实质穿刺进针，避免直接穿刺肿瘤及肺组织损伤导致肿瘤破裂出血及血气胸，取得良好的疗效。

3. **对于特殊部位肿瘤消融时，需注意兼顾肿瘤消融彻底性及安全性** 如膈顶病灶消融时，为避免损伤膈肌，宜选择低功率、长时间的消融参数，必要时多位点、分次消融或采用人工腹水隔离等辅助技术，同时术中可实时扫描进行消融动态监测。非轴位进针穿刺过程中可利用多方位重建成像明确消融针与病灶及重要组织结构的空间关系。对于外生型富血供肝癌，消融前行 TACE 治疗也可起到减少肿瘤破裂出血、提高消融疗效的作用。

4. **人工腹水技术技巧** 可腹腔置管或穿刺针直接穿刺入需分离区域注入适量的生理盐水，当分离效果不理想时，可加大注水量或通过不同体位变换，改变人工腹水潴留位置，以达到理想的分离效果。

第四节　邻近心脏肝肿瘤的消融治疗

心脏斜着位于胸腔中纵隔内,其下缘介于膈面与胸肋面之间。消融治疗邻近心脏的肝肿瘤,应避免穿刺损伤心包、心肌,同时警惕消融对心脏正常节律的干扰。

对于邻近心脏的肝肿瘤进行消融治疗可以采用经胸骨旁或者肋骨下路径进针,尽量远离心脏。术中采用薄层增强扫描明确心脏边缘与肿瘤的关系;渐进式进针,明确消融天线走向。必要时可以采用人工胸水或者腹水辅助,隔离心脏与肝肿瘤,以降低并发症的发生。

病例 46　邻近心脏肝转移瘤的微波消融术

【简要病史】

患者女性,67 岁,主因"结肠癌术后肝转移 3 年余"入院。患者 2013 年 5 月无诱因出现腹胀、纳差,考虑"慢性胃炎",予对症治疗,后上述症状进行性加重,2013 年 7 月在当地行肠镜检查示升结肠癌,行升结肠癌根治术,术后定期复查。2013 年 10 月复查 CT 示肝内多发结节灶,考虑结肠癌肝内寡转移,后行多程肝肿瘤微波消融术,并定期复查。2016 年 9 月复查 MRI 示肝 S4、S4/8 多发结节,部分融合,大者约 2.1cm×2.5cm,考虑转移瘤。

【诊断】

结肠癌术后肝转移

【治疗方案】

肝肿瘤微波消融治疗

【治疗过程及随访】

2016-9-21 上腹部增强 MRI 示:肝 S4、S4/8 交界区见多发结节状异常信号,较大者 2.1cm×2.5cm,部分融合,T_1WI 呈不均匀稍低信号,T_2WI 呈稍高信号,增强扫描环形强化,考虑转移瘤(图 3-4-1)。入院完善相关检查,Child-Pugh 分级 A 级(5 分),PS 评分 0 分。

2016-9-26 行 CT 引导下肝肿瘤微波消融术。患者仰卧位,由足侧向头侧进针到达肿瘤区域,消融治疗时间功率为 60W/5min,退针 2cm 后继续行 60W/5min 消融,以保证肿瘤达到完全灭活(图 3-4-2)。手术过程顺利,患者安返病房,术后未诉明显不适。

2016-11-10 上腹部增强 MRI 示:肝 S3、S4、S4/8 见团块状异常信号灶,边界欠清,T_1WI 呈等/稍高信号,T_2WI 呈混杂信号,增强扫描各期未见明确强化,考虑消融治疗后改变,未见肿瘤活性(图 3-4-3)。

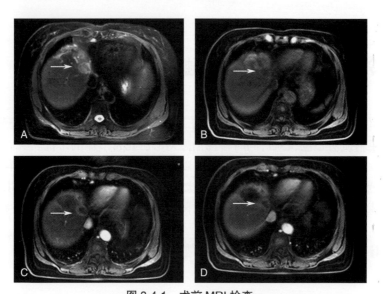

图 3-4-1   术前 MRI 检查

A. T_2WI 图像；B. T_1WI 平扫图像；C. T_1WI 动脉期图像；D. T_1WI 门静脉期图像

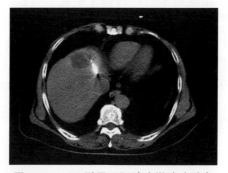

图 3-4-2   CT 引导下肝肿瘤微波消融术

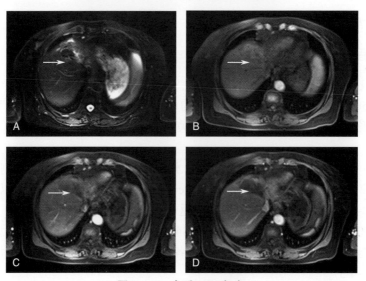

图 3-4-3   术后 MRI 复查

A. T_2WI 图像；B. T_1WI 平扫图像；C. T_1WI 动脉期图像；D. T_1WI 门静脉期图像

【点评】

1. **本病例特点**　本例患者的肿瘤邻近心脏及膈顶,肿瘤部位受到心脏跳动及呼吸运动影响较大,进针过程中可能出现肺组织、膈肌、心脏或心包的锐性损伤,严重者可出现生命危险;在消融过程中,热量辐射至邻近膈肌或心包,严重者可能造成膈肌穿孔、出血、心包炎等。

2. **消融针的选择**　对于邻近心脏的肝肿瘤,考虑射频消融可能对于心脏节律有影响,通常会选用微波消融。对于部分较为危险或微波消融不适合的病例,可选用冷冻消融治疗或粒子植入术。

3. **消融手术过程中采取的策略**　①选择合理的进针路线,逐步进针,避免针尖对于邻近组织的锐性损伤;②当病灶位置显示欠清时,可采用薄层增强扫描并嘱咐患者憋气扫描,明确病灶与心脏及膈顶的位置关系;③可采用无接触消融或偏心消融的方法,必要时可通过人工腹水或者人工胸水等技术隔离心脏。

病例 47　邻近心脏肝肿瘤的微波消融

【简要病史】

患者男性,42 岁,2011 年 8 月喝酒后突发右上腹疼痛不适于医院就诊,查上腹部 CT 示肝右叶原发巨块型肝癌,肝内多发子灶(BCLC 分期 B 期,CNCL 分期 Ⅱb 期)。2011 年 8 月—2016 年 11 月行多程 TACE 序贯肝肿瘤消融术,肿瘤控制良好。2017 年 3 月复查 MRI 示肝 S2 消融灶边缘结节灶,考虑肿瘤活性灶。既往史:慢性乙型病毒性肝炎 10 余年,未规律诊治。

【诊断】

原发性肝癌介入治疗后复发

【治疗方案】

肝肿瘤微波消融治疗

【治疗过程及随访】

2017-3-17 上腹部增强 MRI 示:肝 S2 见一片状异常信号灶,长径约 2.8cm,呈消融后改变;边缘见结节灶,直径约 2.3cm,T_1WI 呈低信号,T_2WI 呈稍高信号,增强扫描动脉期明显强化,门静脉期、平衡期消退,考虑为肿瘤活性灶(图 3-4-4)。入院完善相关检查,Child-Pugh 分级 A 级(5 分),PS 评分 0 分。

2017-4-10 行 CT 引导下肝肿瘤微波消融术。患者仰卧位,消融针经皮肤穿刺逐步进针,邻近肝肿瘤时须多次扫描明确消融针与心脏之间的距离,到达肿瘤组织内后对肿瘤区域行消融治疗,消融治疗功率时间为 60W/10min,术后复扫 CT 未见明显异常(图 3-4-5)。

2017-5-15 上腹部增强 MRI 示：肝 S2 见一片状异常信号灶，范围约 2.0cm×3.4cm，边界尚清，T_1WI 病灶中央呈不均匀高信号，边缘呈等信号，T_2WI 呈稍低、稍高混杂信号，增强扫描未见明确强化，考虑消融术后改变，未见肿瘤活性（图 3-4-6）。

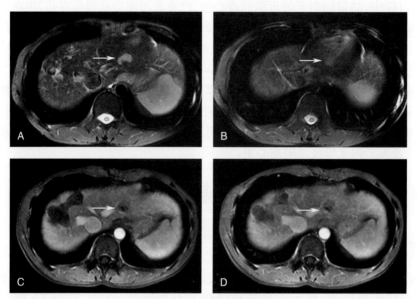

图 3-4-4 术前 MRI 检查
A. T_2WI 图像；B. T_1WI 平扫图像；C. T_1WI 动脉期图像；D. T_1WI 门静脉期图像

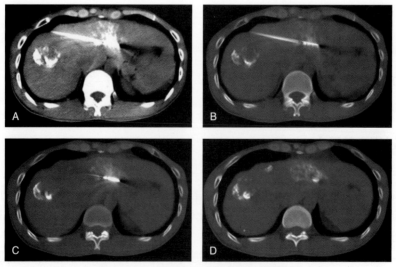

图 3-4-5 CT 引导下肝肿瘤微波消融术
A~D. 术中布针图像

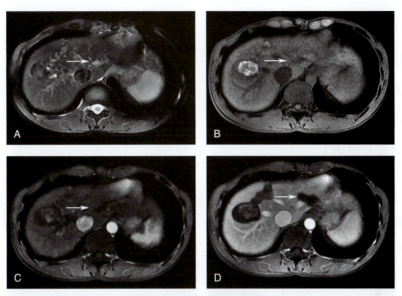

图 3-4-6　术后 MRI 复查

A. T_2WI 图像；B. T_1WI 平扫图像；C. T_1WI 动脉期图像；D. T_1WI 门静脉期图像

【点评】

1. **本病例特点**　本例患者病灶位于心脏足侧，紧贴心脏，具有一定的消融难度及风险。在 CT 引导下进针时，受到呼吸运动及心脏跳动的影响，针尖可能偏离规划的路径，造成膈肌甚至心包或心脏的针刺伤。同时心脏大量血流造成的热沉降效应可能导致消融不完全，肿瘤活性残留。

2. **消融针的选择**　紧邻心脏的病灶消融时需慎用射频消融，其可能对心脏正常节律存在干扰，同时本病例受到心脏热沉降效应较为明显，因此选用了消融效率更高的微波消融，在安全的前提下以达到完全消融。

3. **消融手术过程中采取主要策略**　①采用薄层扫描，明确病灶与心脏之间的位置关系；②经肋骨下路径，通过循序渐进的进针方式，保持针尖与心脏 0.5~1.0cm 的安全距离，穿刺进入肿瘤组织足侧；③考虑消融针位于肿瘤足侧及心脏的热沉降效应，选用较高功率及较长时间的微波消融（60W/10min），以保证消融范围覆盖肿瘤。

病例 48　邻近心脏肝转移瘤的微波消融

【简要病史】

患者女性，58 岁，2009 年 2 月因左乳肿物于医院就诊，确诊乳腺癌并行左乳腺癌改良根治术，术后病理示浸润性导管癌 Ⅱ 级。术后行 6 程化疗。随后定期复查，2011 年 7 月增强 CT 示：肝多发病变，考虑转移瘤。后行多程化疗 + 内分泌 + 肝转移瘤消融术，肝内转移病灶控制良好，并定期复查。2016 年 4 月复查 MRI 示：肝 S4 新发转移瘤。

【诊断】

乳腺癌术后肝转移（$pT_1N_0M_1$ Ⅳ期）

【治疗方案】

肝肿瘤微波消融治疗

【治疗过程及随访】

2016-4-21 上腹部增强 MRI 示：肝 S4 见一结节，边界清，大小约 1.0cm×1.4cm，T_1WI 低信号，T_2WI 稍高信号，增强扫描不均匀强化，考虑转移瘤（图 3-4-7）。肝 S7 病灶呈消融术后改变，未见明确肿瘤活性。入院完善相关检查，Child-Pugh 分级 A 级（5 分），PS 评分 0 分。

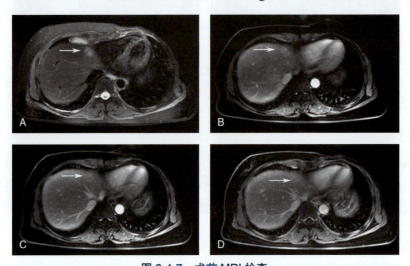

图 3-4-7   术前 MRI 检查

A. T_2WI 图像；B. T_1WI 平扫图像；C. T_1WI 动脉期图像；D. T_1WI 门静脉期图像

2016-5-13 行 CT 引导下肝肿瘤微波消融术。患者仰卧位，消融针经肺及膈肌穿刺进入肝肿瘤组织，采取逐步进针，密切关注消融针与心包之间距离（图 3-4-8），消融治疗时间功率为 50W/9min。

2016-7-10 上腹部增强 MRI 示：肝 S4 见一不规则异常信号灶，大小约 1.6cm×2.3cm，边界清晰，T_1WI 呈稍高信号，T_2WI 呈混杂信号，增强扫描动脉期、门静脉期及平衡期未见明显异常强化，考虑消融术后改变，未见肿瘤活性残留（图 3-4-9）。

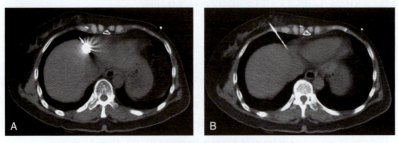

图 3-4-8   CT 引导下肝肿瘤微波消融术

A、B. 术中布针图

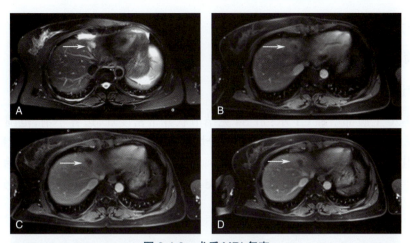

图 3-4-9　术后 MRI 复查

A. T_2WI 图像；B. T_1WI 动脉期图像；C. T_1WI 门静脉期图像；D. T_1WI 平衡期图像

【点评】

1. **本病例特点**　本例患者病灶邻近心脏及肝静脉分支，进针过程中可能对心脏及肝静脉造成直接损伤。同时心脏及肝静脉内血流丰富，热沉降效应明显，邻近肿瘤消融术后残留复发率高。

2. **消融针的选择**　对于邻近心脏及大血管部位肝肿瘤的消融，考虑到热沉降效应，一般情况下推荐使用微波消融，相比射频消融而言，其升温速度快、受血流影响小，可以减少消融术后残留复发率。本病例病灶较小，长径为 1.4cm，且靠近肝包膜，为减少对于肝包膜的热损伤，最终选用低功率进行消融。

3. **消融手术过程中采取的策略**　①平行血管及心脏进针，同时也要警惕胸廓内动脉损伤及气胸的发生；②为避免消融过程中热量辐射对于肝表面穿刺点的热损伤，术者选用低功率进行消融；③若位置较为危险，不适合进行热消融时，可选用冷冻消融治疗或粒子植入术。

病例 49　邻近心脏肝肿瘤的微波消融术

【简要病史】

患者女性，65 岁，2015 年 12 月患者体检 B 超发现肝占位，考虑肝癌可能性大。进一步复查 AFP 2 103ng/mL，上腹部 CT：肝 S5/8、S4 分别见一团块状肿物及结节，考虑肝癌合并子灶可能性大，诊断原发性肝癌。2015 年 12 月至 2016 年 12 月行多程 TACE 术 + 肝肿瘤消融术，术后恢复可。2017 年 4 月复查 CT 示肝 S4 结节灶，考虑肿瘤残留活性。

【诊断】

原发性肝癌介入治疗后

【治疗方案】

肝肿瘤微波消融治疗

【治疗过程及随访】

2017-4-20 上腹部增强 CT 示：肝 S4 见结节状异常密度灶，边界不清，范围约 1.8cm×3.3cm，可见不规则碘油沉积，非碘油沉积部分增强扫描后动脉期稍强化，门静脉期及平衡期强化稍减退，考虑肿瘤残留活性（图 3-4-10）。肝 S5/8、S8、S4、S2 病灶，呈介入治疗后改变，未见明确肿瘤活性。入院完善相关检查，Child-Pugh 分级 A 级（6 分），PS 评分 0 分。

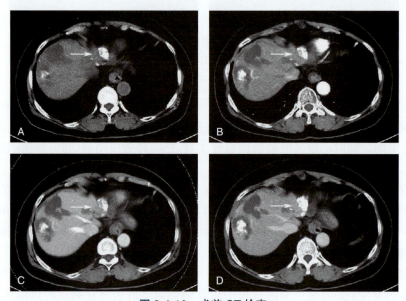

图 3-4-10　术前 CT 检查

A. CT 平扫图像；B. CT 动脉期图像；C. CT 门静脉期图像；D. CT 平衡期图像

2017-4-24 行 CT 引导下肝 S4 肿瘤微波消融术。患者仰卧位，消融针经皮肤穿刺逐步进入肝肿瘤组织内，手术过程中注意消融针与心脏、胃壁之间的距离（图 3-4-11）。消融治疗功率 / 时间分别为 50W/8min，术后患者未诉明显不适，复扫 CT 未见明显异常。

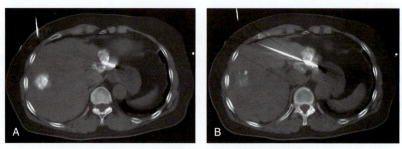

图 3-4-11　CT 引导下肝肿瘤微波消融术

A、B. 术中布针图像

2017-5-31 上腹部增强 MRI 示，肝 S4 见团块状、结节状异常信号灶，范围约 4.1cm×5.5cm，T_1WI 呈高、低混杂信号，T_2WI 呈低、稍高混杂信号，增强扫描各期未见明显强化，考虑消融术后改变，未见肿瘤活性残留（图 3-4-12）。

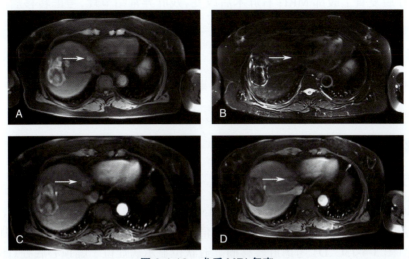

图 3-4-12　术后 MRI 复查
A. T_1WI 图像；B. T_2WI 平扫图像；C. T_1WI 动脉期图像；D. T_1WI 门静脉期图像

【点评】

1. **本病例特点**　本例患者病灶紧邻心脏，在进行消融治疗时，应避免穿刺损伤心脏、心包，同时警惕消融过程中对心脏正常节律的干扰。此外病灶还靠近肝包膜及胃壁，消融过程如不注意容易对其造成热损伤，严重者可出现胃穿孔。

2. **消融针的选择**　射频消融的原理为离子的振动摩擦产热，患者需要贴电极片，当射频针离心脏较近时，消融过程中电流回路可能对心脏正常节律出现干扰，因此本病例选用了对于节律无影响的微波消融。但微波消融过程中应注意消融针与心脏、包膜及胃壁之间的距离，避免对其造成热损伤。

3. **消融手术过程中采取主要策略**　①选择合理的进针路线：经胸骨旁或者肋骨下路径。②术中采用薄层增强扫描，明确肿瘤与心脏边缘、包膜及胃壁的关系。③采取循序渐进的进针方式。④优先选用静脉麻醉。⑤消融过程中多次扫描观察邻近组织密度变化，一旦怀疑热损伤，应立即停止消融。⑥必要时采用人工腹水或者人工胸水技术隔离正常组织。

病例 50　MRI 引导下心底部转移瘤射频消融术

【简要病史】

患者中年男性，2016 年 6 月因 "排便次数增多 8 年余，伴血便 2 月余" 就诊福建省立医院，上腹部 CT 示：直肠中、上段部分管壁不规则增厚，考虑直肠癌；肝 S8 巨大占位病变，考虑转移瘤,肝 S2、S5 包膜下小结节影,考虑转移瘤,诊断"直肠恶性肿瘤伴肝转移"。经 2 周期化疗后行"腹腔镜下直肠癌切除术",术后病理示:(直肠)溃疡型中分化腺癌伴坏死,侵及浆膜下纤维脂肪组织。2016 年 9 月在全麻下行"右肝转移瘤切除术",术后多次化疗 + 靶向治疗,化疗后复查上腹部 MRI:右肝术后改变,残肝异常结节灶,考虑转移瘤。既往史无特殊。

【诊断】

直肠中分化腺癌伴肝内转移(pT$_3$N$_0$M$_1$ Ⅳ期)

【治疗方案】

肝转移瘤射频消融治疗

【治疗过程及随访】

2018-10-21 上腹部 MRI 示:肝 S4 膈顶心底处占位,大小约 1.4cm × 1.5cm,T$_1$WI 呈结节状低信号影(图 3-4-13A),T$_2$WI 呈稍高、高信号影(图 3-4-13B),边界清楚,增强扫描呈环形明显强化(图 3-4-13C、D),考虑肝转移瘤。冠状位显示病灶位于膈顶心底处(图 3-4-13F)。入院完善相关检查,Child-Pugh 分级 A 级(5 分),PS 评分 0 分,无明显手术禁忌证。患者老年男性,直肠癌伴肝转移综合治疗后,肝 S4 膈顶邻近心底部寡转移瘤,经 MDT 讨论,考虑行射频消融治疗。

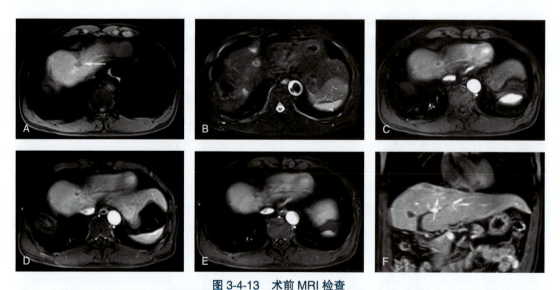

图 3-4-13　术前 MRI 检查

A. T$_1$WI 平扫图像;B. T$_2$WI 图像;C. T$_1$WI 动脉期图像;D. T$_1$WI 门静脉期图像;

E. T$_1$WI 平衡期图像;F. T$_1$WI 平衡期冠状位图像

2018-11-6 行 MRI 引导下肝转移瘤射频消融术。患者仰卧位,fsT$_1$WI 序列 MRI 定位平扫示肝 S4 转移瘤紧贴膈肌及心底部(图 3-4-14A),以 14G MRI 兼容性射频电极于右季肋部自足侧向头侧倾斜进针达肝 S4 病灶旁(图 3-4-14B),展针 2.5cm,沿着射频电极长轴斜矢状位扫描清楚显示射频子电极与膈肌及心包三维空间关系(图 3-4-14C),确定安全距离后,设定功率 150W、靶温 105℃,有效消融时间 5.0min。术毕撤针,术后 MRI 扫描可见 T_1WI 上高信号覆盖原病灶,呈"靶征",未见膈肌及心包损伤等并发症(图 3-4-14D)。

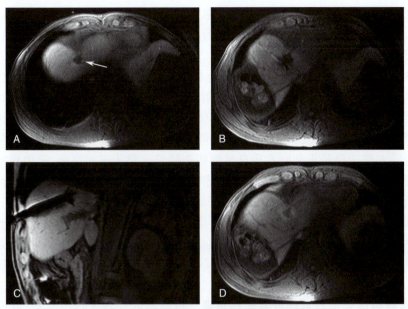

图 3-4-14　MRI 引导下肝转移癌射频消融术

A. 术前定位图;B、C. 术中布针图;D. T_1WI 术后即刻图像

2019-1-24 射频消融术后 2 个月复查上腹部 MRI 示:肝 S4 病灶呈射频消融术后改变,未见明显强化,考虑病灶完全消融(图 3-4-15)。

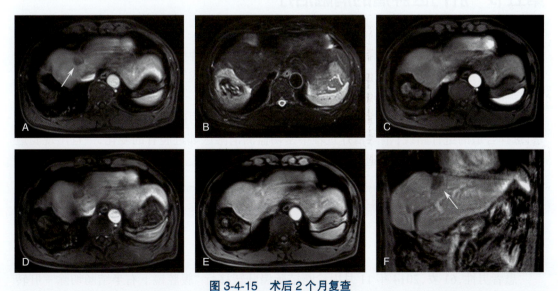

图 3-4-15　术后 2 个月复查

A. T_1WI 平扫图像;B. T_2WI 图像;C. T_1WI 动脉期图像;D. T_1WI 门静脉期图像;

E. T_1WI 平衡期图像;F. T_1WI 平衡期冠状位图像

【点评】

1. **本病例特点**　直肠癌伴肝转移综合治疗后新发单个转移灶,病灶位于肝 S4 膈顶邻近心底部,患者无法再次耐受外科手术切除,选择行影像引导下热消融治疗。对于肝 S4 膈顶邻近心底部转移瘤,影像引导下穿刺及消融过程中存在膈肌热损伤、心包出血、心律失常甚至出现心脏压塞、心肌损伤等严重并发症的可能,需具备丰富的消融手术经验,对于消融医师提出较大的挑战。

2. **应对策略**　本病例采用伸展型多子电极射频消融,该射频电极具有可控性好,消融范围精确呈球形,同时本病例采用 MRI 引导射频消融治疗,具有无电离辐射、软组织分辨力高、任意方位成像、术后即刻疗效评价精准等优势,展针后沿射频电极长轴斜矢状位扫描可清楚显示射频子电极与病灶、膈肌、心包的空间关系,确保射频子电极与膈肌、心包的安全距离。同时进针入路选择经正常肝实质自足侧朝头侧长入路步进式穿刺,避免直接穿刺肿瘤及肺组织损伤导致肿瘤破裂出血及血气胸,同时消融过程中密切监测患者的生命体征,治疗上兼顾肿瘤消融的安全性及彻底性,取得良好的疗效。

3. **S4a 或 S8 邻近心底部肝肿瘤消融**　需注意兼顾肿瘤消融彻底性及安全性,必要时可采用人工辅助技术如人工腹水、人工气腹或腔镜辅助下消融治疗,术中及术后需密切监测患者生命体征,注意有无膈肌穿孔、心包积液、心包炎、心律失常等严重并发症的发生。

4. **结直肠癌综合治疗后伴肝寡转移患者**　根据国内外各大指南推荐,可积极行肝寡转移瘤局部治疗如外科手术、消融等,以尽可能达到 NED 状态,使患者得到更大的临床获益。

第五节　肝门区肿瘤的消融治疗

肝门区富含大血管及胆管,肝门区肝肿瘤(如 Klatskin 肿瘤)消融治疗过程中容易损伤周边的管道系统,从而出现出血、感染、胆汁瘤、胆道梗阻形成等并发症;同时消融治疗易受到血流的影响,造成消融不彻底,术后残留复发率高。

对肝门区肿瘤行消融治疗时,术前应行增强 CT 扫描,明确肿瘤与周围血管、胆管的关系,选择合适的进针路线;消融治疗过程中密切监测消融区邻近胆管的变化,一旦出现胆道积气应该及时停止消融治疗,避免进一步损伤胆道。

病例 51　邻近肝门区肝转移瘤的微波消融

【简要病史】

患者男性,61 岁,2014 年 11 月因诊断结肠癌肝转移行"腹腔镜下右半结肠切除 + 肝转移瘤切除术",术后规律复查。2014 年 12 月复查肝脏 MRI 示:肝 S6 新发转移瘤,行微波消融术。2014 年 12 月至 2015 年 5 月行 FOLFOX 方案(奥沙利铂 140mg + 亚叶酸钙 600mg +

5-FU 4500mg）辅助化疗 10 疗程。2015 年 6 月至 2016 年 1 月行卡培他滨维持治疗 10 疗程。期间定期复查无复发转移。2016 年 2 月上腹部 MRI 示：肝脏 S7/8、S4 转移瘤，遂行 S7/8、S4 肝脏转移瘤微波消融术。2016 年 3 月至 5 月再次行 FOLFOX 方案 4 疗程。2016 年 7 月复查 CT 示肝 S4 结节，考虑转移瘤。

【诊断】

结肠癌肝转移综合治疗后复发（pT₁N₀M₁ Ⅳ期）

【治疗方案】

肝转移瘤微波消融治疗

【治疗过程及随访】

2016-7-14 上腹部增强 CT 示：肝 S4 结节状稍低密度灶，边界不清楚，大小约 1.5cm×1.5cm，增强后边缘可见强化，考虑转移瘤（图 3-5-1）。入院完善相关检查，Child-Pugh 分级 A 级（5 分），PS 评分 0 分。

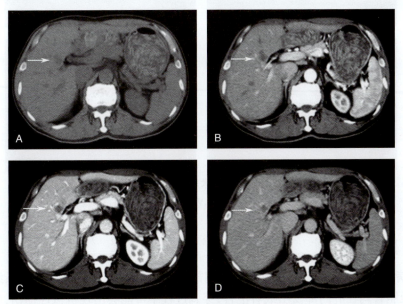

图 3-5-1　术前 CT 检查

A. CT 平扫图像；B. CT 动脉期图像；C. CT 门静脉期图像；D. CT 平衡期图像

2016-7-25 行 CT 引导下肝肿瘤微波消融术。患者仰卧位，消融针经皮肤穿刺进入肿瘤组织内，对肿瘤区域行消融治疗，考虑病灶邻近肝门区，采用低功率长时间消融策略以保证完全消融及安全性，行消融治疗 50W/15min（图 3-5-2）。

2016-8-25 上腹部增强 MRI 示：肝 S4、S8 可见片状异常信号区，边界清楚，范围分别约 1.7cm×2.4cm、1.6cm×3.5cm、2.3cm×2.4cm，T₁WI 呈高信号，T₂WI 呈稍低信号，增强扫描后未见强化，考虑消融术后改变，未见肿瘤活性（图 3-5-3）。

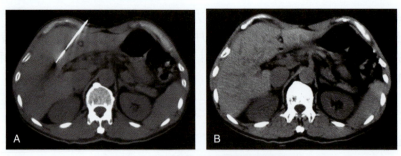

图 3-5-2 CT 引导下肝肿瘤微波消融术

A. 术中布针图;B. 术后即刻 CT 扫描图像

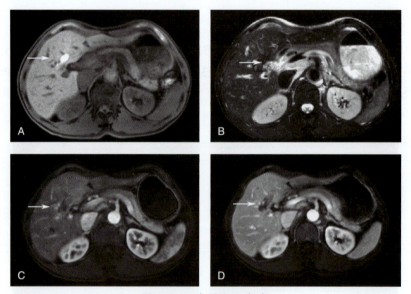

图 3-5-3 术后 MRI 复查

A. T$_1$WI 平扫图像;B. T$_2$WI 图像;C. T$_1$WI 动脉期图像;D. T$_1$WI 门静脉期图像

【点评】

1. **本病例特点** ①本病例病灶邻近肝门部右侧,而肝门区富含大的脉管系统,门静脉、肝动脉以及胆管均在肝门部发出或者汇合,穿刺过程中可能会出现机械性损伤,尤其是对门静脉及肝动脉,严重者可引发大出血,威胁患者生命。其次在肝门区肿瘤的消融会受到大血管热沉降效应的影响,术后肿瘤残留率较高;但是消融范围同样不能太广,肝门区胆管热损伤后可引起严重的胆道梗阻、感染或胆汁瘤形成;②患者既往接受过外科切除及多程化疗,因此消融手术出血及术后感染的风险会明显增加。

2. **消融针的选择** 对于邻近大血管部位肝肿瘤的消融,考虑到热沉降效应,本病例选择使用微波消融,与射频消融相比,微波消融升温速度快、瘤内温度高、受血流影响小。此外在肝转移瘤消融过程中,微波消融高效的特点可以减少消融术后残留复发率,同时也具有更好的止血效果。

　　3. 消融手术过程中采取的策略　①平行于血管布针,避免对血管造成锐性损伤;②逐步进针,避免出现血管损伤;③必要时可行术前增强扫描,明确肿瘤与血管的关系以及进针路径上血管走行;④针对于肝转移瘤,要适当延长消融时间,以获得完全消融;⑤消融过程中多次扫描观察周围脉管系统密度变化,避免对胆道系统造成损伤;⑥拔针时需对针道进行消融,减少出血的风险;⑦患者为感染高风险人群,术后密切观察患者症状及相关体征,必要时可预防性使用抗生素。

病例 52　第一肝门区复发性肝癌微波消融

【简要病史】

　　患者男性,75 岁,2015 年 12 月突发上腹部闷痛就诊,完善相关检查后诊断为"原发性肝癌",于 2015-12-14 行"原发性肝癌切除术",术后病理:中分化肝细胞癌伴坏死。后因肝癌肿瘤复发先后多次行"肝动脉插管化疗栓塞术""CT 引导下肝癌微波消融术"及"MRI 引导下肝癌放射性粒子植入术"。2019 年 1 月复查上腹部 MRI 示:动脉期肝 S8 下腔静脉旁明显强化结节,较前增大,考虑肝癌复发。查 AFP:60.78ng/mL。既往史:胃癌切除术后 8 年;发现"乙肝表面抗原阳性" 4 年,规律抗病毒治疗。

【诊断】

原发性肝癌综合治疗后复发

【治疗方案】

肝肿瘤微波消融治疗

【治疗过程及随访】

　　2019-1-10 上腹部 MRI 示:肝 S8 下腔静脉旁结节,紧邻第一肝门上方,直径约 0.6cm,呈稍长 T_1 稍长 T_2 信号(图 3-5-4A、B),DWI 上呈高信号(图 3-5-4C),增强扫描呈"快进快出"改变(图 3-5-4D~F)。入院完善相关检查,Child-Pugh 分级 A 级(5 分),PS 评分 0 分。患者老年男性,肝 S8 单发复发性小肝癌,邻近第一肝门区上方,经 MDT 讨论,考虑行肝癌微波消融治疗。

　　2019-1-14 行 CT 引导下肝癌微波消融术。患者取仰卧位,定位 CT 扫描示病灶呈结节状稍低密度,紧邻下腔静脉旁(图 3-5-5A)。以 14G 微波消融天线经足侧向头侧斜行进针至肝 S8 病灶远端(图 3-5-5B、C),确认布针满意后,设定消融功率 55W,有效消融时间 3.0min。术后扫描可见混杂密度影覆盖原病灶,未见明显出血、气胸等(图 3-5-5D)。

　　微波消融术后 2 个月复查上腹部 MRI 示:肝 S8 病灶呈微波消融后改变,T_2WI 上消融灶呈等信号(图 3-5-6A),T_1WI 上呈环样高信号,可见"靶征"(图 3-5-6B),DWI 上原高信号病灶影消失(图 3-5-6C),增强扫描各期均未见明显强化,考虑肿瘤完全消融(图 3-5-6D~F)。复查 AFP:16.9ng/mL。

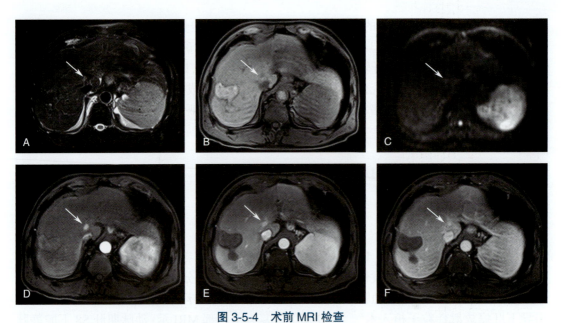

图 3-5-4　术前 MRI 检查
A. T$_2$WI 图像;B. T$_1$WI 平扫图像;C. DWI 图像;D. T$_1$WI 动脉期图像;E. T$_1$WI 门静脉期图像;
F. T$_1$WI 平衡期图像

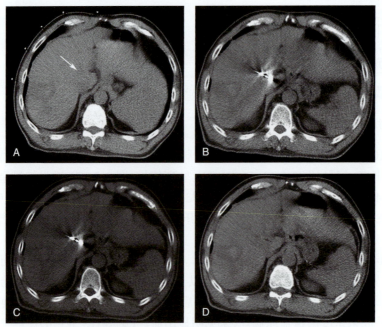

图 3-5-5　CT 引导下肝癌微波消融术
A. 术前定位图;B、C. 术中布针图;D. 术后即刻 CT 图像

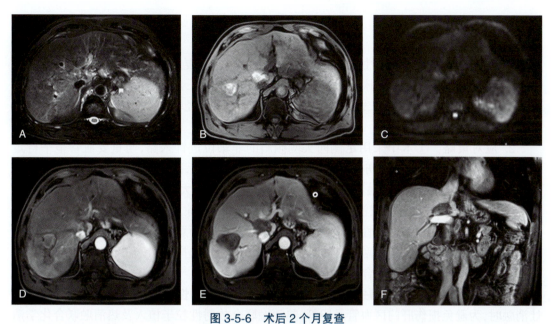

图 3-5-6　术后 2 个月复查

A. T_2WI 图像；B. T_1WI 平扫图像；C. DWI 图像；D. T_1WI 动脉期图像；E. T_1WI 门静脉期图像；
F. T_1WI 门静脉期冠状位图像

微波消融术后 5 个月复查上腹部 MRI 示：肝 S8 病灶呈微波消融术后改变，消融灶范围较前稍有缩小，增强扫描各期均未见明显强化，考虑肿瘤完全消融。肝内未见明显新发病灶（图 3-5-7）。

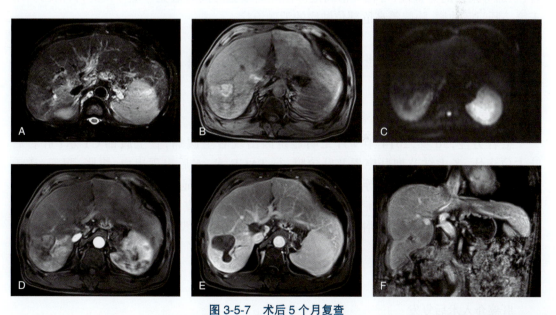

图 3-5-7　术后 5 个月复查

A. T_2WI 图像；B. T_1WI 平扫图像；C. DWI 图像；D. T_1WI 动脉期图像；E. T_1WI 门静脉期图像；
F. T_1WI 门静脉期冠状位图像

【点评】

1. 本病例特点　老年男性,肝癌综合治疗后 S8 孤立性复发小病灶,病灶位于第一肝门区上方,邻近下腔静脉、门静脉分支,病灶下方为左右肝管汇合处,穿刺及消融过程中易出现血管损伤、胆管热损伤等并发症,需具备丰富的消融手术经验,对于消融医师提出较大的挑战。

2. 应对策略　①术中采用足侧向头侧倾斜的非轴位进针入路,与重要血管呈平行走行,既避免了血气胸、血管损伤等风险,同时控制了消融范围,减少胆管热损伤,兼顾了肿瘤消融彻底性及安全性。②消融器械的选择:该患者病灶紧邻大血管,消融时存在"热沉降效应"容易导致肿瘤残留。微波消融具有"升温快、瘤内温度高、热沉降效应影响小"的优点,故本病例选择微波消融,一次性单位点完全消融肿瘤,取得满意的疗效。③对于邻近第一肝门区肿瘤热消融时,需避免消融范围过大而损伤大胆管,宜选择低功率、长时间的消融参数,必要时多位点、分次消融或联合其他治疗手段。

3. 对于特殊部位肿瘤消融时,需注意兼顾肿瘤消融彻底性及安全性　如第一肝门区病灶消融时,为避免损伤肝门区血管及胆管,热消融联合放射性粒子植入及热消融联合化学消融(无水酒精)等联合治疗手段有望获得更好的疗效及安全性。

4. 最新的能量消融治疗　如不可逆电穿孔(纳米刀)具有不同于传统的物理消融技术,不可逆电穿孔是利用高压(最大值为 3 000V)、高频脉冲(70~90μs)电流产生的电场,使细胞膜出现不可逆的纳米级别孔道,导致细胞内稳态失衡而导致细胞坏死或凋亡,理论上只破坏消融区域的细胞膜结构,对于非细胞膜结构的基质和框架结构几乎无影响,因此可以保持血管、胆道等架构的完整性,可在灭活高危部位肿瘤细胞的同时避免严重并发症,目前已应用于第一肝门区肿瘤、胰腺等高危部位肿瘤的消融治疗。

病例 53　邻近第二肝门区肝肿瘤的微波消融

【简要病史】

患者男性,50 岁,2014 年 9 月无明显诱因出现右上腹痛,查上腹部 CT 示:肝右后叶占位病灶,考虑结节型肝癌累及肝包膜,行 TACE 术,术后出现出血、腹胀、腹痛,遂予制酸、胃肠减压、止血、扩容等对症支持治疗,患者情况明显好转。2014 年 10 月行肝肿瘤微波消融术,术程顺利,术后规律复查。2016 年 7 月复查上腹部 MRI 示:肝 S8 结节,大小约 0.2cm × 0.3cm,考虑肿瘤活性灶。既往史:慢性乙型病毒性肝炎 3 余年,未规律诊治。

【诊断】

肝癌介入术后复发

【治疗方案】

肝肿瘤微波消融治疗

【治疗过程及随访】

2016-7-19 上腹部增强 MRI 示：肝 S8 见一小结节，约 0.2cm×0.3cm，T_1WI 呈低信号，T_2WI 呈稍高信号，动脉期见强化，门静脉期呈稍低信号，考虑肿瘤活性灶（图 3-5-8）。入院完善相关检查，Child-Pugh 分级 A 级（5 分），PS 评分 0 分，无明显手术禁忌证。

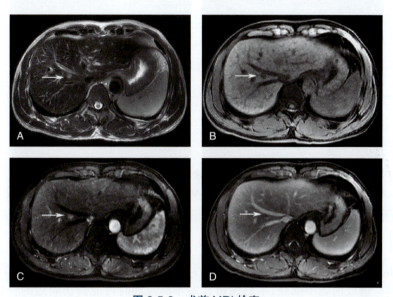

图 3-5-8 术前 MRI 检查
A. T_2WI 图像；B. T_1WI 平扫图像；C. T_1WI 动脉期图像；D. T_1WI 门静脉期图像

2016-7-22 行 CT 引导下肝肿瘤微波消融术。患者仰卧位，逐步穿刺进针到达肿瘤组织，消融功率/时间分别为 60W/5min（图 3-5-9）。消融结束后即刻行 CT 增强扫描，示肿瘤未见明显强化，考虑肿瘤已被完全灭活。

2016-8-24 复查上腹部 MRI 示：肝 S8 见异常信号灶，边界清楚，大小为 0.9cm×2.6cm，T_1WI 呈稍高信号，在 T_2WI 上呈稍低信号，增强扫描各期未见强化，考虑消融术后改变，未见肿瘤活性（图 3-5-10）。

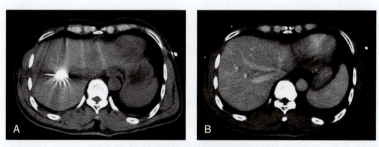

图 3-5-9 CT 引导下肝肿瘤微波消融术
A. 术中布针图；B. 术中增强 CT 图像

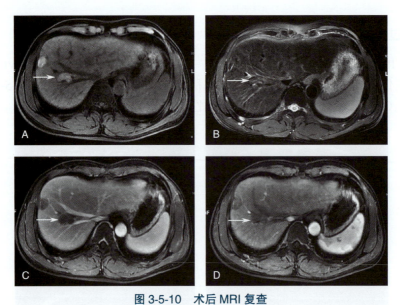

图 3-5-10　术后 MRI 复查

A. T_1WI 平扫图像；B. T_2WI 图像；C. T_1WI 动脉期图像；D. T_1WI 门静脉期图像

【点评】

1. 本例患者病灶邻近第二肝门区，紧贴于肝中静脉及肝右静脉，消融治疗过程中易受到血流的影响，造成消融不彻底，术后残留复发率高。同时可能损伤周边的管道系统，从而出现出血、感染、胆汁瘤形成等并发症。

2. 本例病灶紧邻肝静脉，消融过程中容易受热沉降效应影响而导致消融范围不足，因此选用了微波消融以减少肿瘤残留率。同时为了避免对周围血管造成热损伤，尽量控制消融时间，且术后即刻行增强 CT 确认消融范围及邻近血管情况。

3. 肝门区肝肿瘤的消融治疗策略：布针路线需要平行于血管或胆管进针，必要时可先行增强 CT 扫描，明确血管与肿瘤的位置关系，再规化进针路径。若病灶邻近胆管，消融过程中密切监测消融区邻近胆管的变化，一旦出现胆道积气应该及时停止消融治疗。

病例 54　CT 引导下第二肝门区复发性肝癌的微波消融术

【简要病史】

患者男性，49 岁，2017 年 10 月查 AFP 568.1ng/mL，影像学提示肝内多发占位，诊断为"原发性肝癌"。2017 年 10 月起行 3 次肝动脉插管化疗栓塞术，2018 年 3 月行肝癌射频消融术，后联合索拉非尼（400mg bid）治疗。2019 年 3 月复查影像学示门静脉右支癌栓形成，予行 CT 引导下门静脉癌栓 [125]I 放射性粒子植入术；考虑肝癌综合治疗后进展，予调整靶向药物为阿帕替尼（250mg 一天一次）治疗。2019-12-8 复查上腹部 MRI 示：肝 S4 结节影，直径约 1.4cm，考虑肝癌复发。既往史：慢性乙型病毒性肝炎病史 10 余年，未接受规范治疗。

【诊断】

原发性肝癌综合治疗后复发

【治疗方案】

肝肿瘤微波消融治疗

【治疗过程及随访】

2019-12-8 复查上腹部 MRI 示：肝 S4 第二肝门区见一结节状稍长 T_1 稍长 T_2 信号影，界清，直径约 1.4cm（图 3-5-11A、B），增强扫描动脉期病灶明显强化，肝胆期病灶强化减退呈低信号，呈典型"快进快出"改变，考虑肝内复发灶，病灶紧邻下腔静脉前缘（图 3-5-11C、D）。余肝内病灶呈治疗后改变，无活性残留。入院完善相关检查，Child-Pugh 分级 A 级（5 分），PS 评分 0 分。患者中年男性，肝癌综合治疗后肝 S4 单发复发灶，直径约 1.4cm，经 MDT 讨论，建议对复发灶行微波消融治疗。

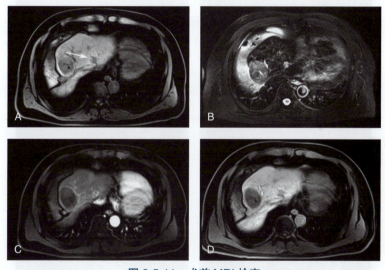

图 3-5-11　术前 MRI 检查

A. T_1WI 平扫图像；B. T_2WI 图像；C. T_1WI 动脉期图像；D. T_1WI 肝胆期图像

2019-12-10 行 CT 引导下肝 S4 复发灶微波消融术，患者取仰卧位，CT 定位平扫示：肝 S4 复发灶呈结节状低密度影（图 3-5-12A），选择右侧腋中线长入路平行下腔静脉进针，常规消毒、铺巾、局麻后，在 CT 引导下以 1 根 14G 微波消融天线逐步进针约 17.7cm 达肝 S4 病灶远端，布针满意后，行微波消融 60W/5min（图 3-5-12B、C）。术毕撤针，术后即刻 CT 扫描示：混杂密度消融灶覆盖原病灶，未见气胸、出血、心包损伤等（图 3-5-12D）。

2020-1-4 术后 1 个月复查上腹部 MRI 示：肝 S4 复发灶微波消融术后，消融灶呈结节状短 T_1 短 T_2 信号（图 3-5-13A、B），边缘见环状稍长 T_2 信号（图 3-5-13B），界清，增强扫描各期均无明显强化（图 3-5-13C、D），考虑肿瘤完全消融，未见膈肌、心包及下腔静脉损伤等表现。

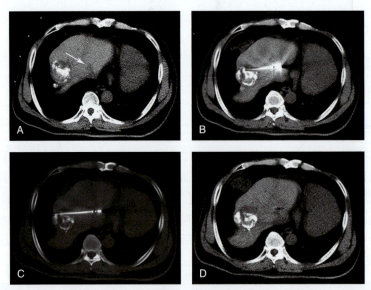

图 3-5-12 CT 引导下肝 S4 复发灶微波消融术

A. 术前定位图;B、C. 术中布针图;D. 术后即刻 CT 图像

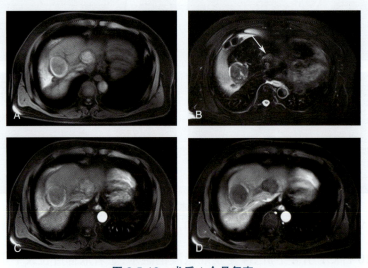

图 3-5-13 术后 1 个月复查

A. T$_1$WI 平扫图像;B. T$_2$WI 图像;C. T$_1$WI 动脉期图像;D. T$_1$WI 门静脉期图像

2020-5-8 术后 5 个月复查上腹部 MRI 示:肝 S4 复发灶微波消融术后,消融灶呈结节状短 T$_1$ 短 T$_2$ 信号(图 3-5-14A、B),界清,增强扫描各期均无明显强化(图 3-5-14C、D),消融灶范围较前缩小。肝内未见明显新发病灶。

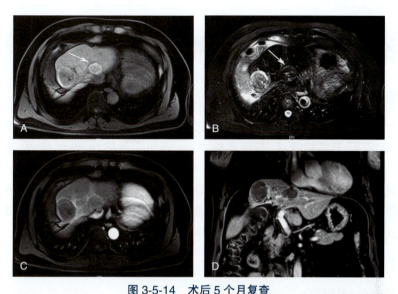

图 3-5-14 术后 5 个月复查
A. T_1WI 平扫图像；B. T_2WI 图像；C. T_1WI 动脉期图像；D. T_1WI 门静脉期冠状位图像

【点评】

1. **本病例特点** 中年男性，肝癌综合治疗后（TACE+射频消融+放射性粒子植入+靶向治疗）肝 S4 单发复发灶，直径约 1.3cm，该复发灶位置特殊，病灶位于第二肝门，膈顶下腔静脉前方、心包下方，右前方可见间位结肠遮挡，穿刺及消融风险大，所以术前设计好一个合理的穿刺路径是本次手术成功的关键。

2. **应对策略** 该病灶穿刺路径选择右侧腋中线长入路、步进式、平行下腔静脉、肋膈角下方略斜向头侧进针，在穿刺过程中多次行 CT 扫描调整天线方向，保证进针方向正确及安全性。该穿刺入路优点如下：①从术前影像学可见肿瘤中心层面位于下腔静脉正前方，选择右侧腋中线平行血管入路可以避免损伤下腔静脉及间位结肠，同时此路径受微波消融天线穿刺深度影响较小，可以达到更好的适形消融效果；②长入路、步进式进针减轻患者呼吸配合带来的位置偏移的影响，利于术中针道调整，尤其微波天线接近危险结构时需谨慎进针，同时测量与危险结构的距离，掌握两者的三维空间关系，对进针趋势有精准的预判，确保进针方向及深度准确；同时该路径选择从肋膈角下方穿刺降低气胸风险，提高了穿刺成功率，大大降低穿刺风险。

3. **此外消融参数的设定在本次消融中亦极为重要** 该病灶靠近下腔静脉，消融功率不足容易因"热沉降效应"导致消融不完全，如功率过大则容易损伤病灶上方的膈肌乃至心脏，要求术者要熟练掌握微波消融设备的性能及消融参数设定，兼顾肿瘤消融的安全性及彻底性。

病例 55　肝门区淋巴结射频消融术

【简要病史】

患者男性,44 岁,2017 年 1 月饮酒后出现右腹部隐痛,呈持续性,尚可忍受,无发热、寒战,无腹胀、腹泻等,于医院就诊,行超声检查示:肝内实性肿块,性质待查,建议进一步检查,复查上腹部 MRI 示:肝右叶后下段肿块,考虑恶性肿瘤,肝细胞 - 胆管细胞混合型肝癌可能性大(BCLC 分期 A 期,CNCL 分期 Ⅰb 期)。2017 年 1 月于全麻下行机器人辅助肝癌切除术,术后规律复查。2017 年 2 月复查上腹部增强 CT 示门腔间隙肿大淋巴结,大小约 2.4cm×2.9cm,考虑转移。既往史:慢性乙型病毒性肝炎 20 余年,未规律诊治。

【诊断】

肝癌术后淋巴结转移

【治疗方案】

转移瘤射频消融治疗

【治疗过程及随访】

2017-2-24 上腹部增强 CT 示:门腔间隙见肿大淋巴结,大小约 2.4cm×2.9cm,密度不均匀,增强后不均匀强化,考虑转移(图 3-5-15)。入院完善相关检查,Child-Pugh 分级 A 级(5 分),PS 评分 0 分。

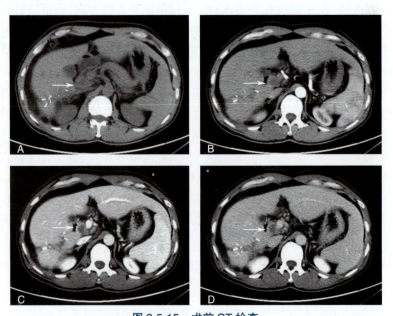

图 3-5-15　术前 CT 检查

A. CT 平扫图像;B. CT 动脉期图像;C. CT 门静脉期图像;D. CT 平衡期图像

2017-3-6 行 CT 引导下淋巴结射频消融术。患者仰卧位,消融针经皮肤穿刺逐步进针,避开下腔静脉及肝门部脉管,进入肿大淋巴结中,对肿瘤区域行消融治疗,消融治疗功率 / 时间为 50W/10min,术中可见消融区密度减低,中央气化影(图 3-5-16)。

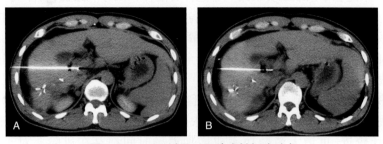

图 3-5-16　CT 引导下肝肿瘤射频消融术

A、B. 术中布针图

2017-4-6 上腹部增强 CT 示肝门区、门腔间隙见肿大淋巴结,大小约 3.2cm×4.0cm,密度不均匀,部分区域轻度不均匀强化,考虑残留肿瘤活性(图 3-5-17)。

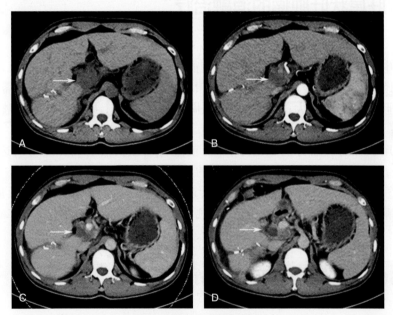

图 3-5-17　术后 CT 复查

A. CT 平扫图像;B. CT 动脉期图像;C. CT 门静脉期图像;D. CT 平衡期图像

【点评】

1. **本病例特点**　本病例为肝门区淋巴结,肝门区富含脉管系统,肝门区淋巴结周围紧邻肝动脉、门静脉、下腔静脉以及胆管等,因此无论是穿刺还是消融都存在很大的风险,可能出现出血、感染、胆道损伤等并发症。同时消融治疗易受血流的影响,造成消融不彻底,术后残留复发率高。

2. 消融针的选择　肝门区脉管系统丰富,考虑到微波消融针有可能会对胆总管造成热损伤,出现感染、胆道狭窄等并发症,选择了更为"温和"的射频消融。消融过程中也密切监测消融区邻近胆管的变化,一旦出现胆道积气及时停止消融治疗。

3. 消融手术过程中采取主要策略　①选择合适体位及穿刺路径;②平行于血管及胆管进针;③逐步进针,避免出现血管损伤;④当病灶显示不清时,可行术前增强扫描,明确肿瘤与血管的关系以及进针路径上血管走行;⑤消融过程中注意周围脏器及脉管系统密度变化,一旦出现可疑损伤,应立即停止消融;⑥在安全的前提下尽可能提高消融功率或延长时间,以避免肿瘤残留。

4. 本病例最终没有达到完全消融,仍残留肿瘤活性　主要考虑原因:①进针路径的局限性,无法达到最佳消融位点;②周围大血管的热沉降效应造成消融不完全,但考虑胆管离病灶较近,再增大消融功率或增加消融时间都存在风险。对于这种热消融存在较高风险或不合适的肿瘤,可以联合粒子植入术或 HIFU 治疗,以达到肿瘤完全灭活。

第六节　肝尾状叶肿瘤的消融治疗

肝尾状叶位于肝门之后,静脉韧带裂与腔静脉沟之间;位置深在,周边管道系统丰富,如下腔静脉、门静脉、肝总管等。消融治疗尾状叶肿瘤穿刺路径长、风险高,穿刺需有效避开肝内大血管及胆管,穿刺难度大;而且由于受到周围血流的影响,尾状叶肿瘤消融术后肿瘤残留复发率高。

对于肝尾状叶的肿瘤行消融治疗,布针前应行增强扫描明确肿瘤与周边血管、胆管的位置关系,依据肿瘤位置不同选择合适的进针路线;穿刺过程中杜绝"一步到位式"进针,应循序渐进的调整进针角度及方向,避免损伤穿刺路径上的血管及胆管。同时也要注意肿瘤与十二指肠的关系,避免消融治疗的热量辐射损伤邻近十二指肠造成肠穿孔。

病例 56　尾状叶转移瘤的微波消融术

【简要病史】

患者男性,60 岁,2014 年 2 月发现纵隔肿物,行纵隔肿物活检术,术后病理示:考虑鳞状细胞癌,胸腺来源。先后行多期化疗及放疗,过程顺利,治疗后复查提示肝内多发转移,于 2014 年 9 月、2015 年 11 月行肝转移瘤放射性粒子植入术。2017-12-7 查全腹 CT 示:肝 S1 结节状低密度影,转移瘤可能。既往史无特殊。

【诊断】

胸腺鳞癌综合治疗后肝转移($T_3N_0M_1$ Ⅳ期)

【治疗方案】

肝肿瘤微波消融联合系统治疗

【治疗过程及随访】

2017-12-15 上腹部 MRI：肝 S1 转移瘤，大小约 1.7cm×1.8cm，呈稍长 T$_1$ 稍长 T$_2$ 信号改变，DWI 上呈高信号，增强扫描呈环形强化（图 3-6-1），病灶周边为大血管、胃肠道所包绕。入院完善相关检查，Child-Pugh 分级 A 级（5 分），PS 评分 0 分。患者老年男性，胸腺鳞癌综合治疗后肝尾状叶单发转移瘤，直径约 1.8cm，经 MDT 讨论，考虑行肝转移瘤微波消融联合系统治疗。

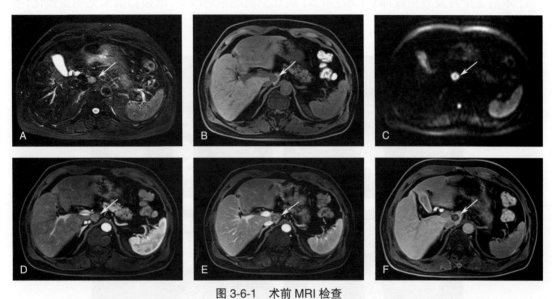

图 3-6-1　术前 MRI 检查

A. T$_2$WI 图像；B. T$_1$WI 平扫图像；C. DWI 图像；D. T$_1$WI 动脉期图像；E. T$_1$WI 门静脉期图像；
F. T$_1$WI 平衡期图像

2017-12-22 行肝尾状叶转移瘤微波消融术，患者取仰卧位，CT 定位扫描示：病灶呈稍低密度（图 3-6-2A），轴位同层面无合适的进针路线。以 14G 微波消融天线自头侧向足侧倾斜进针，经左肝逐步进针至肝 S1 病灶远端，布针满意后（图 3-6-2B、C），设定消融功率 50W，有效消融时间 5.0min。术后扫描可见混杂密度影覆盖原病灶（图 3-6-2F），未见明显出血、胃肠道损伤等（图 3-6-2D、E 为沿针道重建的 MPR 图像）。

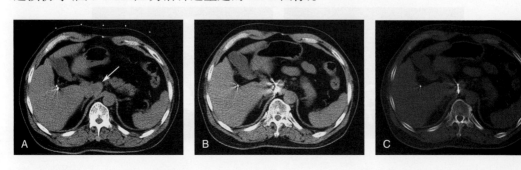

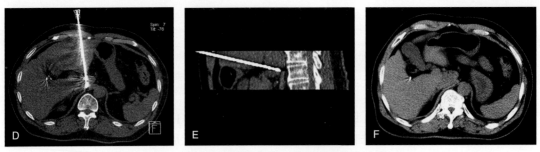

图 3-6-2 CT 引导下肝 S1 转移瘤微波消融术
A. 术前定位图;B~E. 术中布针图;F. 术后即刻 CT 图像

术后 2 个月复查全腹部 CT 示:肝 S1 病灶呈消融术后改变,增强扫描未见明显强化,考虑肿瘤完全消融(图 3-6-3)。

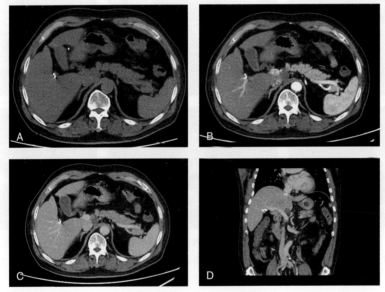

图 3-6-3 术后 2 个月复查
A. CT 平扫图像;B. CT 动脉期图像;C. CT 门静脉期图像;D. CT 门静脉期冠状位图像

术后 11 个月复查上腹部 CT:肝 S1 病灶呈消融术后改变,增强扫描未见明显异常强化,考虑肿瘤完全消融,肝内未见明显新发病灶(图 3-6-4)。

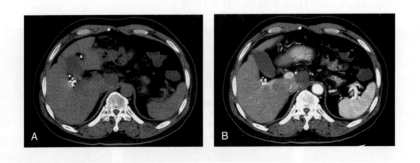

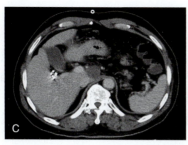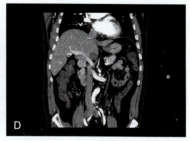

图 3-6-4　术后随访

A. CT 平扫图像；B. CT 动脉期图像；C. CT 门静脉期图像；D. CT 门静脉期冠状位图像

【点评】

1. **本病例特点**　老年男性，胸腺鳞癌综合治疗后肝 S1 单发转移瘤，病灶前方为胃壁及肝门区血管，右侧方为下腔静脉及门静脉，后方为椎体，轴位扫描无合适进针入路。影像引导下穿刺及消融过程中存在血管损伤致大出血、胃壁损伤、穿孔等可能出现的严重并发症，术者需具备丰富的消融手术经验。

2. **应对策略**　尾状叶病灶消融穿刺路径及消融器械的选择是本病例消融成功的关键。①该病例选择经左肝、从头侧向足侧倾斜非轴位入路、逐步进针避开肝门区脉管结构达尾状叶病灶内。该入路选择避免了胃肠道以及邻近重要血管的损伤，同时需有较好的影像解剖基础及三维立体空间构思能力。②消融器械的选择：该患者肝 S1 转移瘤紧邻大血管，消融时存在"热沉降效应"容易导致肿瘤残留。微波消融具有"升温快、瘤内温度高、热沉降效应影响小"的优点，故本病例选择微波消融，一次性单位点完全消融肿瘤，取得满意的疗效。

3. **恶性肿瘤并肝脏单发或寡转移瘤患者**　根据国内外各大指南推荐，可积极行肝单发或寡转移瘤局部治疗如外科手术、消融等，同时联合系统治疗，以尽可能达到 NED 原则，使患者得到更大的临床获益。

病例 57　经椎体入路尾状叶肝转移瘤射频消融术

【简要病史】

患者男性，60 岁，2017 年 4 月因"发现胃肿物"，行"腹腔镜下胃切除术（远端胃次全）+ 腹腔淋巴结根治性切除术 + 小肠 - 小肠端侧吻合术"，术程顺利，术后病理示：（远端胃肿瘤）初步考虑胃窦溃疡型中分化腺癌，肿瘤侵及胃壁全层至浆膜外纤维结缔组织，伴神经累及。2017 年 5 月至 12 月行多期化疗联合靶向治疗（具体不详），过程顺利。2018-2-8 上腹部 CT 示：肝 S1 新发结节，考虑转移瘤。既往史无特殊。

【诊断】

胃窦中分化腺癌综合治疗后肝转移（$T_{4a}N_3M_1$ Ⅳ期）

【治疗方案】

肝肿瘤射频消融治疗联合系统治疗

【治疗过程及随访】

2018-2-8 上腹部 CT 示：肝 S1 低密度结节影，直径约 1.8cm，增强呈环形强化，考虑转移瘤，病灶周边为大血管、胃肠道所包绕（图 3-6-5）。入院完善相关检查，Child-Pugh 分级 A 级（5 分），PS 评分 0 分，无明显手术禁忌证。老年男性患者，胃癌综合治疗后肝 S1 单发转移瘤，患者及家属拒绝外科手术，经 MDT 讨论，考虑肝转移瘤射频消融治疗联合二线系统治疗。

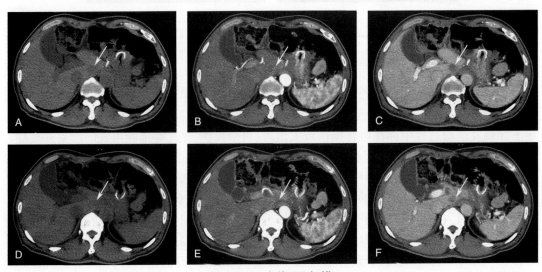

图 3-6-5　术前 CT 扫描
A、D. CT 平扫图像；B、E. CT 动脉期图像；C、F. CT 门静脉期图像

2018-2-9 行 CT 引导下经胸椎肝尾状叶转移瘤射频消融术，患者取俯卧位，以 9G 骨活检针在 CT 引导下经胸椎椎体根建立穿刺通道，后以 17G 射频消融电极经过建立骨穿刺针道穿刺到达肝 S1 病灶远端，设定自动脉冲程序，有效消融时间 8.0min（图 3-6-6）。

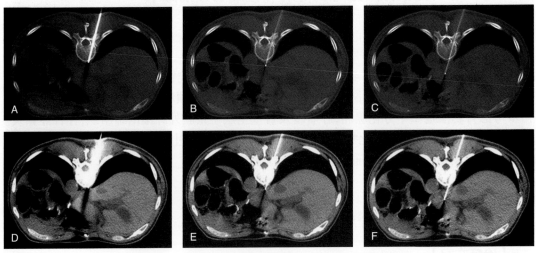

图 3-6-6　CT 引导下经胸椎肝尾状叶转移瘤射频消融术
A~C. 射频电极逐步进针（骨窗）；D~F. 射频电极逐步进针（软组织窗）

术后 1 个月复查上腹部 CT 示：肝 S1 病灶呈消融术后改变，增强扫描未见异常强化，考虑病灶完全消融（图 3-6-7）。复查 CEA：25.49ng/mL，较前明显下降。2018-3-16 予曲妥珠单抗联合卡培他滨方案治疗，过程顺利。

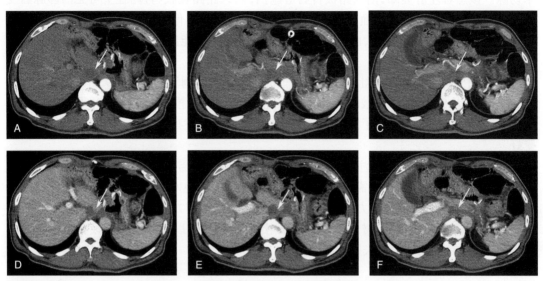

图 3-6-7　术后 1 个月复查

A~C. CT 动脉期图像；D~F. CT 门静脉期图像

术后 2 个月复查上腹部 MRI 示：肝 S1 病灶呈消融术后改变，增强扫描未见明显异常强化，未见肿瘤残留（图 3-6-8）。查 CEA：13.27ng/mL，较前继续下降。

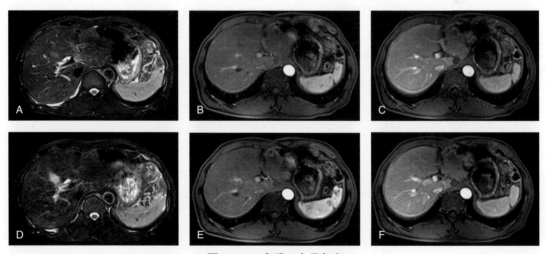

图 3-6-8　术后 2 个月复查

A、D. T_2WI 图像；B、E. T_1WI 动脉期图像；C、F. T_1WI 门静脉期图像

【点评】

1. **本病例特点**　老年男性，胃癌综合治疗后肝 S1 单发转移瘤，患者及家属拒绝外科手术切除。该患者左肝萎缩，前入路被胃肠道遮挡；右入路路径长，且路径上可见门静脉右支横跨、下腔静脉遮挡，穿刺出血风险大；背侧无明显入路。影像引导下穿刺及消融过程中进针难度大，存在血管损伤致大出血、胃肠道损伤、穿孔等可能出现的严重并发症，治疗难度大，手术风险高。

2. **应对策略**　尾状叶病灶消融穿刺路径的选择是本病例消融成功的关键。

（1）该患者 S1 转移瘤消融时无合适的常规进针入路，经椎体入路能避开重要组织及血管，穿刺入路直接，大大降低了出血、气胸、胃肠道损伤等并发症的发生，手术损伤小，患者耐受好。

（2）经椎体入路操作中需注意骨活检针建立的穿刺通道需与设计的针道一致，便于消融电极到达靶区，同时患者术中需高度配合保持体位不变，以免发生位置偏移。同时穿透椎体前骨皮质时，需合理把握穿透力度，避免用力过猛损伤椎体前方的重要组织。

（3）本病例选择较锐利、材质坚硬的单极射频消融电极，以避免消融电极在穿刺骨通道过程中折损，导致断针、消融失败等意外情况。

病例 58　尾状叶复发性肝癌的微波消融术

【简要病史】

患者男性，61 岁，2019 年 9 月体检发现肝内占位，完善检查后诊断"原发性肝癌"，行"肝癌切除术"，术后病理示：肝细胞癌。2020 年 4 月肝脏 MRI 示：肝尾状叶异常强化灶，肝癌复发可能性大。查 AFP：51.5ng/mL。既往史：发现糖尿病 2 年余，规律口服药物控制，确诊乙肝表面抗原携带者 1 年余，未规律抗病毒治疗。

【诊断】

肝癌术后复发

【治疗方案】

微波消融治疗

【治疗过程及随访】

2020-6-3 上腹部 MRI 示：右肝癌术后，肝 S1 占位，大小约 0.5cm×0.7cm，T_1WI 上呈稍低信号影，T_2WI 上呈稍高信号影（图 3-6-9A、B），边界清楚，增强扫描后呈"快进快出"（图 3-6-9C~F），考虑肝癌复发，病灶邻近门静脉左支及下腔静脉。入院完善相关检查，Child-Pugh 分级 A 级（5 分），PS 评分 0 分。

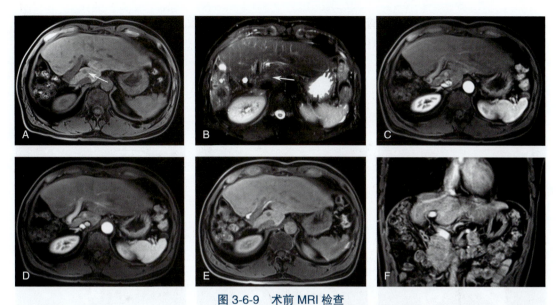

图 3-6-9　术前 MRI 检查

A. T$_1$WI 平扫图像；B. T$_2$WI 图像；C. T$_1$WI 动脉期图像；D. T$_1$WI 门静脉期图像；E. T$_1$WI 肝胆期图像；
F. T$_1$WI 门静脉期冠状位图像

2020-6-5 行 CT 引导下尾状叶肝癌微波消融术，患者仰卧位，定位 CT 扫描示：肝 S1 病灶呈稍低密度影（图 3-6-10A）。以 14G 微波消融天线于左季肋部逐步进针达肝 S1 病灶，确认布针满意后，行微波消融 50W/5min（图 3-6-10B、C），术后即刻 CT 扫描示：消融灶混杂密度影覆盖原病灶，未见明显出血（图 3-6-10D）。

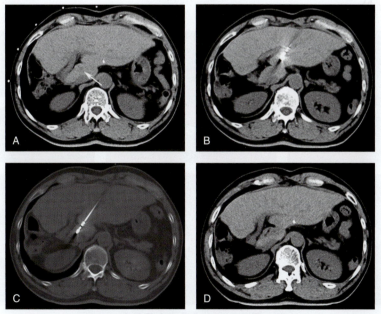

图 3-6-10　CT 引导下尾状叶肝癌微波消融术

A. 术前定位图；B、C. 术中布针图；D. 术后即刻 CT 图像

2020-7-22 术后 1 个月复查上腹部 CT 示：肝 S1 病灶呈微波消融后改变，增强扫描未见明显强化，考虑肿瘤完全消融（图 3-6-11）。

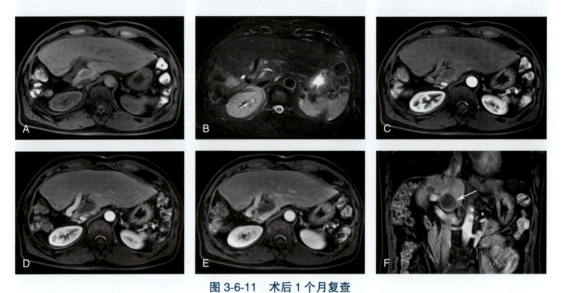

图 3-6-11　术后 1 个月复查

A. T_1WI 平扫图像；B. T_2WI 图像；C. T_1WI 动脉期图像；D. T_1WI 门静脉期图像；E. T_1WI 平衡期图像；
F. T_1WI 平衡期冠状位图像

2020-10-24 术后 4 个月复查上腹部 MRI 示：肝 S1 病灶呈微波消融术后改变，消融灶较前有所缩小，增强扫描未见明显强化，考虑肿瘤完全消融。肝内未见明显新发病灶（图 3-6-12）。

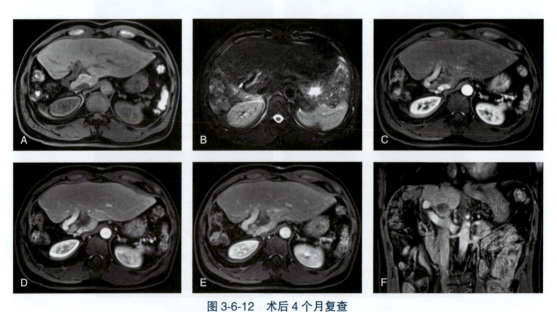

图 3-6-12　术后 4 个月复查

A. T_1WI 平扫图像；B. T_2WI 图像；C. T_1WI 动脉期图像；D. T_1WI 门静脉期图像；E. T_1WI 平衡期图像；
F. T_1WI 平衡期冠状位图像

【点评】

1. **该病例特点**　老年男性,右肝癌术后尾状叶复发,病灶较小,右肝已切除,局部为肠管所占据,右前方为门静脉,后方为下腔静脉,左前方为门静脉左支矢状部,消融穿刺难度大,风险高。

2. **应对策略**　尾状叶病灶消融穿刺路径及消融器械的选择是本病例消融成功的关键。该病例选择经左肝、从头侧向足侧倾斜非轴位入路、逐步进针避开门静脉左外分支等结构。该入路选择避免了穿刺入路上重要血管的损伤,但该入路选择要求医师需有较好的影像解剖基础及三维立体空间构思能力。同时该病灶邻近大血管,消融时存在"热沉降效应"容易导致肿瘤残留。微波消融具有"升温快、瘤内温度高、热沉降效应影响小"的优点,故本病例选择微波消融,一次性单位点完全消融肿瘤,取得满意的疗效。

病例 59　肝尾状叶肿瘤的微波消融

【简要病史】

患者女性,43 岁,患者 2 年前诊断为肝癌(BCLC 分期 A 期,CNLC 分期 Ⅰa 期),行肝癌切除术,术后病理为肝细胞癌,后规律行抗病毒及护肝治疗并定期复查。2016 年 7 月复查上腹部增强 CT 示肝 S1 团块状肿块,大小约 1.7cm×3.3cm,考虑原发性肝癌。既往史:慢性乙型病毒性肝炎 20 余年,未予治疗。

【诊断】

肝癌切除术后复发

【治疗方案】

肝肿瘤微波消融治疗

【治疗过程及随访】

2016-7-21 上腹部增强 CT 示:肝 S1 见团块状肿块,大小约 1.7cm×3.3cm,边界欠清,部分稍低密度成分增强后动脉期不均匀强化,门静脉期及平衡期强化减退,考虑原发性肝癌(图 3-6-13)。另肝 S7、S8/5 见斑片状低密度影,考虑介入术后改变。入院完善相关检查,Child-Pugh 分级 A 级(5 分),PS 评分 0 分。

2016-7-29 行 CT 引导下肝肿瘤微波消融术,患者为俯卧位,术前行 CT 增强扫描明确肿瘤大小及其与邻近血管之间的关系;决定于背部进针,经过部分肺及膈肌,避开相邻大血管到达肿瘤区域,行微波消融 50W/10min,过程顺利,术后 CT 扫描未见明显异常(图 3-6-14)。

2016-11-28 复查上腹部 MRI 示:肝 S1 见团块状异常信号影,边界欠清,T_1WI 呈不均匀稍高信号,T_2WI 呈稍高、稍低混杂信号,增强扫描未见明显强化,考虑消融治疗后改变,未见明确活性(图 3-6-15)。

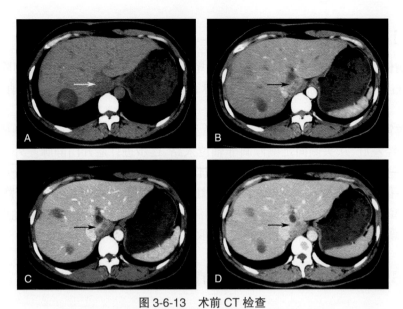

图 3-6-13　术前 CT 检查

A. CT 平扫图像；B. CT 动脉期图像；C. CT 门静脉期图像；D. CT 平衡期图像

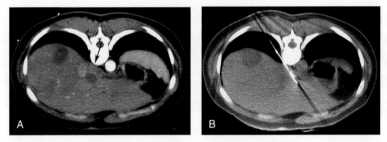

图 3-6-14　CT 引导下肝肿瘤微波消融治疗

A. 术前 CT 增强扫描图像；B. 术中布针图

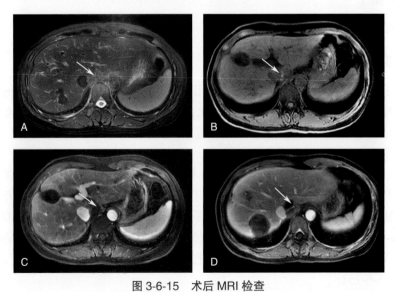

图 3-6-15　术后 MRI 检查

A. T_2WI 图像；B. T_1WI 平扫图像；C. T_1WI 动脉期图像；D. T_1WI 门静脉期图像

【点评】

1. 本例为尾状叶部位的肝肿瘤,肝尾状叶位于肝门之后,静脉韧带裂与腔静脉沟之间;位置较深,周围的血管及胆道丰富,在消融过程中穿刺路径比较长,风险较高,容易对周围脉管系统造成穿刺伤或热损伤,可能造成比较严重的并发症,甚至威胁患者生命安全;而且消融治疗常受到血流的影响,消融术后肿瘤残留复发率高。

2. 病灶周围紧邻大血管,且长径>3cm,因此选用消融范围更大的微波消融。同时为了避免对于胆道系统及邻近膈肌、肺组织的损伤,采用了低功率消融,在保障安全的前提下尽可能灭活肿瘤。

3. 对于尾状叶部位的肝肿瘤,在消融过程中需要更加谨慎。首先选择合理的进针路线,必要时可行术前增强扫描,明确进针路线中可能存在的脉管系统,避免一步到位进针方式,循序渐进调整进针角度及方向。其次在消融过程要时刻注意周围邻近结构的变化,是否出现密度改变、边缘毛糙等。消融针的类别可根据肿瘤的大小、形态以及部位进行选择,消融应从低功率开始,逐渐增加功率,同时注意肿瘤与周围组织的变化,在安全的前提下保证足够大的消融范围。

病例 60　肝尾状叶肿瘤的微波消融术

【简要病史】

患者男性,49 岁,2016-9-2 因腹泻于医院就诊,肝胆脾胰彩超诊断肝硬化,门静脉高压征象,脾肿大,右侧胸膜腔大量积液;PET/CT 示:肝尾状叶低密度结节,代谢轻度活跃,结合临床考虑原发性肝癌;肝硬化。查 AFP:625ng/mL,上腹部增强 CT 示:肝 S1 结节,大小约 1.4cm×1.7cm,诊断考虑原发性肝癌。既往史:慢性乙型病毒性肝炎 16 年余,规律服用抗病毒药及护肝药。

【诊断】

原发性肝癌(BCLC 分期 A 期,CNCL 分期 Ⅰa 期)

【治疗方案】

肝肿瘤微波消融治疗

【治疗过程及随访】

2016-9-21 上腹部增强 CT 示:肝 S1 见一稍低密度影(图 3-6-16),边界欠清,大小约 1.4cm×1.7cm,增强扫描动脉期轻度强化,门静脉期、平衡期强化减退,结合临床,考虑原发性肝癌。入院完善相关检查,Child-Pugh 分级 A 级(5 分),PS 评分 0 分。

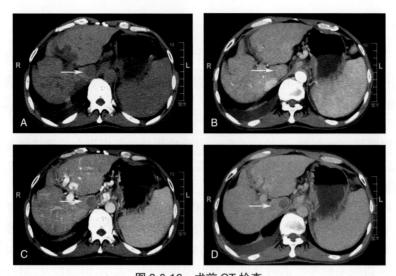

图 3-6-16 术前 CT 检查

A. CT 平扫图像;B. CT 动脉期图像;C. CT 门静脉期图像;D. CT 平衡期图像

2016-9-30 行 CT 引导下肝肿瘤微波消融术,患者俯卧位,经过肺组织及膈肌穿刺达到肿瘤区域(图 3-6-17),逐步进针、多次扫描避免损伤周围邻近血管,考虑周围大血管热沉降效应,选用 60W/15min 进行消融。术后即刻 CT 示:消融范围覆盖原肿瘤区域,肝包膜下及腹腔均未见出血。

2016-11-2 复查上腹部 MRI 示:肝 S1 见一小片状异常信号灶(图 3-6-18),边界尚清,大小约 1.6cm×3.4cm,T_1WI 中心呈低信号,边缘呈环形高信号,T_2WI 呈等信号,增强扫描各期未见明显强化,肿瘤完全灭活。

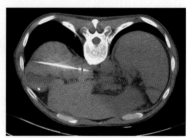

图 3-6-17 CT 引导下肝肿瘤微波消融术

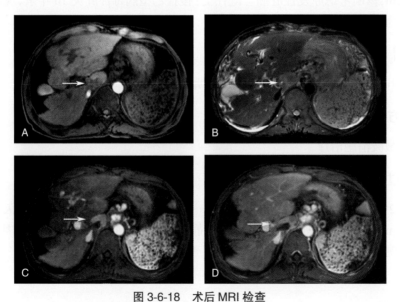

图 3-6-18 术后 MRI 检查

A. T_1WI 平扫图像;B. T_2WI 图像;C. T_1WI 动脉期图像;D. T_1WI 门静脉期图像

【点评】

1. 本病例为肝尾状叶肿物。肝尾状叶位于肝门之后,静脉韧带裂与腔静脉沟之间,位置较深,周边血管及胆管丰富。经皮消融治疗尾状叶肿瘤穿刺路径长、风险高,穿刺需要有效避开肝内大血管及胆管,穿刺难度较大。

2. 肝尾状叶肿瘤消融治疗常受到血流的影响,消融术后肿瘤残留、复发率高。本病例肿物最大径约 2cm,为保证达到完全消融,采用微波消融针进行手术,在安全的前提下应进行高功率长时间手术,保证肿瘤坏死率。微波消融局部升温速度快、瘤内温度高、受血流影响小,在尾状叶特殊部位消融中具有一定的优势。

3. 手术过程中需注意:①选择合理的进针路线,可经右肝门腔间隙或左肝穿刺;②布针前必要时行增强扫描,明确穿刺路径中的大血管及胆管位置;③避免一步到位式的进针方法,循序渐进调整进针角度及方向;④注意尾状叶周围邻近结构,如下腔静脉、门静脉主干及十二指肠。本病例采用俯卧位,进针路线上可以避开重要脉管系统及肝包膜,通过门腔间隙进行穿刺,但经过少量肺组织,因此消融手术中及手术后需注意是否出现气胸等肺相关并发症。

第七节　包膜下肝肿瘤的消融治疗

肝脏表面除了膈面后部外全被两层包膜包裹,肝包膜内神经纤维丰富,对热刺激敏感,消融治疗邻近肝包膜肿瘤时常因患者疼痛难忍而被迫中止治疗,造成肿瘤残留;另外对于突出于肝表面的肿瘤,穿刺导致肿瘤破裂出血的风险较高,严重影响了肝包膜下肿瘤消融治疗的疗效。

对于肝包膜下肿瘤的消融治疗,建议最好先行 TACE 治疗,尤其是对于突出肝脏表面的肿瘤,减少肿瘤血供;同时在穿刺过程中穿刺路径最好经过正常肝组织,消融针不建议穿破肿瘤,以减轻出血的风险。消融治疗最好是在静脉麻醉下实施,同时采用低功率进行消融,以减轻患者疼痛感。当发生出血时采用高功率消融及时止血。

病例 61　邻近肝包膜的肝肿瘤微波消融术

【简要病史】

患者男性,49 岁,2015 年 6 月体检行肝脏 MRI 检查发现肝脏结节占位,长径约 1.3cm,性质待定,未行特殊处理。2016 年 5 月复查 AFP:1 123ng/mL,上腹部 MRI 示:肝 S4、S6 见 2 个肿块,诊断考虑原发性肝癌(BCLC 分期 A 期,CNCL 分期 I b 期)。2016 年 6 月至 2017 年 2 月行多程 TACE 联合肝肿瘤微波消融术,术程顺利。2017 年 3 月复查上腹部 MRI 示:肝左叶结节灶,最大者约 4.0cm×4.4cm,考虑肿瘤活性灶。既往史:慢性乙型病毒性肝炎 20 余年,规律服用恩替卡韦抗病毒治疗。

【诊断】

原发性肝癌介入术后肿瘤活性残留

【治疗方案】

肝肿瘤微波消融治疗

【治疗过程及随访】

2017-3-24 上腹部增强 MRI 示：肝 S2、S3、S4 病灶旁见数个结节状异常信号灶，边界欠清，最大者大小约 4.0cm×4.4cm，T₁WI 呈低信号，T₂WI 呈稍高信号，DWI 呈高信号，增强扫描动脉期不均匀强化，门静脉期、平衡期强化稍减退，考虑肿瘤活性灶，肿瘤邻近肝包膜（图 3-7-1）。入院完善相关检查，Child-Pugh 分级 A 级（6 分），PS 评分 0 分。

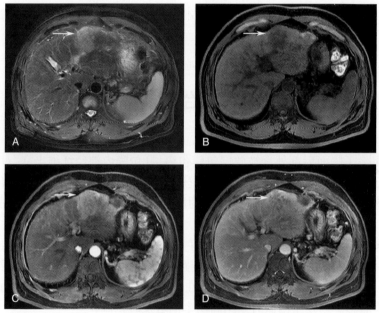

图 3-7-1 术前 MRI 检查

A. T₂WI 图像；B. T₁WI 平扫图像；C. T₁WI 动脉期图像；D. T₁WI 门静脉期图像

2017-4-10 行 CT 引导下肝肿瘤微波消融术，患者仰卧位，分别穿刺进入肝肿瘤组织，消融针与肝包膜之间保持约 1.0~1.5cm 安全距离，消融治疗功率时间分别为 60W/8min，60W/10min（图 3-7-2）。手术过程顺利，患者未诉明显不适，安返病房。

2017-5-2 复查上腹部 MRI 示：肝 S2、S3、S4 可见多发异常信号灶，边界尚清，大者约 3.1cm×8.0cm，T₁WI 呈高信号为主，中央信号稍低，T₂WI 以等信号为主，增强扫描未见明显强化，考虑消融术后改变，未见肿瘤活性残留（图 3-7-3）。

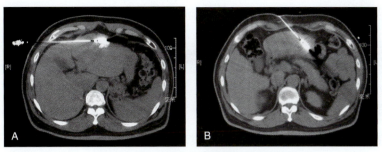

图 3-7-2 CT 引导下肝肿瘤微波消融术

A、B. 术中布针图像

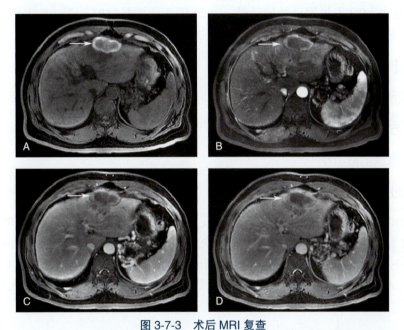

图 3-7-3 术后 MRI 复查

A. T_1WI 平扫图像；B. T_1WI 动脉期图像；C. T_1WI 门静脉期图像；D. T_1WI 平衡期图像

【点评】

1. 本例为邻近肝包膜的肿瘤,肝脏除了膈面后部外全被肝包膜包裹,肝包膜神经纤维丰富,对热刺激敏感,消融治疗邻近肝包膜肿瘤时患者常因疼痛难忍而被迫中止治疗。邻近肝包膜的肿瘤,尤其是突出于肝表面的肿瘤,具有穿刺导致肿瘤破裂出血的风险。

2. 本病例病灶体积较大,因此选用微波消融,在手术过程中应注意消融针与肝包膜之间距离,避免对肝包膜造成严重热损伤,同时消融应从低功率开始,逐渐增加功率。

3. 紧邻肝包膜肿瘤消融策略:最好在静脉麻醉的情况下进行手术,必要时可在肝包膜下或周围注水,缓解患者术中的疼痛。在进针过程中需要尽量避免直接穿刺肿瘤或穿出肿瘤包膜侧边缘,平行于包膜进针,最好经过一部分正常肝组织。此外本例患者肿物较大,靠近左侧门静脉较大分支,因此消融过程中应尽量逐渐增加功率,避免靠近血管一侧存在肿瘤活性残留,必要时可多针或者多位点分次进行消融。

病例 62　邻近肝包膜肝肿瘤的微波消融术

【简要病史】

患者男性,54 岁,2014 年 1 月体检 B 超发现肝右叶占位,复查上腹部 CT 示:肝脏 S6 占位,诊断为原发性肝癌(BCLC 分期 A 期,CNLC 分期 I a 期)。2014 年 7 月全麻下行腹腔镜下肝癌切除术,术程顺利,病理示低分化肝细胞癌,术后定期复查。2016 年 7 月复查上腹部 MRI 示:肝 S5、S8 包膜下及肝 S4/8 异常信号灶,考虑肿瘤复发,行多程 TACE+ 肝肿瘤微波消融术,后复查 MRI 未见明确肿瘤活性。2020 年 7 月复查 MRI 示肝 S4 结节,考虑肿瘤活性灶。既往史:慢性乙型病毒性肝炎 22 年,不规律服用抗病毒药物。

【诊断】

肝癌综合治疗后复发

【治疗方案】

肝肿瘤微波消融治疗

【治疗过程及随访】

2020-7-26 上腹部增强 MRI 示:肝 S4 见一类圆形结节,直径约 1.0cm,T_1WI 呈稍低信号,T_2WI 稍高信号,增强扫描可见快进快退强化方式,考虑肿瘤活性灶,肿瘤邻近肝包膜(图 3-7-4)。肝 S5、S7、肝 S8 包膜下及肝 S4/8 异常信号灶,考虑介入术后改变,未见明显活性。入院完善相关检查,Child-Pugh 分级 A 级(5 分),PS 评分 0 分,无明显手术禁忌证。

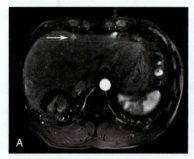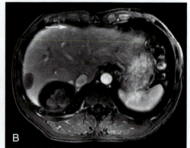

图 3-7-4　术前 MRI 检查

A. T_1WI 动脉期图像;B. T_1WI 门静脉期图像

2020-8-10 行 CT 引导下肝肿瘤微波消融术,患者仰卧位,消融针从足侧向头侧进针,避开肺及膈肌,逐步到达肿瘤区域,保持消融针与肝包膜之间足够安全距离,行消融治疗 50W/5min(图 3-7-5)。

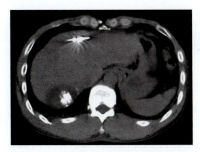

图 3-7-5　CT 引导下肝肿瘤微波消融治疗

2020-9-21 上腹部增强 MRI 示：肝 S4 见椭圆形、片状异常信号灶，较大者范围约 2.5cm×3.4cm，T_1WI 呈高信号，T_2WI 呈等、稍低混杂信号，增强扫描各期未见强化，考虑消融术后改变，未见肿瘤活性残留（图 3-7-6）。

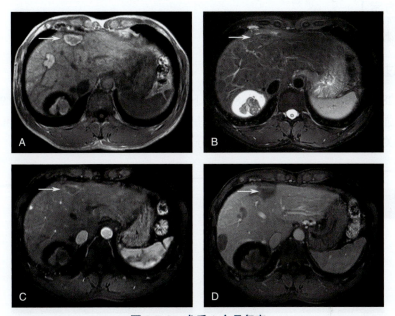

图 3-7-6　术后 1 个月复查

A. T_1WI 图像；B. T_2WI 平扫图像；C. T_1WI 动脉期图像；D. T_1WI 门静脉期图像

【点评】

1. **本病例特点**　本病例为邻近肝包膜的肝肿瘤消融，肝脏除了膈面后部外全被肝包膜包裹，脏层神经纤维丰富，对热刺激敏感，消融过程中患者常常会出现明显疼痛，部分患者因疼痛剧烈而被迫中止治疗。此外患者病灶较小，在 CT 平扫下可能难以确认病灶的位置，盲目进针消融可能会导致消融位点错误，对患者造成严重影响。

2. **消融手术过程中采取主要策略**　①术前应当准备充足的麻醉；②消融针在满足安全边界的基础上尽量远离肝包膜，减少对于肝包膜的热灼伤；③避免直接穿刺包膜下肿瘤，选择路径更长而平行于包膜的穿刺路径，以减少对于肝包膜的热损伤；④必要时可于腹腔内注入 5% 葡萄糖溶液以减少消融对于肝包膜的热辐射。

病例 63   邻近肝包膜肝转移瘤的微波消融术

【简要病史】

患者男性,33 岁,2014 年 7 月因体检发现结肠肿物行 "右半结肠切除术",术程顺利,术后病理结果示:肠中分化腺癌,术后规律复查。2016 年 6 月上腹部 CT 示:S8 新发结节,考虑转移瘤。既往史无特殊。

【诊断】

结肠癌术后肝转移（$pT_xN_0M_1$ Ⅳ期）

【治疗方案】

肝肿瘤微波消融治疗

【治疗过程及随访】

2016-6-28 上腹部增强 CT 示:肝 S8 包膜下见结节状稍低密度灶,大小约 0.9cm × 0.9cm,动脉期明显强化,门静脉期轻度强化,平衡期呈稍低密度,较前新发,考虑转移瘤(图 3-7-7)。入院完善相关检查,Child-Pugh 分级 A 级(5 分),PS 评分 0 分。

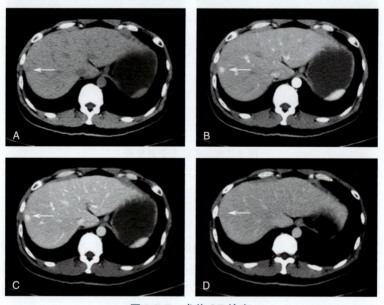

图 3-7-7   术前 CT 检查

A. CT 平扫图像;B. CT 动脉期图像;C. CT 门静脉期图像;D. CT 平衡期图像

2016-7-7 行 CT 引导下肝肿瘤微波消融术。患者仰卧位,消融针经皮肤穿刺进入肝肿瘤组织,对肿瘤区域行消融治疗 50W/8min(图 3-7-8)。

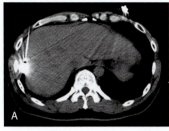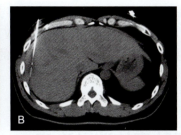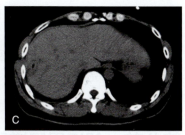

图 3-7-8 CT 引导下肝肿瘤微波消融术

A、B. 术中布针图;C. 术后即刻 CT 扫描图像

2016-8-20 上腹部增强 CT 示:肝 S8 见片状低密度灶,边界清,大小约 1.4cm×2.5cm,增强扫描未见强化,考虑消融术后改变,未见肿瘤活性(图 3-7-9)。

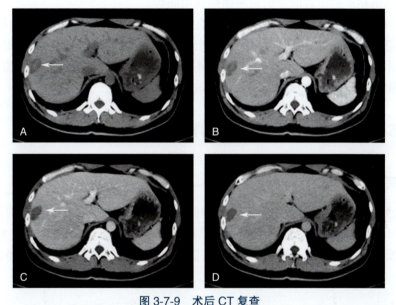

图 3-7-9 术后 CT 复查

A. CT 平扫图像;B. CT 动脉期图像;C. CT 门静脉期图像;D. CT 平衡期图像

【点评】

1. **本病例特点** 本例患者为邻近右侧肝包膜的肿瘤消融。肝包膜神经纤维丰富,对热刺激敏感,消融治疗邻近肝包膜肿瘤时患者常因疼痛难忍而被迫中止治疗。此外,患者诊断为结肠癌肝转移,相比原发性肝癌而言,消融过程中需要获得更大的消融范围,因此消融功率和时间需要在安全的前提下适当增加。

2. **消融针的选择** 本例患者肿瘤较小,选择射频消融或者微波消融均能达到足够大的消融范围。该病例选择了微波消融以获得更高的消融效率,但同时需要注意消融针与包膜之间的距离,避免对包膜造成明显热损伤。

3. **消融手术过程中采取的策略** ①穿刺路径最好经过一部分正常肝组织,尤其是对于微波消融而言,其后辐射较为明显,需要预留一定正常肝组织深度,避免对肝脏穿刺点造成热损伤;②采取低功率消融,根据术中扫描情况适当增加功率,但当发生出血时采用高功率消融,以达到快速止血的效果。本例患者病灶较小,采用 50W 低功率即可达到足够大的消融范围;③必要时可应用水分离技术,减少对于肝包膜及腹壁的热刺激,有效缓解术中疼痛,保障消融顺利完成。

第八节   邻近胃肠道肝肿瘤的消融治疗

肝脏脏面比邻结构复杂,与十二指肠水平部、幽门、胃小弯侧及结肠肝区紧邻。邻近胃肠道肝肿瘤消融治疗过程中热量易辐射至周围胃肠道,造成胃肠道损伤甚至穿孔;尤其是对于外科术后肠道粘连的患者应警惕消融损伤周边肠管。

对邻近胃肠道肝肿瘤行消融治疗时,术前应该做好充分的肠道准备,提前排空胃肠道;对于靠近胃部的肿瘤,术前可以留置胃管,排空胃内容物,使肿瘤与胃壁分离;必要时可采用人工腹水技术辅助隔离开胃肠道与肝脏;消融术后禁食 24h,观察是否有消化道损伤的征象出现;若无相关体征出现,先流质饮食观察再改为普通饮食。

病例 64   胃窦旁肝转移瘤射频消融

【简要病史】

患者男性,46 岁,2018 年 2 月无明显诱因出现鼻出血,行鼻咽镜检查确诊鼻咽部非角化性未分化癌,后行多程放化疗,病情控制良好,定期复查。2019 年 7 月复查 MRI 发现肝 S3 新发结节,大小约 2.0cm×2.5cm,考虑肝转移瘤,病灶邻近胃窦部。既往史无特殊。

【诊断】

鼻咽癌放化疗后肝转移(pT$_4$N$_3$M$_1$ Ⅳ期)

【治疗方案】

肝肿瘤射频消融治疗

【治疗过程及随访】

2019-7-18 上腹部 MRI 示:肝 S3(邻近胃窦部)占位,大小约 2.0cm×2.5cm,T$_1$WI 上呈稍低信号影(图 3-8-1A),T$_2$WI 上呈高或稍高信号影,边界清楚,增强扫描后明显强化(图 3-8-1B、C),考虑肝转移瘤,冠状位见病灶邻近胃窦部(图 3-8-1D)。入院完善相关检查,Child-Pugh 分级 A 级(5 分),PS 评分 0 分。患者中年男性,鼻咽癌放化疗后肝 S3 单发转移瘤,经 MDT 讨论,行 CT 引导下射频消融治疗。

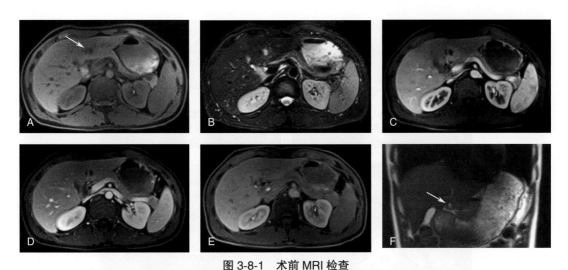

图 3-8-1 术前 MRI 检查

A. T₁WI 平扫图像;B. T₂WI 图像;C.T₁WI 动脉期图像;D. T₁WI 门静脉期图像;E. T₁WI 平衡期图像;
F. T₂WI 冠状位图像

2019-7-29 行 CT 引导下肝转移瘤射频消融术,定位 CT 扫描示肝 S3 病灶,邻近胃窦部(图 3-8-2A)。以 14G 射频电极(RITA XL)于剑突左旁进针至肝 S3 转移瘤左前缘,展针 3cm(图 3-8-2B、C),布针满意后,设定功率 150W、靶温 105℃,有效消融时间 5.5min,后调整消融位点,再次消融该病灶(展针 2cm,消融时间 5min)。术后即刻 CT 扫描见:混杂密度消融灶影覆盖原病灶,未见明显出血、胃窦部损伤等并发症(图 3-8-2D)。

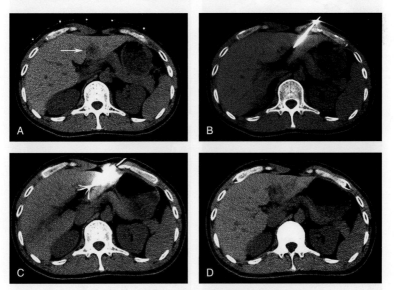

图 3-8-2 CT 引导下邻近胃窦肝转移瘤射频消融术

A. 术前定位图;B、C. 术中布针图;D. 术后即刻 CT 图像

2019-9-12 术后 1 个月复查上腹部 CT:肝 S3 病灶呈射频消融后改变,平扫消融灶呈低密度影(图 3-8-3A),增强扫描未见明显强化,考虑肿瘤完全消融(图 3-8-3B、C)。冠状位显示胃窦未见明显损伤表现(图 3-8-3D)。

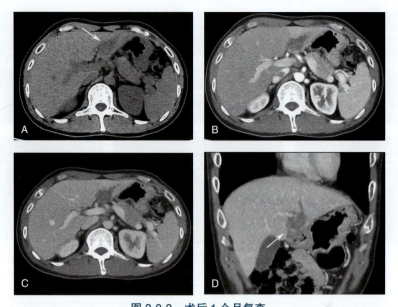

图 3-8-3 术后 1 个月复查

A. CT 平扫图像;B. CT 动脉期图像;C. CT 门静脉期图像;D. CT 门静脉期冠状位图像

2019-12-9 术后 4 个月复查上腹部 CT 示:肝 S3 病灶呈射频消融术后改变,消融灶较前密度稍增高,范围有所缩小,增强扫描未见明显强化(图 3-8-4)。

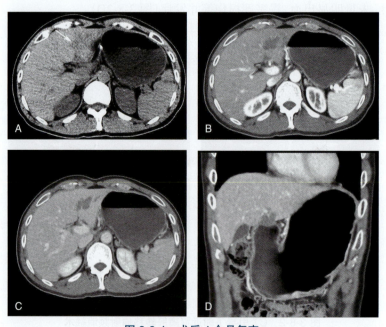

图 3-8-4 术后 4 个月复查

A. CT 平扫图像;B. CT 动脉期图像;C. CT 门静脉期图像;D. CT 门静脉期冠状位图像

【点评】

1. **本病例特点**　肝 S3 转移瘤邻近肝包膜,与胃窦部关系密切,外科手术或消融治疗是可靠的治疗选择。影像引导下消融过程中存在胃窦部热损伤,甚至出现消化道穿孔等严重并发症的风险,需做好充分的术前准备及消融计划。

2. **应对策略**　本例患者采用伸展型多子电极射频,子电极展开时 CT 扫描可清楚了解子电极与病灶边缘关系,同时射频消融的可控性高于微波消融,大大降低了胃窦部损伤、穿孔等严重并发症的发生,同时选择经剑突左旁长入路经正常肝实质穿刺进针,避免直接穿刺肿瘤导致肿瘤破裂出血及减少针道转移。

3. **对于特殊部位肿瘤消融时,需注意兼顾肿瘤消融彻底性及安全性**　如对邻近消化道肝肿瘤行消融治疗时,为避免损伤消化道,宜选择低功率、长时间的消融参数,必要时多位点、分次消融或采用人工腹水隔离等辅助技术。非轴位进针穿刺过程中可利用多方位重建成像明确消融针与病灶及重要组织结构的空间关系。

病例 65　邻近胃肝转移瘤的微波消融

【简要病史】

患者女性,16 岁,2010 年 4 月因腹痛于医院就诊,检查发现胰腺肿瘤,行胰腺尾部、体部、脾切除术,术后病理:(胰腺体、尾)镜检为实性假乳头状肿瘤,后定期随访。2011 年 8 月复查影像学提示肝内占位,考虑转移,行肝肿瘤切除术,术后病理:符合实性假乳头状肿瘤转移。2012 年 8 月再次复查发现右肝多发转移,行右肝叶切除术,术后病理:符合假乳头状肿瘤转移。2016 年 8 月复查增强 MRI 示肝 S2 结节,考虑转移瘤。

【诊断】

胰腺实性假乳头状肿瘤术后肝转移($pT_xN_0M_1$ Ⅳ期)

【治疗方案】

肝肿瘤微波消融治疗

【治疗过程及随访】

2016-8-15 上腹部增强 MRI 示:肝 S2 见多发大小不等结节状异常信号灶,最大者大小约 1.3cm × 1.6cm,边界尚清,邻近胃腔,增强扫描动脉期可见较明显强化,门静脉期及平衡期强化程度减退,考虑转移瘤(图 3-8-5)。入院完善相关检查,Child-Pugh 分级 A 级(6 分),PS 评分 0 分。

2016-9-2 行 CT 引导下肝肿瘤微波消融术,为方便进针,采取左侧抬高体位,消融针经皮肤穿刺进入肝 S2 肿瘤中,保证消融针与邻近胃壁之间存在安全距离,穿刺到位后,对肿瘤区域行消融治疗,消融参数 50W/10min,术中患者未诉不适,多次扫描未见胃壁密度改变。术后扫描可见低密度消融区覆盖肿瘤,中央可见少量气化影(图 3-8-6)。

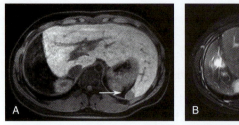
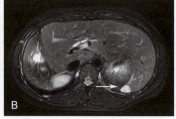
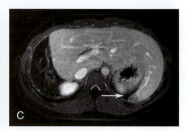

图 3-8-5　术前 MRI 检查
A. T$_1$WI 平扫图像;B. T$_2$WI 平扫图像;C. T$_1$WI 门静脉期图像

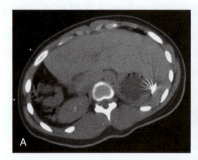
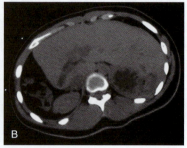

图 3-8-6　CT 引导下肝肿瘤微波消融术
A. 术中布针图;B. 术后即刻 CT 扫描图像

2016-10-30 上腹部增强 MRI 示:肝 S2 见一片状异常信号灶,边界尚清,大小约 1.4cm×3.5cm,T$_1$WI 呈不均匀高信号,T$_2$WI 呈等、稍高信号,增强扫描各期未见明显强化,考虑消融后改变,未见明确活性(图 3-8-7)。

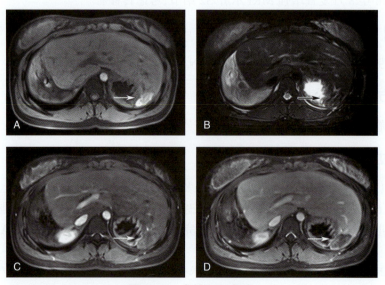

图 3-8-7　术后 MRI 复查
A. T$_1$WI 平扫图像;B. T$_2$WI 图像;C. T$_1$WI 动脉期图像;D. T$_1$WI 门静脉期图像

【点评】

1. 本病例特点　本例患者病灶紧邻肝包膜且靠近胃壁。一方面肝包膜脏层神经丰富，对于热刺激比较敏感，在消融过程中会表现出明显的疼痛。另一方面病灶邻近胃壁，肝肿瘤消融治疗过程中热量易辐射至邻近胃壁，造成胃壁损伤甚至穿孔，尤其是本例患者接受过多次外科手术，病灶和胃壁之间很可能存在粘连。

2. 消融手术过程中采取的策略　①避免直接穿刺肿瘤区域；②术中优先予以静脉麻醉，减少患者消融过程中出现的疼痛；③术前做好充分的胃肠道准备，采用低功率消融，术中密切监测邻近胃壁组织密度的变化；④必要时可以术前留置胃管，排空胃内容物；⑤对于术中可疑存在胃肠道损伤的患者，术后禁食 24h，观察是否有消化道损伤的征象出现。若无相关症状体征出现，先流质饮食再改为普通饮食；⑥若病灶与胃肠道距离太近或难以区分，可采用更为安全的冷冻消融或粒子植入术。

病例 66　邻近胃肝肿瘤的微波消融术

【简要病史】

患者男性，61 岁，2015 年 5 月体检 B 超发现肝内占位，AFP 122.81ng/mL，复查 MRI 示：肝 S8 异常信号结节，大小约 3.0cm×3.5cm，诊断考虑肝癌（BCLC 分期 A 期，CNLC 分期 Ⅰa 期）。2015 年 6 月于全麻下行肝癌切除术，术程顺利，术后病理提示：低分化肝细胞性肝癌。术后定期随诊复查，2017 年 1 月上腹部增强 CT 示肝 S3 病灶，大小约为 3.9cm×4.2cm，考虑肿瘤复发灶。患者拒绝再次外科手术切除。既往史：慢性乙型病毒性肝炎 20 余年，不规律抗病毒治疗。

【诊断】

肝癌术后复发

【治疗方案】

TACE 联合微波消融治疗

【治疗过程及随访】

2017-1-1 上腹部增强 CT 示：肝 S3 见团块状低密度灶，大小约为 3.9cm×4.2cm，边界欠清，密度欠均匀，增强扫描动脉期见不均匀明显强化，门静脉、平衡期强化程度减退，低于周围肝实质，考虑活性灶（图 3-8-8）。入院完善相关检查，Child-Pugh 分级 A 级（6 分），PS 评分 0 分。

2017-2-3 行 TACE 术，术中予以洛铂 20mg + 吡柔比星 20mg + 雷替曲塞 20mg + 5mL 碘化油栓塞化疗。2017-3-6 行 CT 引导下肝肿瘤微波消融术。患者仰卧位，消融针经皮肤穿刺进入肿瘤组织内，对肿瘤区域 2 个位点行叠加消融治疗，以保证肿瘤区域达到完全灭活，分别行微波消融治疗 60W/5min、70W/10min（图 3-8-9）。

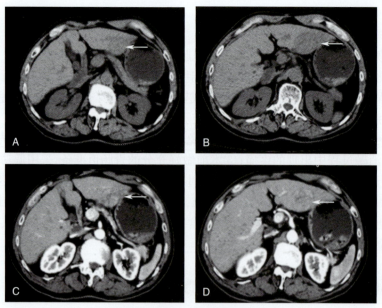

图 3-8-8　术前 CT 检查

A、B. CT 平扫图像；C、D. CT 动脉期图像

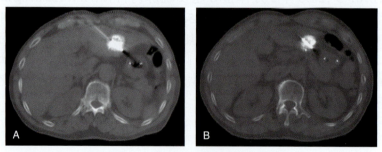

图 3-8-9　CT 引导下肝肿瘤微波消融术

A、B. 术中布针图

2017-4-7 上腹部增强 MRI 示：肝 S3 见一肿块，T_1WI 呈高信号，T_2WI 呈等高混杂信号，大小约 3.5cm×3.8cm，边界清，增强扫描强化不明显，边界较清，呈消融术后改变，未见明显肿瘤活性（图 3-8-10）。

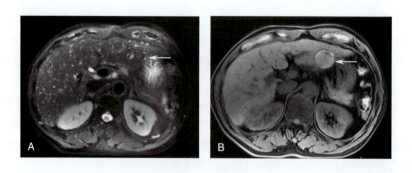

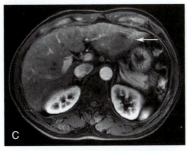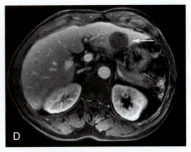

图 3-8-10　术后 1 月复查

A. T_2WI 图像；B. T_1WI 平扫图像；C. T_1WI 动脉期图像；D. T_1WI 门静脉期图像

【点评】

1. **本病例特点**　本例患者病灶位于肝左叶,略突出于肝包膜,并且紧邻胃壁,消融治疗过程中热量易辐射至邻近胃壁,造成胃壁损伤甚至穿孔。尤其是本例患者曾接受过肝肿瘤外科切除手术,肝脏局部可能和胃肠道存在粘连,增加了胃肠道热损伤的风险。

2. **消融针的选择**　本例患者病灶相对较大,尽管消融前接受了 TACE 治疗,但射频消融范围小难以达到肿瘤完全灭活。因此本病例选择了微波消融针,术中选择了 2 个治疗点,以叠加覆盖患者肿瘤区域。微波消融升温快,范围较大,因此手术过程中尽量保证消融针与邻近胃壁及包膜有足够的安全距离。

3. **消融手术过程中采取的策略**　①先进行了 TACE 治疗,以减少肿瘤血供,降低肿瘤破裂出血的风险,同时对于较大病灶,TACE 序贯消融也比单纯消融具有更好的疗效。②术前增强 CT 显示胃明显充盈,胃壁紧贴肝左叶肿瘤外缘,为避免胃壁热损伤,患者在术前 12h 禁食禁水,术中 CT 扫描示胃明显缩小,胃壁与肝肿瘤之间存在约 1~2cm 的安全距离。③由于患者肿瘤较大,因此术者对肝肿瘤头足两个位点分别进行消融,病灶头侧部分距离胃壁较远,选择 70W/10min 消融;而足侧部分离胃壁较近,为避免损伤,选择 60W/5min 消融,最终达到肿瘤的完全坏死。④术后嘱咐患者禁食 24h,同时密切观察是否有消化道损伤的征象出现,根据患者情况调整饮食,先流质饮食再改为普通饮食。

病例 67　邻近肠道肝肿瘤的微波消融术

【简要病史】

患者男性,39 岁,2016 年 2 月患者无明显诱因出现乏力、纳差,不伴有发热、腹痛及恶心、呕吐等其他不适。2016-5-11 行腹部超声检查示:肝硬化,肝内可疑占位,建议进一步检查。2016 年 6 月查 AFP 1 069ng/mL,上腹部增强 MRI 示:肝 S6、S7 结节,考虑肝癌。诊断考虑原发性肝癌(BCLC 分期 B 期,CNLC 分期 Ⅱa 期)。2016-6-5、2016-7-7 行 TACE 术,术程顺利。2016 年 8 月复查上腹部 CT 示:肝 S6 病灶活性残留。既往史:慢性乙型病毒性肝炎 8 年,规律服用抗病毒及护肝治疗。

【诊断】

原发性肝癌

【治疗方案】

肝肿瘤微波消融治疗

【治疗过程及随访】

2016-8-10 上腹部增强 CT 示：肝 S6 下缘可见混杂密度肿块，边界欠清，大小约 3.5cm×4.7cm，其内见不均匀碘油沉积，其中无碘油区增强扫描动脉期病灶见不均匀强化，门静脉期和平衡期强化减退呈稍低密度，考虑肿瘤活性残留，肿瘤邻近肠道（图 3-8-11）。入院完善相关检查，Child-Pugh 分级 A 级（6 分），PS 评分 0 分。

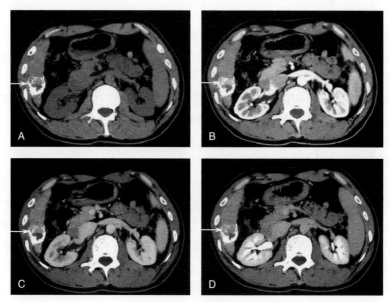

图 3-8-11　术前 CT 检查
A. CT 平扫图像；B. CT 动脉期图像；C. CT 门静脉期图像；D. CT 平衡期图像

2016-8-15 行 CT 引导下肝肿瘤微波消融术，患者仰卧位，术前 CT 扫描明确肿瘤活性区域，按叠加覆盖的方法对肿瘤残留活性区域行消融治疗（图 3-8-12），消融参数分别为 60W/10min 以及 60W/10min。

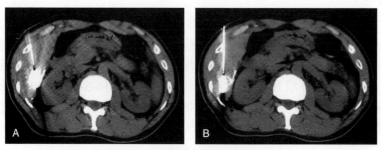

图 3-8-12　CT 引导下肝肿瘤微波消融术
A、B. 术中布针图

2016-9-5 复查上腹部增强 CT 示：肝癌消融术后，肝 S6 下缘肿块，边界欠清，大小约 3.2cm×5.8cm，其内见不均匀碘油沉积，病灶边缘呈低密度，增强后未见明显强化，考虑消融术后改变，未见明显肿瘤活性（图 3-8-13）。

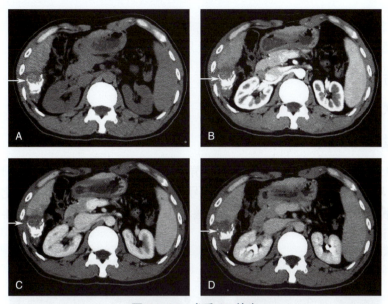

图 3-8-13　术后 CT 检查

A. CT 平扫图像；B. CT 动脉期图像；C. CT 门静脉期图像；D. CT 平衡期图像

【点评】

1. 肝脏脏面比邻结构复杂，与十二指肠上部、幽门、胃前部小弯侧及结肠肝曲紧邻。邻近胃肠道肝肿瘤消融治疗过程中热量易辐射至邻近胃肠道，造成胃肠道损伤甚至穿孔。尤其是对于外科术后肠道粘连的患者应警惕消融损伤周边肠管。

2. 本病例肝肿物邻近结肠肝曲，在治疗过程中需要充分考虑避免损伤邻近肠道组织，可采取的治疗策略如下：①术前做好充分的肠道准备；②可通过各种人工辅助技术隔离肿瘤与邻近的肠道后再进行消融治疗；③最好采用低功率消融，必要时可根据情况增加功率；④对于紧贴肠道肝肿瘤，采用人工辅助技术无法安全隔离肿瘤与邻近肠道者，可于安全部位实施消融后针对邻近空腔脏器侧肿瘤采取联合 ^{125}I 放射性粒子植入或化学消融的方法，以减少肠道的损伤；⑤术后禁食 24h，观察是否有消化道损伤的征象出现。若无相关症状体征出现，先流质饮食再改为普通饮食。

病例 68　人工腹水辅助下肝内胆管细胞癌的微波消融术

【简要病史】

患者男性，80 岁，患者 2018-5-14 早餐后突感上腹部疼痛，伴阵发性加剧，不伴恶心、呕吐，于急诊行腹部 CT 考虑肠穿孔，遂行回肠穿孔修补术；术中发现肝脏呈结节样硬化，肝左外叶可见灰白色肿物,触之质硬,周围界限不清,不除外肝恶性肿瘤可能,予同期肝左叶肿瘤切除术,术后病理示:中分化胆管细胞癌,术后好转出院。2018年10月复查上腹部MRI示:肝脏肿瘤复发,后行两程TACE术。既往史:高血压、糖尿病20余年。

【诊断】

胆管细胞癌术后复发(pT$_2$N$_0$M$_0$ Ⅱ期)

【治疗方案】

TACE联合肝肿瘤微波消融治疗

【治疗过程及随访】

2019-2-15上腹部MRI示:肝左叶S2段异常信号灶,紧贴胃壁,大小约1.1cm×2.5cm,T$_1$WI呈低信号,T$_2$WI呈高信号,DWI呈高信号,增强扫描动脉期病灶明显强化(图3-8-14),考虑肝内复发病灶,拟行CT引导下微波消融治疗。入院完善相关检查Child-Pugh分级B级(7分),PS评分0分。

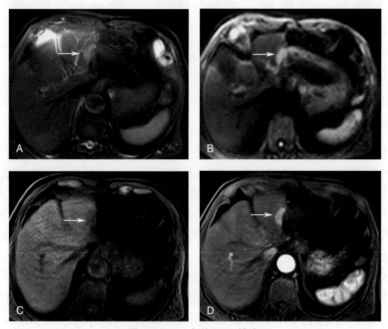

图3-8-14　术前MRI检查

A. T$_2$WI图像;B. DWI图像;C. T$_1$WI平扫图像;D. T$_1$WI动脉期图像

2019-2-19行TACE治疗,术中予以碘化油8mL+表柔比星10mg+雷替曲塞4mg+奥沙利铂100mg栓塞化疗,术中可见肿瘤染色。2019-2-21行CT引导下肿瘤微波消融术(图3-8-15)。患者取仰卧位,扫描可见肝左叶内侧一少量碘油沉积病灶,与胃壁紧贴,边界不清,局部麻醉后,进入酒精针至肝胃间隙之间,注入生理盐水350mL,可见靶病灶与胃壁分开(图3-8-15B、C),分步进入消融针至碘油沉积病灶,消融功率及时间为40W/7min,消融结束后予针道消融,撤出消融针,给予患者禁食24h,患者无明显消化道症状。

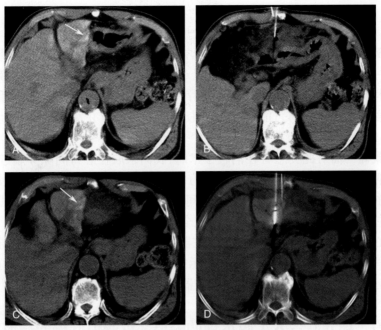

图 3-8-15　CT 引导下肝脏肿瘤微波消融

A、C. 术中定位图；B、D. 术中布针图

2019-5-24 查 AFP：3.56ng/mL，CEA3.18ng/mL，上腹部 MRI 示：肝 S2 异常信号灶，T_1WI 呈稍低信号，T_2WI 呈混杂信号，增强扫描病灶未见明显强化。肝病灶呈完全消融，未见新发病灶（图 3-8-16）。

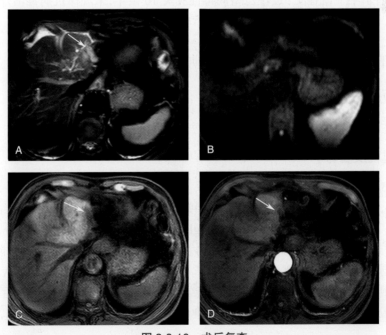

图 3-8-16　术后复查

A. T_2WI 图像；B. DWI 图像；C. T_1WI 平扫图像；D. T_1WI 动脉期图像

【点评】

1. **本病例特点** 此例患者术前阅片提示在肝脏 S2 段有一肝癌病灶,与胃小弯侧几乎是紧紧贴在一起,外科手术及消融治疗都可以对该病灶达到根治的目的,但本例患者对再次进行外科手术十分抗拒,遂入我科行消融治疗。病灶部位与胃壁紧紧相邻,手术中无论是穿刺还是消融,稍有不慎就有可能造成胃穿孔、胃出血等严重并发症,给医生也带来了很大挑战。

2. **应对策略** 面对此类患者在消融手术时,我们采取在肝胃间隙穿刺进入 21G 酒精针,给予注射隔离液(10% 对比剂生理盐水)约 350mL,注入足量的隔离液,即使不能完全分开,也把胃壁往背侧推,同样能起到分离肝胃间隙的作用,再行消融治疗,有效避免损伤胃壁导致的相关并发症,患者术后复查提示达到完全消融。

3. **处理心得** 对于紧邻胃肠道等危险脏器的病灶,首先为了能在 CT 引导下更清晰地显示病灶,消融前 TACE 手术为该病灶的显示打开了"航标灯";其次为了更好地保护周围脏器,人工腹水技术是消融区域与周围危险脏器隔离的"保护伞"。

病例 69 球囊联合人工腹水辅助隔离邻近肠道肝癌的微波消融

【简要病史】

患者男性,74 岁,2020 年 7 月突发右上腹闷痛,查腹部彩超示:右肝前叶包膜下低回声团块,考虑肝癌。进一步行上腹部 MRI 示:肝 S6 包膜下占位,增强扫描呈"快进快出"改变,考虑原发性肝癌。既往史:慢性乙型病毒性肝炎 10 余年,未规律抗病毒治疗。

【诊断】

原发性肝癌(BCLC 分期 A 期,CNLC 分期 I a 期)

【治疗方案】

TACE 联合微波消融治疗

【治疗过程及随访】

2020-9-13 上腹部 MRI 见肝 S6 包膜下见一稍长 T_1 稍长 T_2 信号肿块,大小约 2.6cm × 3.7cm,界清,增强扫描呈快进快出改变,考虑原发性肝癌,病灶邻近结肠肝曲(图 3-8-17A~D)。入院完善相关检查,Child-Pugh 分级 A 级(5 分),PS 评分 0 分。患者年龄大,肝硬化背景,肝 S6 原发性肝癌,合并肝内多发肝硬化结节,部分结节不排除恶变可能,予先行肝动脉化疗栓塞后序贯微波消融治疗。2020-9-18 行 TACE 治疗,DSA 引导下将微导管超选择到肿瘤供血动脉造影见肿瘤染色结节(图 3-8-17E);予化疗灌注后再推注 6mL 碘油联合明胶海绵颗粒栓塞,再次造影肿瘤染色消失(图 3-8-17F)。术程顺利,术后患者顺利出院。

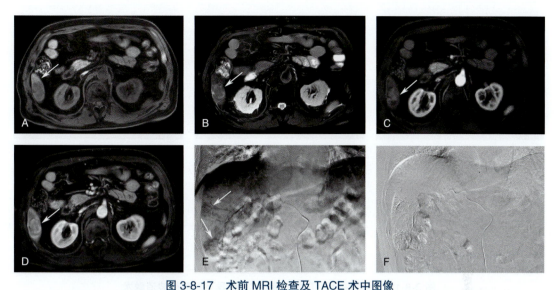

图 3-8-17　术前 MRI 检查及 TACE 术中图像

A. T_1WI 图像；B. T_2WI 平扫图像；C. T_1WI 动脉期图像；D. T_1WI 门静脉期图像；E. 栓塞前造影图；

F. 栓塞后造影图

2020-10-23 复查上腹部 MRI 示：肝癌 TACE 术后，肝 S6 病灶较前缩小，边缘仍可见轻度环形强化，考虑肿瘤仍有少许活性（图 3-8-18）。

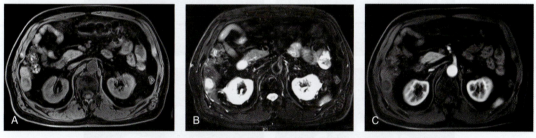

图 3-8-18　TACE 术后复查

A. T_1WI 平扫图像；B. T_2WI 图像；C. T_1WI 动脉期图像

肝内病灶经 TACE 治疗后大部分坏死，碘油沉积良好，部分边缘仍有少许活性，予行 CT 引导下肝癌微波消融术。患者取俯卧位，肝 S6 病灶内沉积的碘油清晰可见（图 3-8-19A），先用 6F 球囊导管套件经右后背部逐步进针达肝 S6 病灶与邻近结肠肝曲间，到位后注入 10mL 生理盐水充胀球囊，隔离右肝下极病灶及结肠，同时经球囊导管注入 200mL 生理盐水联合隔离。隔离成功后，以 14G 微波消融天线于右背部逐步进针达该病灶内，行微波消融 50W/6min。术后即刻 CT 扫描可见低密度灶覆盖原病灶，未见明显出血、肠管损伤（图 3-8-19F）。

术后 1 个月复查上腹部 MRI 示：肝 S6 病灶呈微波消融后改变，呈不均匀短 T_1 短 T_2 信号改变，增强扫描各期病灶均无明显强化，考虑肿瘤完全消融（图 3-8-20）。

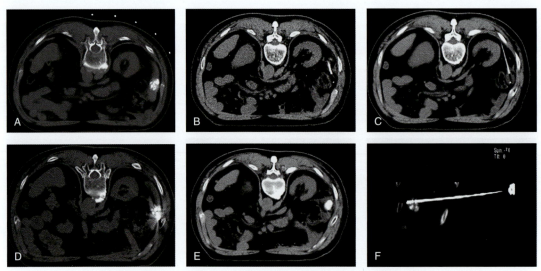

图 3-8-19 球囊联合人工腹水辅助 CT 引导下肝癌微波消融术

A. 术前定位图；B. 穿刺针达病灶与结肠间隙；C. 球囊隔离病灶与结肠；D、F. 微波天线穿透病灶(骨窗)；
E. 术后即刻 CT 图像

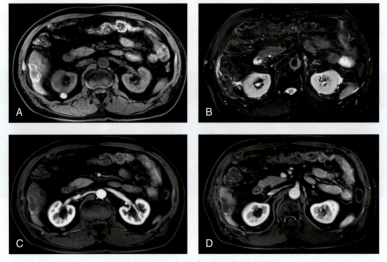

图 3-8-20 消融术后 1 个月复查

A. T$_1$WI 平扫图像；B. T$_2$WI 图像；C. T$_1$WI 动脉期图像；D. T$_1$WI 门静脉期图像

【点评】

1. **本病例特点** 患者高龄，患者及家属拒绝外科手术，要求行微创介入治疗。老年男性，乙型肝炎肝硬化背景，肝 S6 下极原发性小肝癌，血供丰富，邻近结肠肝曲，热消融过程中易导致结肠壁热损伤，甚至出现结肠穿孔等严重并发症的风险。

2. **应对策略** TACE 序贯球囊联合人工腹水辅助隔离下肝肿瘤消融治疗是本病例治疗成功的关键。①该病灶通过一次 TACE 后肿瘤范围较前缩小，血供及活性明显减低，同时碘油标记病灶提高可视性，为序贯微波消融奠定了良好的基础。②通过球囊联合人工腹水辅助技术，选择性分离肝下极及结肠，避免了结肠损伤、穿孔等严重并发症的发生，兼顾肿瘤消融彻底性及安全性,取得了良好的疗效。③该病例球囊隔离优点:球囊导管置入到位后球囊位置较固定,不易移位。球囊导管可同时注水、注气隔离,增强隔离效果。

病例 70　人工腹水辅助邻近肠道肝 S6 转移瘤的微波消融

【简要病史】

患者男性,43 岁,2017 年 6 月纳差伴消瘦 1 月余,行肠镜检查确诊"直肠癌",于 2017-6-16 行腹腔镜下直肠癌根治术,术后病理示:(直肠肿物)溃疡型中分化管状腺癌。术后行 8 周期化疗,过程顺利(具体不详)。2019-12-30 PET/CT 示:直肠癌综合治疗后,肝 S6 略高代谢结节灶,考虑肿瘤转移。上腹部 MRI 示:肝 S6 下缘处占位,考虑转移瘤可能性大。既往史无特殊。

【诊断】

直肠中分化腺癌肝转移(pT$_{4a}$N$_0$M$_1$ Ⅳ期)

【治疗方案】

肝肿瘤微波消融联合系统治疗

【治疗过程及随访】

2020-1-9 上腹部 MRI 示:肝 S6 单发转移瘤,范围约 1.4cm × 1.7cm,增强呈环形强化,病灶位于肝下极包膜下,邻近结肠肝曲(图 3-8-21)。入院完善相关检查,Child-Pugh 分级 A 级(5 分),PS 评分 0 分。患者中年男性,直肠癌综合治疗后肝 S6 下极单发转移瘤,直径约 1.7cm,患者及家属拒绝外科手术,经 MDT 讨论,考虑行肝转移瘤微波消融联合系统治疗。

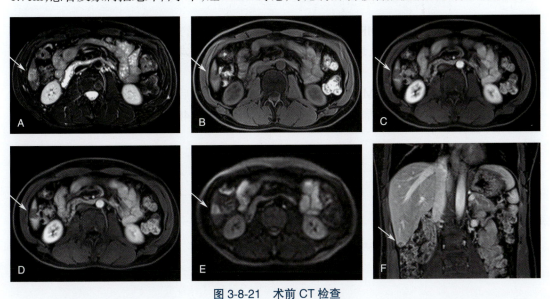

图 3-8-21　术前 CT 检查

A. T$_2$WI 图像;B. T$_1$WI 平扫图像;C. T$_1$WI 动脉期图像;D. T$_1$WI 门静脉期图像;E. DWI 图像;
F. T$_1$WI 平衡期冠状位图像

2020-1-10 行 CT 引导下人工腹水辅助肝转移瘤微波消融术,患者取右侧卧位,以 17G 穿刺针逐步进针至右肝肾间隙内(图 3-8-22A),注入生理盐水 800mL,隔离右肾、结肠及右肝 S6 下极病灶(图 3-8-22B)。人工腹水隔离成功后(图 3-8-22C),以 14G 微波消融天线逐步进针至肝 S6 病灶内(图 3-8-22D、E),行微波消融 50W/5min。术后即刻 CT 扫描:混杂密度影覆盖原病灶,未见明显出血、肠管损伤等(图 3-8-22F)。

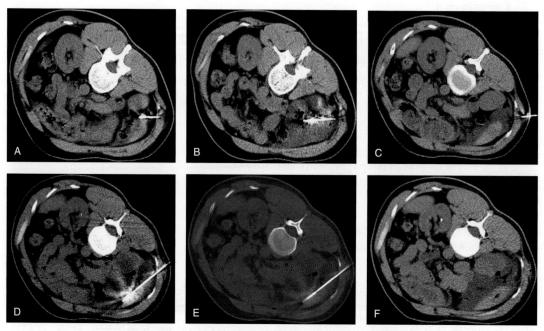

图 3-8-22　人工腹水辅助 CT 引导下肝转移瘤微波消融术
A、B. 穿刺针达右肝肾间隙;C. 人工腹水隔离;D、E. 术中布针图;F. 术后即刻 CT 图像

术后 1 个月复查上腹部 MRI:肝 S6 病灶呈消融术后改变,T₂WI 上消融灶呈低信号,T₁WI 上呈环样高信号,可见"靶征",增强扫描各期均未见明显强化,考虑肿瘤完全消融(图 3-8-23)。CEA:12.90ng/mL,较前下降。

术后 4 个月复查上腹部 MRI 示:肝 S6 转移瘤呈消融术后改变,范围较前稍有缩小,增强扫描未见明显强化,考虑肿瘤完全消融(图 3-8-24),CEA:3.40ng/mL。

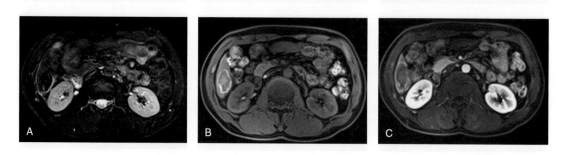

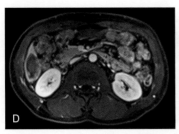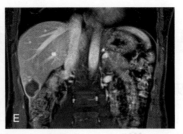

图 3-8-23　术后 1 个月复查

A. T$_2$WI 图像；B. T$_1$WI 平扫图像；C. T$_1$WI 动脉期图像；D. T$_1$WI 门静脉期图像；
E. T$_1$WI 平衡期冠状位图像

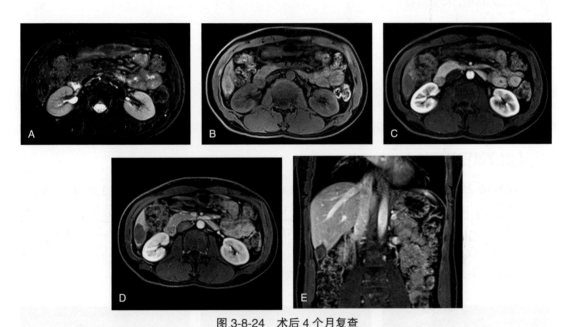

图 3-8-24　术后 4 个月复查

A. T$_2$WI 图像；B. T$_1$WI 平扫图像；C. T$_1$WI 动脉期图像；D. T$_1$WI 门静脉期图像；E. T$_1$WI 平衡期冠状位图像

【点评】

1. **本病例特点**　中年男性，直肠癌综合治疗后肝 S6 下极单发转移瘤，直径约 1.7cm，邻近结肠肝曲、右肾，热消融过程中易导致结肠、右肾热损伤，甚至出现结肠穿孔等严重并发症。但患者及家属拒绝外科手术，要求行消融治疗。

2. **应对策略**　人工腹水辅助技术选择是本病例消融成功的关键。通过人工腹水辅助技术，选择性分离肝下极、结肠及右肾，避免了结肠损伤、穿孔等严重并发症的发生，兼顾肿瘤消融彻底性及安全性，取得良好的疗效。

3. **人工腹水技巧**　可腹腔置管或穿刺针直接穿刺入需分离区域注入适量的生理盐水，当分离效果不理想时，可加大注水量或通过不同体位变换，改变人工腹水潴留位置，以达到理想的分离效果。

病例 71　MRI 引导下结肠旁肝癌射频消融术

【简要病史】

患者男性,48 岁,2015 年 11 月上腹部疼痛不适 1 周入院检查,诊断为"原发性肝癌",行"右肝癌切除术",术后病理:中分化肝细胞癌,脉管内查见癌栓。术后定期复查。2016 年 8 月上腹部 MRI 示:肝癌术后改变,肝 S5 小结节,复发可能。2016 年 10 月再次复查上腹部 MRI 示:肝癌术后改变,肝 S5 小结节较前稍有增大,复发可能性大。既往史:慢性乙型病毒性肝炎 20 余年,未予治疗。

【诊断】

原发性肝癌术后复发

【治疗方案】

肝肿瘤射频消融治疗

【治疗过程及随访】

2016-10-25 上腹部 MRI 示:右肝癌切除术后改变,肝 S5 结节,直径约 1.0cm,T_1WI 上呈低信号(图 3-8-25A),T_2WI 呈稍高信号(图 3-8-25B),边界清楚,增强扫描呈环形强化改变(图 3-8-25C~E),考虑肝癌复发灶,冠状位显示病灶邻近结肠(图 3-8-25F)。入院完善相关检查,Child-Pugh 分级 A 级(5 分),PS 评分 0 分。患者中年男性,原发性肝癌术后复发,患者及家属拒绝外科手术,经 MDT 讨论,考虑行射频消融治疗。

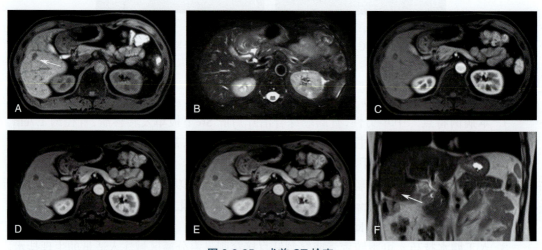

图 3-8-25　术前 CT 检查

A. T_1WI 平扫图像;B. T_2WI 图像;C. T_1WI 动脉期图像;D. T_1WI 门静脉期图像;E. T_1WI 平衡期图像;
F. T_2WI 冠状位图像

2016-10-28 行 MRI 引导下肝癌射频消融,患者仰卧位,fsT$_1$WI 序列 MRI 定位平扫示肝 S5 病灶邻近结肠(图 3-8-26A),以 14G MRI 兼容性射频电极于右季肋部进针达肝 S5 病灶前缘(图 3-8-26B、C,C 为沿针道长轴重建的斜矢状位图像),展针 2cm,设定功率 150W、靶温 105℃,有效消融时间 5.0min。术毕撤针,术后 MRI 扫描可见 T$_1$WI 上高信号覆盖原病灶,呈"靶征",未见肠道损伤及出血等并发症(图 3-8-26D)。

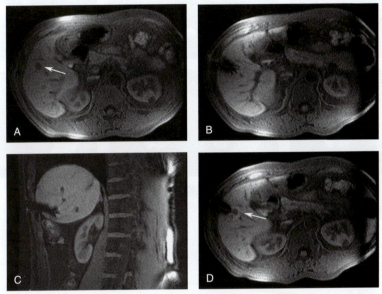

图 3-8-26　MRI 引导下肝癌射频消融
A. 术前定位图;B、C. 术中布针图;D. 术后即刻 T$_1$WI 图像

2016-12-2 术后 1 个月复查上腹部 MRI 示:肝 S5 病灶呈射频消融后改变,T$_1$WI 上呈环样高信号,可见"靶征"(图 3-8-27A),T$_2$WI 上消融灶呈等 - 低信号(图 3-8-27B),增强扫描各期均未见明显强化,考虑肿瘤完全消融(图 3-8-27C~E)。冠状位显示结肠未见明显损伤表现(图 3-8-27F)。

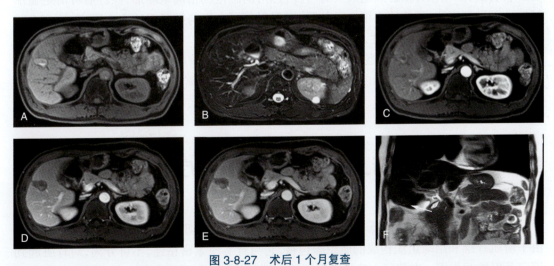

图 3-8-27　术后 1 个月复查
A. T$_1$WI 平扫图像;B. T$_2$WI 图像;C. T$_1$WI 动脉期图像;D. T$_1$WI 门静脉期图像;E. T$_1$WI 平衡期图像;
F. T$_2$WI 冠状位图像

2017-11-9 术后 1 年复查上腹部 MRI：肝 S5 病灶呈射频消融术后改变，增强扫描未见明显强化（图 3-8-28）。

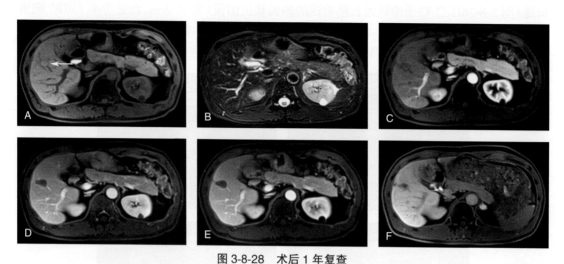

图 3-8-28 术后 1 年复查

A. T$_1$WI 平扫图像；B. T$_2$WI 图像；C. T$_1$WI 动脉期图像；D. T$_1$WI 门静脉期图像；E. T$_1$WI 平衡期图像；
F. T$_1$WI 肝胆期图像

【点评】

1. 该病例特点 肝癌术后复发，病灶位于肝 S5 下极包膜下，邻近结肠肝曲，热消融过程中存在结肠肠壁热损伤，甚至出现结肠穿孔、腹膜炎等严重并发症的风险。

2. 应对策略 本病例采用 MRI 引导肝癌复发灶射频消融治疗，MRI 引导具有无电离辐射、软组织分辨力高、任意方位成像、术后即刻疗效评价精准等优势，同时本病例采用伸展型多子电极射频消融，该射频电极具有可控性好，消融范围精确呈球形，展针后可清楚显示射频子电极与病灶、肠管的三维空间关系，确保射频子电极与结肠壁的安全距离，治疗上兼顾肿瘤消融的安全性及彻底性，取得了良好的疗效。

3. 处理心得 对于邻近肠管的肝肿瘤消融时，需注意兼顾肿瘤消融彻底性及安全性，必要时可采用人工辅助技术如人工腹水、人工气腹或球囊隔离下行消融治疗，避免或减少并发症的发生。

第九节 邻近肾及肾上腺肝肿瘤的消融治疗

肝脏 S5、S6 肿瘤位置较低，与右肾及右侧肾上腺关系密切。肾脏是腹膜后脏器，其表面由平滑肌纤维和结缔组织构成的肌织膜包被，它与肾实质紧密粘连，不可分离，对肾脏起到固定及保护的作用。右侧肾上腺位于右肾的上端，腹膜之后，呈三角形。肾上腺由外层的皮质和内层的髓质两部分构成。皮质分泌盐皮质激素、糖皮质激素和性激素。髓质分泌肾上腺素和去甲肾上腺素属于应急性,主要功能是对心血管系统和内脏平滑肌的作用,如能使心跳加快、心肌收缩力加强、小动脉收缩,维持血压和调节内脏平滑肌活动。肾脏边缘部位周围脂肪组织丰富,不易受到热辐射的影响。对邻近肾脏肝肿瘤进行消融治疗时,应该选择合适的进针路线,注意避免损伤肾实质及肾盂。邻近肾上腺肿瘤消融时需要严密监测患者的血压,避免高血压危象的出现。

病例 72　邻近肾上腺肝肿瘤微波消融术

【简要病史】

患者男性,63 岁,因肝癌并肝内多发子灶于 2014-9-24 行肝癌切除术 + 胆囊切除术,术前分期:BCLC 分期 B 期,术后病理:中至低分化肝细胞癌。2015 年因复查发现肝癌新发子灶在我科行消融治疗,后定期复查,肝内未见活性病灶。2021 年 10 月复查 MRI 示:肝 S6 新发子灶。

【诊断】

原发性肝癌术后复发

【治疗方案】

微波消融联合索拉非尼及 PD-1 抗体治疗

【治疗过程及随访】

2021-10 复查 MRI 示:肝 S6(图 3-9-1)新发病灶,大小约 5mm × 6mm,T_1WI 呈稍低信号,T_2WI 呈稍高信号,增强扫描动脉期强化,门静脉期、平衡期强化减退,病灶邻近肾上极及肾上腺。入院完善相关检查,Child-Pugh 分级 A 级(5 分),PS 评分 0 分,心电图正常,无手术禁忌证。患者拒绝手术治疗,要求微创介入治疗。

术中:2021-10-8 行局麻 + 基础麻醉下 CT 引导肝内病灶微波消融治疗,患者取俯卧位,CT 扫描可见肝 S6 病灶(图 3-9-2),微波消融针穿刺至病灶区域后,拟采用 50W/5min 消融,消融 3min 时患者出现血压升高,最高 230/130mmHg。立即暂停治疗,并给予乌拉地尔对症处理后血压回降至正常范围,再行 50W/3min 消融,本循环消融过程顺利患者未再出现高血压,消融结束后予针道消融,撤出消融针。

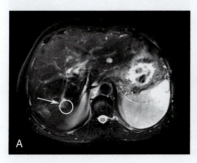
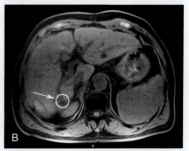

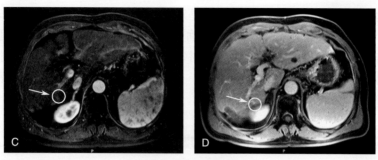

图 3-9-1　术前 MRI 检查

A. T$_2$WI 图像；B. T$_1$WI 平扫图像；C. T$_1$WI 动脉期图像；D. T$_1$WI 门静脉期图像

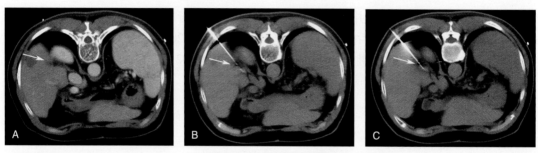

图 3-9-2　术中 CT 扫描

A. 术中增强扫描示肝 S6 病灶邻近肾包膜及肾上腺；B. 消融针穿刺到位；C. 消融完成后可见局部低密度区形成

消融术后 1 个月（2021-11-10）动态增强 MRI 复查示：肝 S6 病灶消融区呈 T$_1$WI 稍高信号，T$_2$WI 呈等、稍低信号，增强扫描各期未见强化，提示完全消融（图 3-9-3）。

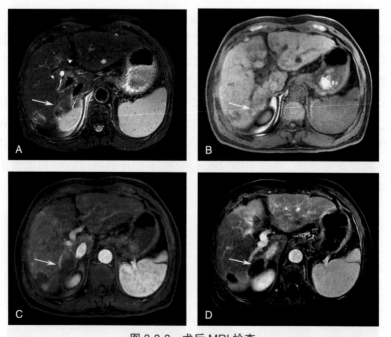

图 3-9-3　术后 MRI 检查

A. T$_2$WI 图像；B. T$_1$WI 平扫图像；C. T$_1$WI 动脉期图像；D. T$_1$WI 门静脉期图像

【点评】

1. 邻近肾上腺的肝脏肿瘤消融治疗可导致高血压甚至高血压危象等严重并发症的发生。因此,应把握好邻近肾上腺的肝脏肿瘤消融治疗的消融参数,术中应严密监测患者的生命体征,当出现高血压/高血压危象时需暂停消融,及时予降压处理。

2. 本例患者肝 S6 新发病灶,邻近右侧肾上腺,患者术前的心电图正常,无高血压、心脏病病史。消融术中的热刺激导致肾上腺分泌肾上腺素增加,诱发高血压的发生。出现高血压时,及时停止消融治疗并予对症处理,在血压回降至正常范围后又继续行消融治疗,最终实现了肿瘤的完全消融。因此,对于邻近肾上腺的肝肿瘤消融时,应高度警惕高血压危象的发生,特别是对于合并有基础高血压、糖尿病及冠心病的患者,应做好充分的术前准备,术中应严密观察血压的变化,一旦出现血压过高,应及时中止消融并给予对症处理,在确保血压稳定的基础上,才能继续进行消融。

病例 73　邻近肾脏肝肿瘤的微波消融治疗

【简要病史】

患者 78 岁,男性,肝癌综合治疗后 3 年复发。2016 年 10 月因胸痛不适就诊,查 B 超提示肝区占位,建议进一步复查。查 AFP：800ng/mL,上腹部 CT 提示肝右后叶下段占位,大小为 3.5cm×4.2cm,诊断为原发性肝癌,在当地医院行 TACE 及肝癌微波消融后,达到影像学的 CR,后规律随访。2019 年 1 月复查上腹部 MRI 提示：肝右后叶原病灶下方新发活性病灶。

【既往史】

乙肝病史 20 余年,服药控制可;高血压病史,药物控制可;糖尿病病史,血糖控制欠佳。

【诊断】

原发性肝癌消融术后复发

【治疗方案】

TACE 联合微波消融治疗

【治疗过程及随访】

2019-1-15 复查上腹部 MRI 示：肝脏右后叶原病灶下极可见一异常信号灶,T_1WI 呈低信号,T_2WI 呈高信号;动脉期明显强化,静脉期强化减退,考虑新发肿瘤活性病灶(图 3-9-4)。

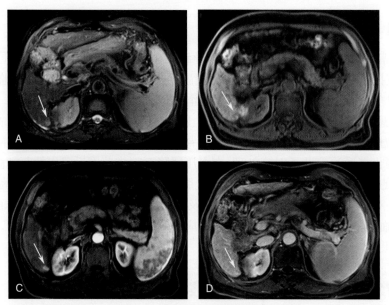

图 3-9-4　消融术后肿瘤复发
A. T$_2$WI 图像；B. T$_1$WI 平扫图像；C. T$_1$WI 动脉期图像；D. T$_1$WI 门静脉期图像

　　2019-1-16 先行肝动脉造影，了解肝内病灶情况。造影证实单发复发灶后，给予 TACE 治疗。第二天对新发病灶行 CT 引导下微波消融治疗，患者取仰卧位，CT 扫描可见肝右叶碘油沉积病灶（图 3-9-5A），局部麻醉后，将微波消融天线逐步进针至靶病灶远端（图 3-9-5B），行消融治疗 60W/9min。术中患者疼痛明显，给予对症处理后缓解。术后即刻 CT 扫描（图 3-9-5C）示：消融区域未见明显出血，患者术后无明显不适症状。

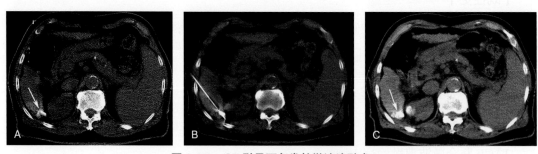

图 3-9-5　CT 引导下复发灶微波消融术
A. 术前定位图；B. 术中布针图；C. 术后即刻 CT 图像

　　消融术后 1 年余复查上腹部 MRI 示：消融灶呈混杂信号改变，DWI 序列未见高信号病灶，动脉期未见明显强化（图 3-9-6），考虑肿瘤完全消融。

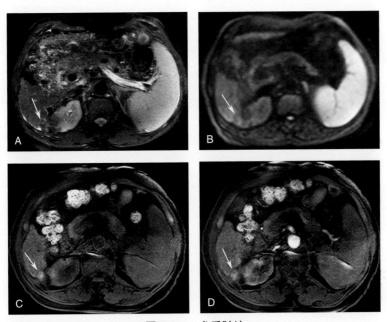

图 3-9-6　术后随访

A. T$_2$WI 图像；B. DWI 图像；C. T$_1$WI 平扫图像；D. T$_1$WI 动脉期图像

【点评】

1. **本病例特点**　该肝癌患者为综合治疗后复发，先予栓塞治疗并标记肝内肿瘤，使得 CT 下的消融范围控制更加精准，确保消融的疗效。消融过程中出现了明显的疼痛，给予对症处理后，顺利完成消融。

2. **应对策略**　邻近肾脏的肝脏肿瘤消融治疗过程中，热量易辐射至肾包膜导致患者剧烈疼痛。另外当消融功率较大时，高温易导致肾实质以及肾盂的损伤，出现血尿、肾功能受损等并发症。因此，对于邻近肾实质的肝肿瘤消融时，应把握好适当的消融参数，必要时，采用隔离技术以减少对肾实质或肾盂的损伤。

第四章

肝肿瘤消融相关并发症

在本书之前的内容中已经详细叙述了如何做好 CT 及 MRI 引导下肝肿瘤局部消融治疗，特别是如何对特殊部位肝肿瘤的消融能够做到安全和有效，即便经验非常丰富的医生都不能完全避免消融过程中并发症的发生，但我们需要知道肝肿瘤消融过程中会发生哪些常见并发症以及常见并发症的处理原则和方法，并做好预判及尽早处理。本章主要通过临床实践中的具体病例来展示常见并发症诊断和处理。

第一节   膈肌穿孔

膈肌位于胸腔与腹腔之间的肌肉 - 纤维结构，起到隔离胸腔和腹腔的作用，一旦出现膈肌穿孔及感染，就会引起胸腹腔的联合感染以及胆道支气管瘘，严重时危及生命。对于肝顶部膈肌附近的病灶 CT 引导下消融时，往往经过少量肺组织穿刺，尤其是消融范围较大时，难免在消融病灶的同时损伤膈肌及邻近肺底组织，一旦在术后因为各种原因合并感染，就会产生比较严重的并发症。本节展示的病例是消融后出现了膈肌损伤及局部脓肿，但通过积极引流和抗感染治疗最终痊愈。这提示我们不仅要掌握在影像引导下穿刺消融的技术，同时也要掌握穿刺置管引流等并发症处理技术，才能积极处理并发症，避免严重不良预后的发生。

病例 74   肝肿瘤消融导致膈肌穿孔

【简要病史】

患者男性，49 岁，于 2012-5-20 体检行 B 超发现肝内结节，当地医院行上腹部 CT 提示肝内占位，考虑肝癌。2012-5-31 查上腹部 MRI 提示：肝右后叶占位（3.6cm×4.4cm），考虑原发性肝癌可能性大；AFP：78.97ng/mL。结合患者慢性乙型病毒性肝炎 10 年，诊断"原发性肝癌"收入院，拟"TACE 联合微波消融治疗"治疗方案，2012-6-6 行 TACE 治疗（碘化油 10mL，洛铂 20mg+ 吡柔比星 25mg）。

【诊断】

原发性肝癌（BCLC 分期 A 期，CNCL 分期 Ⅰa 期）

【治疗方案】

TACE 联合微波消融治疗

【治疗过程及随访】

2012-6-30 TACE 术后 1 月，复查上腹部 MRI 提示：肝 S7 病灶，大小约 3.1cm×4.4cm，增强扫描仍可见肿块明显强化，门静脉期强化减退，考虑肿瘤仍有活性（图 4-1-1）。完善术前检查 Child-Pugh 分级 A 级（5 分），PS 评分 0 分。

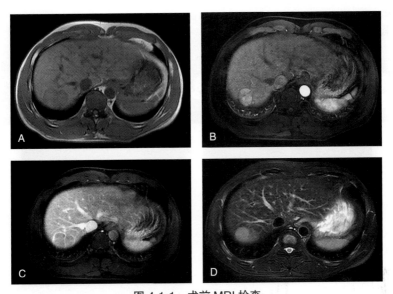

图 4-1-1 术前 MRI 检查

A. T$_1$WI 平扫图像;B. T$_1$WI 动脉期图像;C. T$_1$WI 门静脉期图像;D. T$_2$WI 图像

2012-7-2 行 CT 引导下肝肿瘤微波消融治疗,术前 CT 示肝 S7 病灶内片状高密度碘化油沉积,邻近病灶肺底组织内未见明显异常。由于肿瘤最大直径约 4.4cm(>3cm),为完全灭活肿瘤决定采用两根微波消融天线平行进针,并且进行叠加消融治疗,消融参数 70W/10min(图 4-1-2)。手术过程顺利,患者无明显不适。术后拔针行 CT 增强扫描示消融区域呈明显低密度改变,消融区域完全覆盖病灶;邻近病灶处膈肌可见边缘毛糙(图 4-1-3A、B)、水肿、增厚(图 4-1-3C)、肺底组织内出现渗出(图 4-1-3D、E),未见肝包膜及胸腔内积液。

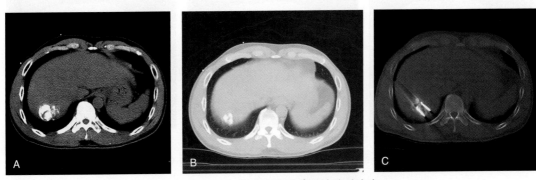

图 4-1-2 CT 引导下肝肿瘤微波消融治疗

A. 术前定位 CT 扫描;B. 术前定位 CT 扫描(肺窗);C. 术中布针

2012-7-27 患者出现剧烈咳嗽、咳黄色胆汁样痰液,伴发热,最高温度达 39℃,遂返院行急诊 CT 示:肝右叶消融灶低密度区域增强扫描未见强化,其内见团块状高密度碘化油沉积及液化影,并见少量气泡影,考虑病灶坏死液化,合并感染;右侧胸腔少量积液(图 4-1-4)。结合患者病史及临床症状考虑消融术后膈肌穿孔,与肝内胆管相通,同时合并肺内感染及肝脓肿。

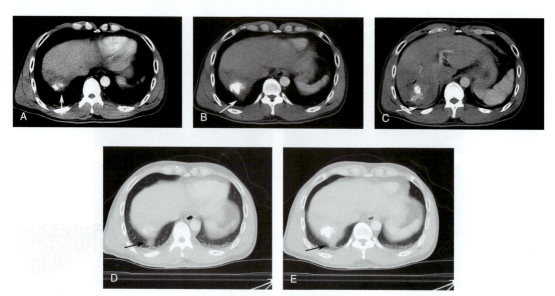

图 4-1-3 术后即刻增强 CT 扫描

A~C. 术后即刻 CT 扫描(膈肌增厚);D、E. 术后即刻 CT 扫描,肺窗(肺内渗出)

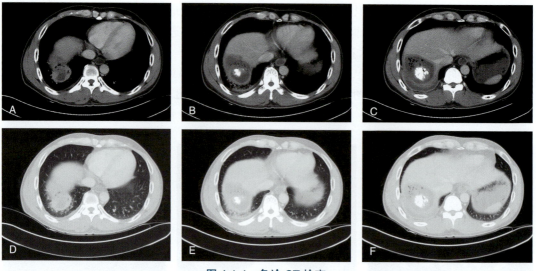

图 4-1-4 急诊 CT 检查

A~C. 消融灶不同层面 CT 图像;D~F. 消融灶不同层面 CT 图像(肺窗)

入院后请肝胆外科及胸外科医生会诊,因患者合并严重感染暂不适合外科手术修补。于 CT 引导下行经皮肝脓肿穿刺置管引流术(图 4-1-5),将管头留置于肝液化坏死区内,并予护肝、抗感染及营养支持治疗。持续引流 3 个月后,复查胸部、上腹部 CT 示:肝右叶消融灶低密度区域增强扫描未见强化,其内见团块状高密度碘化油沉积影凸向胸腔内,提示膈肌穿孔处包裹愈合,右侧胸腔积液已经吸收(图 4-1-6)。

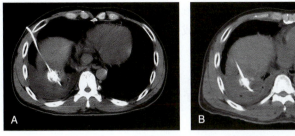

图 4-1-5　CT 引导下经皮肝穿刺置管引流术

A、B. 经皮肝穿置管引流图像

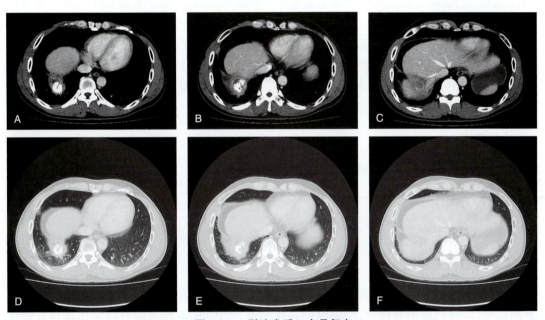

图 4-1-6　引流术后 3 个月复查

A~C. 消融灶不同层面 CT 图像；D~F 消融灶不同层面 CT 图像（肺窗）

【点评】

1. **本病例出现消融术后膈肌穿孔的原因**　①采用双针高功率（消融功率 70W）消融治疗的方案，造成消融范围过大导致邻近膈肌损伤。②忽略膈肌损伤的影像学征象的观察：回顾消融治疗过程可以观察到病灶后缘的膈肌明显增厚，部分呈波浪状改变，邻近肺组织出现明显的渗出性改变，这些征象都提示微波的热量已经穿过膈肌辐射至邻近的肺组织。

2. **消融术后出现膈肌穿孔的治疗**　本例患者肝内病灶出现明显液化坏死，合并感染；在抗感染的同时，应行经皮肝穿刺置管引流术，持续引流肝内坏死物质，减少胆汁经膈肌穿孔处进入肺组织，有助于膈肌的愈合，同时缓解患者咳嗽症状。

3. **邻近膈肌肿瘤消融的注意事项**　虽然消融治疗导致膈肌穿孔的发生率很低，但是一旦发生会导致严重的后果，甚至造成患者死亡。对于邻近膈肌肝肿瘤病灶消融治疗时，可以采取以下措施降低膈肌穿孔的风险：①通过膈下或者胸膜腔下注射生理盐水保护膈肌；

②消融天线尽量远离膈肌;③采取低功率消融;④消融治疗过程中密切监测膈肌以及肺底组织的改变,一旦膈肌出现增厚、边缘毛躁,或肺底组织出现渗出性改变,应立即停止消融治疗。

病例 75 肝肿瘤消融术后膈肌穿孔伴肝脓肿形成

【简要病史】

患者男性,62 岁,2014-9-5 因"体检发现直肠肿物"行腹腔镜下直肠癌根治术,术后病理示:直肠中分化腺癌,侵及肠壁全层至浆膜外纤维脂肪组织;术后予 6 程化疗。2015 年 9 月复查 CT 发现肝脏多发转移灶,2015 年 9 月至 2018 年 7 月行多程 TACE 及消融治疗。2018 年 7 月疾病进展,双肺出现多发转移病灶,予口服卡培他滨化疗及三程静脉化疗。2018-11-16 复查上腹部 MRI 示肝内病灶明显增大,于 2018-11-19 至 2019-3-14 继续行 2 程 TACE 及 1 程肝肿瘤微波消融治疗,后患者疾病保持稳定。2019-12-10 复查 MRI 示:肝 S6 原消融灶周围出现新发病灶。

【诊断】

直肠中分化腺癌术后肝肺转移($rpT_0N_0M_1$)

【治疗方案】

肝肿瘤微波消融治疗

【治疗过程及随访】

2019-12-10 上腹部 MRI 示:原肝 S6 消融灶腹侧见异常信号结节,T_1WI 呈低信号,T_2WI 呈高信号,增强扫描明显强化,门静脉期强化减退,考虑肝 S6 原消融灶周围出现新发病灶(图 4-1-7)。入院完善相关检查,Child-Pugh 分级 A 级(5 分),PS 评分 0 分,拟行肝肿瘤微波消融治疗。

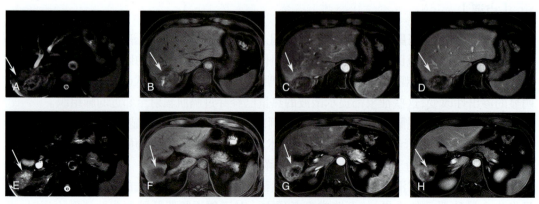

图 4-1-7 术前 MRI 检查

A、E. T_2WI 图像;B、F. T_1WI 平扫图像;C、G. T_1WI 动脉期图像;D、H. T_1WI 门静脉期图像

2019-12-20 行 CT 引导下肝肿瘤微波消融治疗,对肿瘤活性灶分别行消融治疗 60W/15min、60W/9min,术后即刻 CT 示消融区密度明显减低,消融范围完全覆盖肿瘤;右侧胸腔少量气胸(图 4-1-8)。手术过程顺利,患者无明显不适。

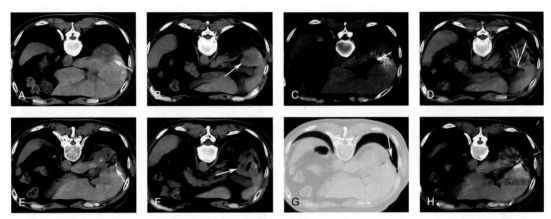

图 4-1-8　CT 引导下肝肿瘤微波消融治疗
A、B. 术前定位图;C、D. 术中布针图;E、F. 术后即刻 CT 图像;G. 少量气胸形成;H. 消融范围波及胸膜

2020-3-26 患者出现剧烈咳嗽、咳出棕色脓性痰液,生化检查提示痰中胆红素升高,回顾手术治疗过程发现针尖距离肺组织的距离为 2.9cm(图 4-1-8F),考虑消融损伤膈肌,同时合并肝内感染致肝脓肿,脓液通过膈肌损伤破溃处至肺部咳出(图 4-1-9A~C)。2020-3-27 行 CT 引导下肝脓肿穿刺引流术(图 4-1-9D),穿刺引流术后 1 个月复查肝包膜下脓肿及肺部感染均好转(图 4-1-9E、F)。

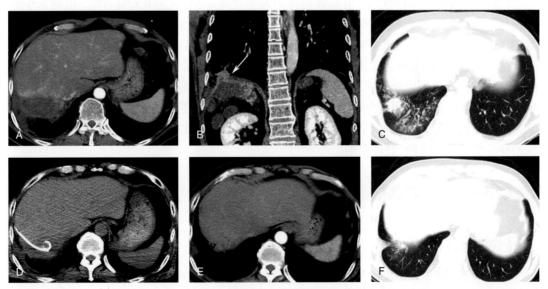

图 4-1-9　CT 引导下肝脓肿穿刺引流及随访
A. CT 动脉期图像;B. CT 动脉期冠状位图像;C. CT 示右下肺部感染;D. 穿刺引流;E、F. 引流术后复查图

【点评】

1. **本病例特点**   肝 S6 原消融灶周围新发病灶,病灶靠近背侧,术中穿刺体位为俯卧位,此时穿刺路径为经过肺的路径,术中消融功率与时间为 60W/15min,对应的消融范围约 4.0cm×4.1cm,但微波消融天线针尖与膈肌组织距离仅 2.9cm。术中消融损伤膈肌及邻近肺组织,合并术后消融区域脓肿,患者痰液生化检查提示含有胆红素,考虑胆道支气管瘘。

2. **应对策略**   患者术后出现肝脓肿及胆瘘,应积极行肝脓肿穿刺引流,同时加强抗感染、雾化等对症治疗。

3. **治疗心得**   我中心对于肝脏病灶的消融多采用 CT 引导,对于乏血供及较小的病灶,CT 多难以清晰显示,常规给予消融前 TACE,治疗的同时标记病灶;该患者 TACE 后碘油沉积不佳,给予了较大消融功率与较长消融时间,可能是术后形成胆道支气管瘘的主要因素之一。另外,该患者经历过多次化疗,抵抗力下降,也容易发生感染及肝脓肿。回顾此例患者的治疗过程,此例病灶可行术中人工气胸保护肺组织,在适当增大消融范围的情况下,可避免损伤肺组织。对于多发肿瘤或者多次化疗后体质比较弱的患者,需要注意出现感染的可能。一般出现胆管支气管瘘治疗都比较困难,预后不好;对该患者尽早进行了穿刺置管引流、抗感染、雾化等措施,避免了不良预后。

第二节   肝脓肿

在肝脏肿瘤的消融治疗中,肝脓肿总体的发生比率不高,仅为 0.32%~1%。消融术中的肝脓肿发生高危因素包括:①外科胆肠吻合手术或者胆道支架病史(破坏了 Oddi 括约肌功能,造成肠道细菌逆行进入肝内);②肝内胆管结石和慢性感染;③化疗或者靶向药物治疗病史(降低了患者的免疫力);④患者高龄、糖尿病等体质因素,⑤术中穿刺损伤胃肠道也是出现脓肿的直接诱发因素。在预防和处理上,对于高危患者要进行严格的术前肠道准备,并在术前 24h 开始预防使用抗生素。一旦术后发现高热、脓肿等征象,要积极进行穿刺置管引流、冲洗,并根据经验和药敏结果调整敏感抗生素。本节的几个病例,会详细展示消融术后肝脓肿发生的原因诊断、处理原则。

病例 76   肝转移瘤消融术后肝脓肿

【简要病史】

患者女性,59 岁,2019 年无明显诱因出现右上腹持续性疼痛,上腹部 CT 示:胰头区占位,考虑胰头癌;穿刺活检病理示:胰腺低分化导管腺癌。2019-12-2 行胰十二指肠切除术。术后定期复查,病情稳定。2020-9-1 上腹部 MRI 示:肝 S6 转移灶,未予处理。2020-10-26 发现肝 S6 病灶明显增大,S4 新发转移灶。既往史无特殊。

【诊断】

胰头癌术后肝转移（pT$_x$N$_0$M$_1$ Ⅳ期）

【治疗方案】

TACE 联合微波消融治疗

【治疗过程及随访】

2020-10-26 上腹部 MRI 示：肝 S4、S6 各见一结节，T$_2$WI 及 DWI 均呈高信号，增强扫描肝 S4 病灶明显强化，S6 病灶边缘环形强化，考虑肝转移瘤（图 4-2-1）。入院完善相关检查，Child-Pugh 分级 A 级（5 分），PS 评分 0 分。拟行 TACE 联合肝肿瘤微波消融术。

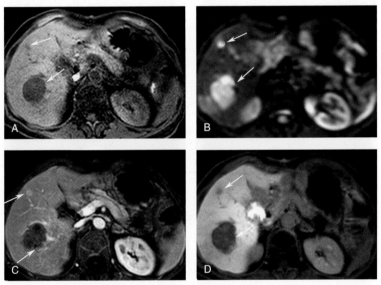

图 4-2-1　术前 MRI 检查

A. T$_1$WI 图像；B. DWI 图像；C. T$_1$WI 动脉期图像；D. T$_1$WI 肝胆期图像

2020-10-27 行 TACE 治疗，术中造影发现肝动脉迂曲，微导丝难以超选入，遂中止 TACE 术。2020-10-30 于 CT 引导下分别对肝 S4、S6 转移灶行微波消融治疗 60W/6min、80W/10min，术后即刻 CT 扫描见消融区密度明显降低，其内可见气化空洞影，消融范围完全覆盖肿瘤（图 4-2-2）。手术过程顺利，患者无明显不适。

2020-11-4 术后 1 周患者突发高热、寒战，行上腹部 CT 示：肝 S4 包膜下见一低密度灶，边界欠清，其内可见气体影，考虑肝脓肿可能；予抗感染、退热等对症支持治疗后稍有好转。2020-11-16 患者再次出现高热，立即行 CT 引导下肝脓肿穿刺引流术（图 4-2-3），并继续予以抗感染、止痛等对症治疗 1 周后，患者康复出院。

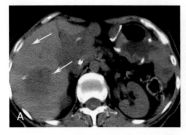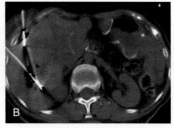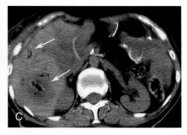

图 4-2-2　CT 引导下肝转移瘤微波消融治疗
A. 术前定位图；B. 术中布针图；C. 术后即刻 CT 图像

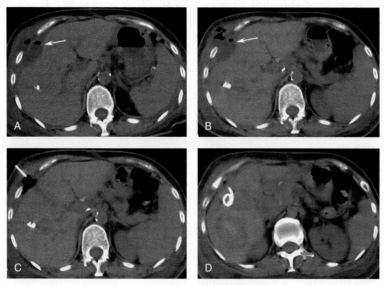

图 4-2-3　CT 引导下肝脓肿穿刺引流术
A、B. 肝脓肿形成；C、D. 肝脓肿穿刺置管引流术

【点评】

1. **本病例特点**　该病例患者为胰头癌术后出现肝 S6 及 S4 转移灶，行 TACE+CT 引导下肝肿瘤消融术。消融术前 TACE 术未成功，遂行 CT 引导下微波消融术，术后出现患者发热等不适，行 CT 检查提示肝脓肿伴破溃入肝周。

2. **应对策略**　患者抗感染治疗效果不佳，后行穿刺引流术，术后根据引流液药敏及血培养给予抗感染治疗后好转。

3. **治疗心得**　该患者曾行胰十二指肠切除术，失去 Oddi 括约肌功能的屏障作用，是消融术后出现肝脓肿的重要原因。对于此类患者，消融术前应充分做好肠道准备，预防应用抗生素，以降低肝脓肿的发生。一旦发生肝脓肿，应及时进行引流，并应用甲硝唑冲洗脓肿区。

病例 77　肝转移瘤消融导致急性肝脓肿

【简要病史】

患者男性,55 岁,2013-8-26 因"体检发现腹腔肿物"行肿物切除术,术后病理示:空肠上段胃肠道间质瘤(核分裂数 50~60/HP,高位,复发风险 90%)。术后 2 年持续服用格列卫(甲磺酸伊马替尼)400mg 治疗,2015 年 5 月复查 CT 发现肝 S4~S8 多发转移灶,遂将格列卫加量至 800mg,2016-1-5 肝内 S8 病灶持续增大,病情进展。2016-5-30 至 2018-6-3 对肝内多发病灶分次行微波消融治疗。2018-7-4 复查上腹部 MRI 示肝 S7/8 出现新发病灶。

【诊断】

空肠间质瘤综合治疗后肝转移(pT$_x$N$_0$M$_1$ Ⅳ期)

【治疗方案】

肝肿瘤微波消融

【治疗过程及随访】

2018-7-4 空肠胃肠间质瘤术后肝转移综合治疗后 4 年,复查上腹部 MRI 示:肝 S7/8 消融灶周围出现数个新发结节,增强扫描不均匀强化,较大者大小约 2.1cm×2.9cm,部分病灶增强扫描动脉期边缘强化,门静脉期强化向中央扩散,考虑活性灶(图 4-2-4)。入院完善相关检查,Child-Pugh 分级 A 级(5 分),PS 评分 0 分。患者目前肝内出现多个复发灶(5 个),且最大病灶小于 3cm,可继续行肝肿瘤消融治疗,控制肝内病情。2018-7-9 在 CT 引导下对新发病灶行微波消融治疗,术中对新发病灶均采用 60W/8min 微波消融治疗,消融术后即刻 CT 扫描示消融区域密度明显降低(图 4-2-5)。

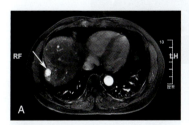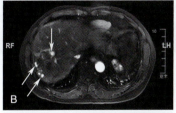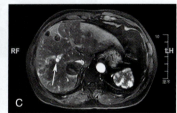

图 4-2-4　术前 MRI 检查

A~C.肝内复发灶 T$_1$WI 动脉期图像(复发灶)

消融术后第 1 天,患者出现高热、寒战,最高温度达 40℃,伴右下腹疼痛。体格检查:右下腹轻压痛及反跳痛。血常规检查示:WBC 3.28×10^9/L,中性粒细胞百分比 92.4%。予头孢哌酮钠舒巴坦钠(舒普深)抗感染处理,患者仍出现高热,最高体温为 40.4℃,查 WBC 7.98×10^9/L,中性粒细胞百分比 75.4%。血培养提示嗜水/豚鼠气单胞菌感染,后立即将抗生素更换为亚胺培南(泰能)继续抗感染处理。

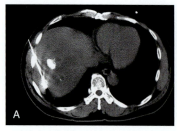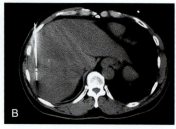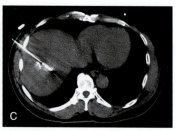

图 4-2-5 CT 引导下肝肿瘤微波消融治疗

A~C. 术中布针图

　　术后 1 周 CT 扫描示：肝肿瘤组织液化坏死，其内可见液化坏死及多发气化空洞影，考虑消融区域肝组织坏死继发感染，肝脓肿形成（图 4-2-6）。立即于 CT 引导下行经皮穿刺肝脓肿置管引流术（图 4-2-7），持续引流出暗红色脓性液体，并且每日予甲硝唑行脓腔冲洗，同时继续抗感染治疗，患者体温逐渐恢复正常。留置引流管一周后，患者血常规及降钙素原均恢复正常（图 4-2-8），体温 36.7℃，顺利康复出院。出院后 1 个月复查上腹部 MRI 示：肝脓肿灶已经完全吸收、消失，消融区域未见明显肿瘤活性，肿瘤完全灭活（图 4-2-9）。

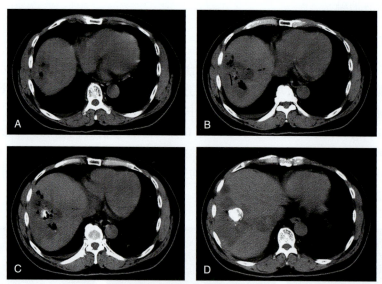

图 4-2-6 肝脓肿形成

A~D. 肝脓肿不同层 CT 图像

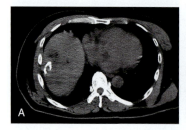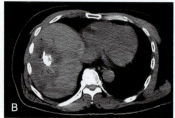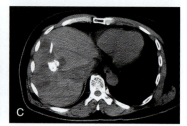

图 4-2-7 CT 引导下经皮肝脓肿穿刺置管引流

A~C. 经皮肝穿刺脓肿置管引流图像

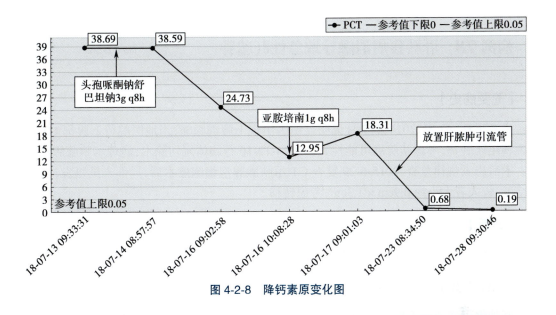

图 4-2-8 降钙素原变化图

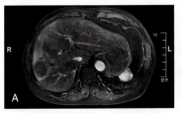
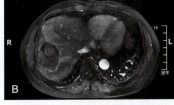
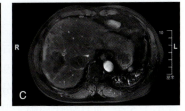

图 4-2-9 术后 1 个月复查

A~C.肝脏消融灶 T_1WI 动脉期图像

【点评】

1. **本例患者出现肝脓肿的原因** 患者有消融术后感染的两个高危因素：肠道手术史，长期服用靶向药物。长期接受靶向药物或者化疗致使患者机体免疫力降低；加之空肠切除术后肠道粘连、蠕动能力减弱，肠道细菌大量堆积，逆行进入胆道最终导致肝脓肿的发生。

2. **本例肝脓肿患者的治疗** 在患者出现高热、寒战症状后，及时考虑到患者可能存在消融术后感染可能，立即依据经验使用足量广谱抗生素治疗，后再依据血培养结果及时调整抗生素的使用。同时密切关注患者肝内病灶变化，在脓肿形成的早期行脓腔置管引流术，每天使用甲硝唑冲洗脓腔，促进脓腔的愈合。治疗过程注意加强护肝、营养支持等对症治疗，及时纠正患者电解质及酸碱平衡紊乱。

3. **消融术后肝内感染的预防** 患者既往有空肠上段胃肠间质瘤切除史，术前应做好充分肠道准备，并于术前 24h 预防性使用抗生素，必要时可在术后 24~72h 继续行抗生素治疗，以预防肝内感染的发生。

病例 78　肝转移瘤消融导致急性肝脓肿

【简要病史】

患者男性,63 岁,2014 年 7 月无明显诱因出现上腹部隐痛,当地医院行上腹部 CT 检查发现胰尾区肿物,考虑胰腺癌可能性大。2014-12-10 行胰体尾切除术,病理示胰腺腺泡细胞癌。术后患者规律复查,2015-6-29 复查 CT 示胰腺腺泡细胞癌术后,局部未见复发;肝内多发结节,较大者大小约 0.9cm×1.3cm,考虑转移。

【诊断】

胰腺癌术后肝转移($pT_xN_0M_1$ Ⅳ期)

【治疗方案】

肝肿瘤微波消融治疗

【治疗过程及随访】

2015-7-4 胰腺癌切除术后 6 月复查上腹部 CT 示:肝 S3、S5 及 S6 见多个低密度灶(4 病灶),边界欠清,较大者约 0.9cm×1.3cm,增强扫描轻度强化,考虑转移瘤(图 4-2-10)。入院完善相关检查,Child-Pugh 分级 A 级(5 分),PS 评分 0 分,患者目前肝内虽然多发,但是数量小于 5 个,而且病灶局限于肝脏,属于寡转移状态;拟行肝肿瘤消融治疗。

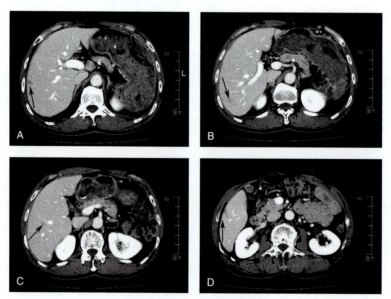

图 4-2-10　术前 CT 检查

A~D. 肝内病灶 CT 图像

2015-7-14 于 CT 引导下分别对肝内 4 个病灶分别行微波消融治疗 50W/5min,术后即刻 CT 示消融区域密度明显减低,其内可见条索状气化影(图 4-2-11)。术中扫描见肝 S6 一高密度结节,边界清晰,考虑肝内胆管结石(图 4-2-11)。

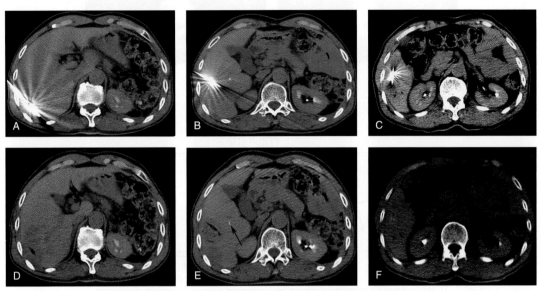

图 4-2-11　CT 引导下肝肿瘤微波消融治疗

A~C. 术中布针图;D~F. 术后即刻 CT 图像

术后第一天患者出现高热、寒战,最高体温达 41℃,伴右下腹疼痛。查体:腹肌紧张,右下腹压痛、反跳痛。实验室检查:WBC 24.26×10^9/L,中性粒细胞百分比 0.913,PCT 58.53ng/L,考虑感染可能,立即予抗感染治疗。行急诊 CT 示:消融区组织密度不均匀,以低密度为主,其内可见大量积气影(图 4-2-12),提示消融治疗区组织坏死继发感染。遂于超声引导下行肝感染灶穿刺引流术,术中抽出脓液 3mL,每天用甲硝唑对感染灶进行冲洗,后依据患者药敏结果和病情变化及时调整抗感染治疗方案(图 4-2-13)。

经过 2 周抗感染及营养支持等对症治疗后,患者顺利康复出院,出院后继续口服抗生素治疗约 1 周。患者规律复查,消融灶范围逐渐缩小,未见肿瘤活性复发(图 4-2-14、图 4-2-15)。

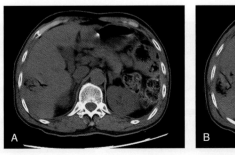
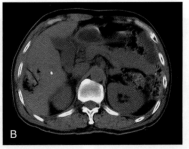

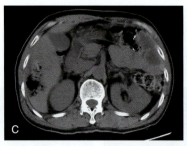
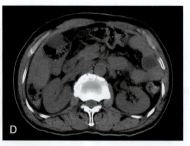

图 4-2-12 消融术后肝脓肿形成

A~D. 肝脓肿灶不同层面 CT 图像

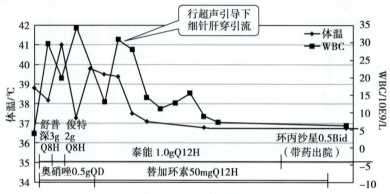

图 4-2-13 抗感染治疗过程示意图

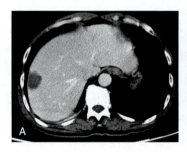
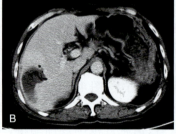
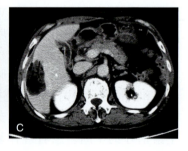

图 4-2-14 术后 2 个月复查

A~C. 肝消融灶不同层面 CT 图像

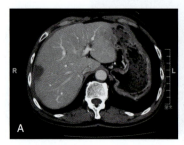
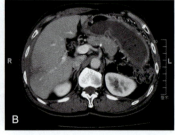
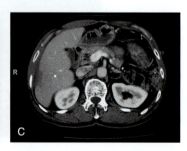

图 4-2-15 术后 6 个月复查

A~C. 肝消融灶不同层面 CT 图像

【点评】

1. **本例患者出现肝脓肿的原因**　患者存在消融术后感染的高危因素：肝内胆管结石（肝 S6），术前未予重视。肝内胆管结石导致胆汁回流不畅，甚至胆汁淤积，导致细菌繁殖加之患者肝 S6 消融灶邻近肝内胆管结石处，胆管热损伤后细菌进入肝实质形成感染。

2. **本例肝脓肿患者的治疗**　患者在出现高热、寒战后立即依据经验进行抗感染治疗，后依据血培养结果以及患者检验指标的变化及时调整抗生素的使用，并在消融术后第一天脓肿灶尚未形成时，早期行 B 超引导下感染灶置管引流术，每天用甲硝唑对感染灶进行冲洗，并加强全身对症支持治疗。

3. **肝脓肿的预防**　术前仔细询问患者病史，重点了解是否有消融术后肝内感染高危因素；仔细阅片，关注目标病灶周围是否存在肝内胆管结石；对于肝内胆管结石的患者，应该在术前 24h 预防性使用抗生素治疗，必要时在消融术后 24~72h 继续使用抗生素治疗；消融术中应仔细观察消融灶周围肝内胆管变化，一旦出现肝内胆管积气，应该及时终止消融治疗，术后予抗感染治疗，防止出现肝内感染。

病例 79　肝转移瘤消融导致慢性肝脓肿

【简要病史】

患者男性，51 岁，2011 年 5 月因"纳差、身目黄染"入院，诊断为梗阻性黄疸，胰头肿物待排，于 2011-6-7 行 Whipple 手术，术后病理提示胃肠间质瘤（高度恶性）。术后患者服用甲磺酸伊马替尼片（格列卫）400mg 治疗。2011-9-25 复查发现肝 S5 转移。2016-1-22 行复杂肠粘连松解术 + 肝转移瘤切除术。2016-8-12 再次出现肝内转移灶。既往史无特殊。

【诊断】

十二指肠间质瘤肝转移（pT$_x$N$_0$M$_1$ Ⅳ期）

【治疗方案】

肝肿瘤微波消融治疗

【治疗过程及随访】

2016-8-12 上腹部 CT 示：肝 S6、S7、S8 见多个低密度结节，边界欠清，增强扫描呈轻度环形强化，较大者约 1.4cm × 1.5cm，考虑转移瘤（图 4-2-16）。术前完善相关检查，Child-Pugh 分级 A 级（6 分），PS0 分。患者目前肝内病灶复发，但肝内病灶数目 <5 个且最大病灶小于 3cm，可行肝肿瘤消融治疗。考虑到患者曾行 Whipple 手术，遂于消融术前 1 天禁食，当晚服用聚乙二醇排空肠道内容物，充分做好肠道准备；并于手术当天早晨预防性使用抗生素后，送 CT 手术室对肝内 4 个转移瘤分别行微波消融治疗 60W/10min（图 4-2-17），术后即刻 CT 示消融区域密度明显减低，其内可见条索状气化空洞影及片状高密度出血影（图 4-2-18）。手术术程顺利，患者无明显不适，术后 2 天顺利康复出院。

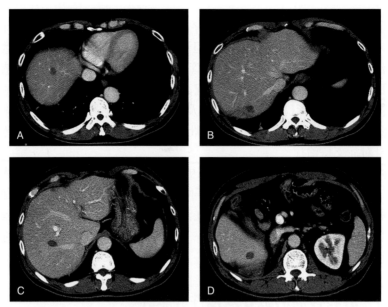

图 4-2-16 术前 CT 检查
A. 肝 S8 病灶 CT 图像;B、C.肝 S7 病灶 CT 图像;D.肝 S6 病灶 CT 图像

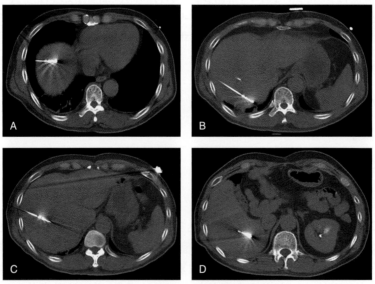

图 4-2-17 CT 引导下肝肿瘤微波消融治疗
A~D.术中布针图像

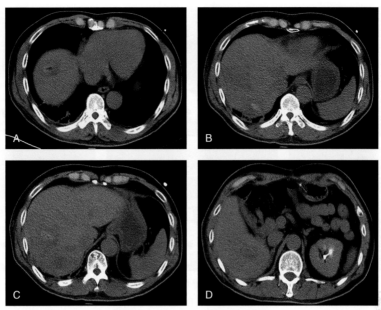

图 4-2-18　术后即刻 CT 扫描

A~D. 术后即刻 CT 图像

术后 3 周,患者出现流涕、咳嗽等感冒症状,感冒好转后出现右侧腰部持续性隐痛,伴全身乏力、恶心、呕吐,不伴发热,未予治疗。术后 6 周复查上腹部 CT 示:肝 S6 见片状异常密度灶,边界欠清,其内密度不均匀,以等 - 低密度为主,大小约 4.0cm×5.1cm,增强扫描边缘轻度环形强化(图 4-2-19A~C);右肾缺失,右肾区见一不规则低密度囊性病灶,与右侧腰大肌、肝脏后缘分界不清,增强扫描边缘及其内分隔强化(图 4-2-19D~F),考虑消融术后肝 S6 及右肾区慢性脓肿形成。入院完善相关检查示:WBC 15.96×10⁹/L,中性粒细胞百分比 12.6×10⁹/L,PCT<0.05;患者体温 37.2℃,查体:肝区及右侧肾区叩击痛;结合患者影像学检查结果,考虑消融术后慢性肝及肾区脓肿形成。遂立即予头孢哌酮钠舒巴坦钠 3g q8h 治疗,并于超声引导下行脓肿引流术,于肝脓肿腔内抽血性脓液 18mL,右肾低密度灶内抽暗红色脓液 8mL,分别送细菌培养。细菌培养结果提示:大肠埃希菌及托尔豪特链球菌混合感染。依据药敏试验调整抗生素治疗 2 周后复查 CT 示:肝 S6 片状异常密度灶,大小约 3.0cm×4.2cm,增强扫描边缘轻度环形强化,范围较前明显缩小(图 4-2-20A~C);右肾区不规则低密度囊性病灶,范围较前明显缩小(图 4-2-20D~F),考虑肝 S6 及右肾区脓肿吸收好转。实验室检查结果提示血常规恢复正常。患者顺利出院,出院后继续口服抗生素治疗 1 周。术后 3 个月复查上腹部 CT 示:肝 S6 见不规则异常密度灶,边界较清,大小约 2.5cm×3.3cm,增强扫描未见强化;原右肾区不规则囊性病灶已不明显,局部见少许条片状软组织影,增强扫描轻度强化,考虑肝 S6 及右肾区脓肿完全吸收(图 4-2-21)。

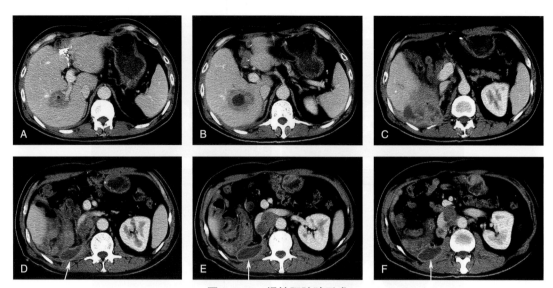

图 4-2-19　慢性肝脓肿形成

A~C. 肝脓肿灶不同层面 CT 图像;D~F. 肾区脓肿灶不同层面 CT 图像

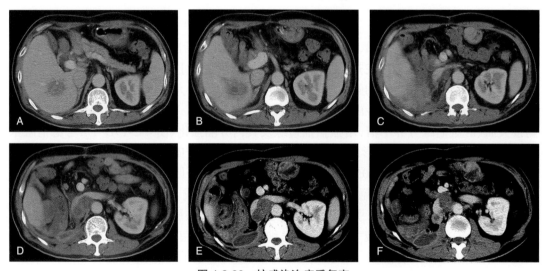

图 4-2-20　抗感染治疗后复查

A~C. 肝脓肿灶不同层面 CT 图像;D~F. 肾区脓肿灶不同层面 CT 图像

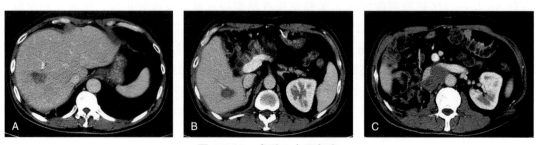

图 4-2-21　术后 3 个月复查

A~C. 肝脓肿灶不同层面 CT 图像

【点评】

1. **本例患者出现慢性肝脓肿的原因**　了解到患者消融术后感染高危因素 Whipple 手术病史,于消融术前做了充分的肠道准备,并于手术当天早晨预防性使用抗生素,有效避免患者术后急性肝脓肿的出现。但是由于患者术后 3 周出现上呼吸道感染,患者抵抗力低下;加之患者胆肠吻合术后十二指肠乳头缺失肠道菌群大量逆行至肝内,上呼吸道感染期间患者机体无法有效清除消融灶内及其周边的细菌,引发消融灶的感染,形成慢性肝脓肿。

2. **本例慢性肝脓肿患者的治疗**　本例患者慢性起病,无寒战、高热等典型肝脓肿的症状,仅有乏力、恶心、呕吐等症状,影响了肝脓肿的早期诊断,最终依靠影像学检查确诊慢性肝脓肿形成。对于具有肝内感染高危因素的患者,消融术后出现不明原因的白细胞升高,应该警惕肝内脓肿形成。与急性肝脓肿患者的治疗相似,在确诊肝脓肿后及时予经验性广谱抗生素抗感染治疗,并行肝脓肿置管引流术,将脓液送细菌培养及药敏试验,每日用甲硝唑冲洗脓腔,并依据细菌培养结果调整抗生素的使用。待患者血常规检查恢复正常后,继续口服抗生素治疗 1 周。

【总结】

1. **消融术后肝内感染的高危因素**　主要包括高龄,全身营养状况差,伴有糖尿病等降低人体全身免疫功能的疾病;长期应用化疗药物或激素等治疗;接受过胃肠、胆肠吻合术或胆道支架植入术,合并肝内胆管扩张或者肝内胆管结石等。

2. **消融术后肝内感染的治疗**　患者在消融术后出现畏寒、发热,尤其伴有寒战,检验结果提示白细胞明显升高时,应高度怀疑消融灶合并感染,并立即行血培养检查、超声或 CT 检查以明确诊断。

尽量早期、足量广谱抗生素治疗。在证实病原体前,可针对大肠埃希菌、肺炎克雷伯菌给药,再依据细菌培养及药敏结果调整抗生素的使用。根据《热病:桑福德抗微生物治疗指南(2016)》的推荐治疗方案首选甲硝唑联合头孢曲松或头孢西丁或哌拉西林他唑巴坦或环丙沙星或左氧氟沙星,备选方案为甲硝唑联合亚胺培南/美罗培南/多尼培南,临床中多选择三代头孢菌素联合甲硝唑。静脉用药和之后的口服维持用药时间尚不确定。美国的研究建议静脉使用 2~3 周,口服 1~2 周。我国的研究建议中,中国大陆的研究建议静脉使用 2~3 周,口服 1~2 周;中国台湾省认为静脉使用抗生素治疗 3 周再口服维持 1~2 个月。疗程应该依据患者对治疗的反应所决定,依据脓肿灶的变化、患者体温及白细胞计数进行调整。

早期行肝脓肿灶穿刺抽吸或置管引流,并予甲硝唑反复冲洗脓肿灶,以促进脓腔的愈合。待患者实验室检查及症状明显缓解后,引流量持续数日小于 10mL,脓腔冲洗液变清亮,脓腔直径小于 2cm 时即可拔除引流管。对于脓肿已穿破到胸、腹腔者,穿刺引流失败或者效果不佳、脓腔位于肝左叶等易发生破裂部位及脓肿伴有腹膜炎体征,在应用抗生素的同时,及时行脓肿切开引流术。同时需要注意加强全身支持治疗,监测患者肝功能变化,并及时纠正患者酸碱及电解质代谢紊乱。

3. **消融术后肝内感染的预防**　对于有消融术后感染高危因素的患者,消融术前 24h 内应预防性使用抗生素治疗,必要时在术后 24~72h 继续使用抗生素治疗。对于病灶邻近胃肠道或者具有胃肠道手术病史的患者,术前应该做好充分肠道准备。术中应该严格遵守无菌操作,术中一旦出现消融灶周围胆管积气,应及时终止消融治疗,并于术后使用抗生素治疗,以预防肝内感染的发生。

病例 80　肝肿瘤消融导致急性肝脓肿合并肠穿孔

【简要病史】

患者男性,63 岁,于 2007-6-1 体检发现肝占位,诊断为"原发性肝癌(BCLC 分期 A 期,CNLC 分期Ⅰa 期)",2007-6-11 行肝癌切除术,术后病理提示肝细胞癌 2 级。后患者规律复查,2012-4-24 发现肝 S3 复发灶,2012-5-9 再次行肝癌切除术。2014-3-24 复查上腹部 MRI 示肝 S4、S7 及 S5/8 多发结节,考虑肿瘤再次复发。2014-4-4 至 2014-12-7 行 3 程 TACE 治疗,疗效评价为 SD。既往史无特殊。

【诊断】

原发性肝癌术后复发

【治疗方案】

TACE 联合微波消融治疗

【治疗过程及随访】

2015-9-15TACE 术后 9 个月,复查上腹部 MRI 示:肝 S4 结节较前变化不大,肝 S5/8 结节较前增大,且两结节均仍有肿瘤活性,大小分别为 0.9cm × 1.0cm、1.3cm × 1.9cm(图 4-2-22)。入院完善相关检查,Child-Pugh 分级 A 级(6 分),PS 评分 0 分。

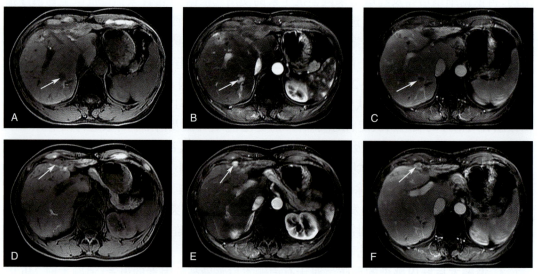

图 4-2-22　术前 MRI 检查

A. 肝 S5/8 病灶 T_1WI 平扫图像;B. 肝 S5/8 病灶 T_1WI 动脉期图像;C. 肝 S5/8 病灶 T_1WI 门静脉期图像;D. 肝 S4 病灶 T_1WI 平扫图像;E. 肝 S4 病灶 T_1WI 动脉期图像;F. 肝 S4 病灶 T_1WI 门静脉期图像

　　患者肝内病灶较前稍增大,目前出现 TACE 耐受,再继续行 TACE 无法给患者带来生存获益。2015-9-17 联合微波消融治疗(图 4-2-23),术中依据上腹部 MRI 检查结果分别对肝 S5/8、S4 活性灶行微波消融 60W/5min 治疗;术后即刻 CT 扫描消融区域密度明显降低,范围完全覆盖碘化油沉积区,消融灶内可见条片状气化空洞影。患者术中生命体征平稳,无明显不适,术后顺利返回病房。

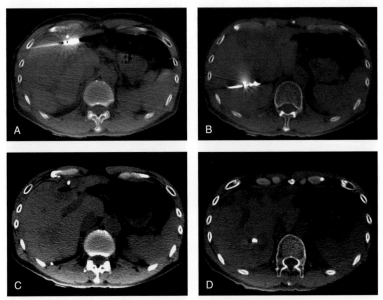

图 4-2-23　CT 引导下肝肿瘤微波消融治疗
A、B. 术中布针图;C、D. 术后即刻 CT 图像

　　术后 4 天患者出现高热、寒战,最高温度达 41℃,退热处理效果不佳。查体:腹肌紧张,右上腹触及轻压痛及反跳痛。急诊 CT 提示:肝内见数个不规则异常密度区,内见片状稍高密度影,同时可见积气积液,部分累及肝包膜,考虑消融术后肝脓肿形成(图 4-2-24)。立即予抗感染、营养支持等对症治疗,并于超声引导下经皮穿刺肝脓肿引流(图 4-2-25),肝 S4 脓肿灶引流管内持续引流出脓液及粪水样物质,可疑肠穿孔与肝脓肿腔窦道形成。

　　经过肝 S4 脓肿引流管注入泛影葡胺对比剂,即刻 CT 扫描示对比剂成团状聚集于脓腔内(图 4-2-26)。20min 后再次 CT 扫描见对比剂经肝 S4 脓肿腔向肠道扩散,远端结肠内少量对比剂充盈(图 4-2-27),证实肝脓肿合并肠穿孔。继续予禁食、抗感染、营养支持等对症治疗 1 周后,患者一般情况好转,后行穿孔肠道切除术,术后患者顺利康复。

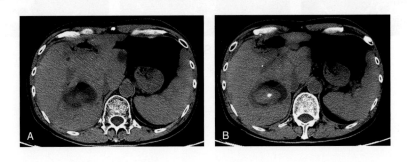

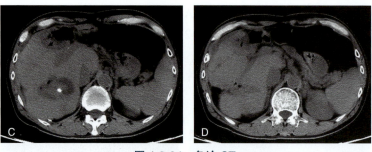

图 4-2-24　急诊 CT

A~D. 肝脓肿不同层面 CT 图像

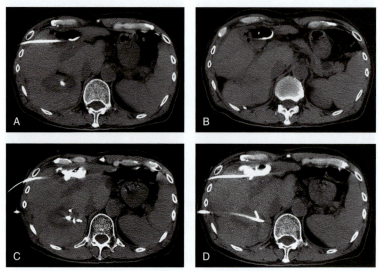

图 4-2-25　经皮穿刺肝脓肿置管引流

A~D. 经皮穿刺肝脓肿置管引流图

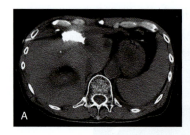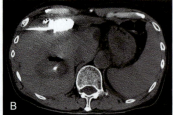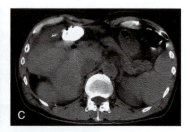

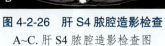

图 4-2-26　肝 S4 脓腔造影检查

A~C. 肝 S4 脓腔造影检查图

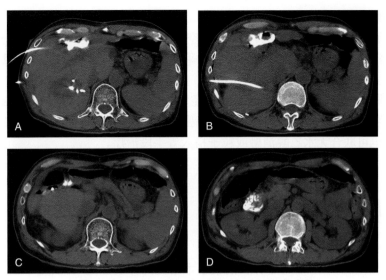

图 4-2-27　肝 S4 脓腔造影 20min 后 CT 复查图
A~D. 肝 S4 脓腔造影检查不同层面 CT 图像

【点评】

1. **消融术后常见肠穿孔的原因**　由于升、横降结肠位置相对比较固定,故结肠发生穿孔的概率相对胃及小肠高。对于有过腹腔手术史的患者,腹腔脏器容易与肠道相粘连,对邻近区域的肿瘤行消融治疗时容易发生穿孔;再者如术者没有准确掌握消融范围,对消融设备仪器的性能不了解同样也容易引发消融术中或术后肠道穿孔的发生。

本例患者出现肝脓肿合并肠穿孔的原因:回顾患者消融治疗过程发现,肿瘤位于肝 S4,紧邻结肠肝区,微波消融天线布针位置过低,尖端超出肿瘤部分紧邻肠壁。消融损伤结肠肝区,造成肠道菌群蔓延至肝内消融灶,进一步引发肝脓肿发生。肝 S4 脓肿组织液化坏死后脓腔与肠道直接相通。

2. **消融术后肠损伤的治疗**　消融后注意观察患者发热特点(是否为寒战高热)、腹部症状和体征(尤其腹痛腹胀、恶心呕吐、腹膜刺激征)等,高度可疑时应尽快通过血液检查、超声、腹部透视或 CT、腹腔积液穿刺等早期明确是否出现穿孔。胃壁和小肠损伤如发现及时,可开腹下行胃壁修补、部分胃切除加一期胃空肠吻合术、热损伤肠管切除加一期吻合术;但是如果胃和小肠损伤确诊较晚,已经发生细菌性腹膜炎征象,或损伤范围较大,可根据具体情况选择局部切除加一期吻合或胃空肠造瘘等,数月后行二期吻合回纳。大肠损伤如果早期发现且范围较小,可根据情况选择损伤肠段切除加一期吻合;否则应切除损伤肠管后造瘘,根据情况选择二期吻合、回纳。

本例肝脓肿合并肠穿孔的处理:术后患者疑似出现肠穿孔时,立即予禁食、静脉营养支持治疗,并积极纠正水电解质及代谢紊乱。同时早期依据经验行抗感染治疗,以控制全身感染症状,后再依据血培养结果调整抗生素的使用。对肝内脓肿灶置管引流术,每天用抗生素溶液对脓腔进行冲洗,促进脓腔缩小及愈合。经过有效的抗感染治疗及脓腔引流,待患者一般情况好转后,及时行穿孔肠道切除治疗。

3. 如何预防消融术后胃肠损伤 对于邻近胃肠道的肝肿瘤进行消融治疗时,术前应该做好充分的肠道准备(如灌肠、插胃管等),排空肠内容物;术中应该采用低功率进行消融治疗,密切监测消融灶周围组织的变化;必要时采用人工腹水技术进行辅助,有助于减低胃肠道穿孔的发生。

对于紧邻空腔脏器,尤其与空腔脏器已经发生粘连的肿瘤不建议单纯经皮穿刺实施消融。首选腹腔镜辅助下消融或开腹途径下消融;如果外科手段不可行,可尝试人工腹水、隔离带等方法;也可联合无水乙醇消融或粒子植入等手段治疗。

第三节　腹腔出血

肝脏肿瘤消融术中的出血是肝脏消融手术常见的并发症之一,发生率在 1% 左右。穿刺过程中,消融针直接横断穿刺路径上的肋间动脉、膈动脉、肝动脉甚至胸廓内动脉时导致大出血。术前要充分了解患者的血常规和凝血功能的情况,同时详细了解患者抗凝药或者其他抗血管生成靶向药物的使用病史,排除患者凝血异常、出血倾向等禁忌证;在穿刺路径规划上一定要明确血管位置,避开穿刺路径上的危险血管;另外,穿刺进针时,一定让患者屏气状态下穿刺,避免呼吸运动导致肝包膜撕裂;在消融结束后退针时的针道消融也起到一定的预防和控制出血的作用;术后进行全肝 CT 扫描也非常重要,可以通过对比术前术后的 CT 平扫图像,明确是否存在出血的征象(如出现包膜下血肿/积液和腹腔积液的增多)。对于高危患者一定要注意术后的监护,同时给予腹带加压包扎、止血、补液等治疗措施,一旦发现出现心率增快、血压降低等征象,要立即进行增强 CT 扫描明确是否有出血及出血的位置,如合并大量出血应积极进行介入栓塞或外科手术止血。总之,肝脏消融术后出血虽然发生率低,但一旦发生如果不能早发现及处理,往往会危及生命,因此,一定要提高对此类并发症的预防和处理能力。

病例 81　消融术后肝包膜下出血

【简要病史】

患者男性,52 岁,2015 年 4 月体检发现肝占位,诊断为原发性肝癌(BCLC 分期 A 期,CNLC 分期 Ⅰa 期),予 TACE 治疗,术后定期复查。2018 年 8 月复查发现肿瘤复发,行肝肿瘤切除术,术后病理示:肝细胞癌。2018 年 10 月至 2019 年 4 月肝内 3 次出现复发病灶,均接受射频消融治疗;2019 年 4 月开始联合仑伐替尼治疗,此后患者病情维持稳定。2020 年 8 月复查发现 AFP 进行性升高,最高达 112ng/mL。2020-11-17 进一步行上腹部 MRI 示:肝 S2、S5 肿瘤复发。既往史:慢性乙型病毒性肝炎 16 余年。

【诊断】

原发性肝癌术后复发

【治疗方案】

TACE 联合微波消融联合化学消融治疗

【治疗过程及随访】

2020-11-17 上腹部 MRI 示：肝 S2、S5 段原病灶后内侧缘见异常信号结节，T_1WI 呈低信号，T_2WI 呈高信号，增强扫描明显强化，门静脉期强化减退，考虑肝 S2、S5 肿瘤复发（图 4-3-1）。入院完善相关检查，Child-Pugh 分级 A 级（5 分），PS 评分 0 分。

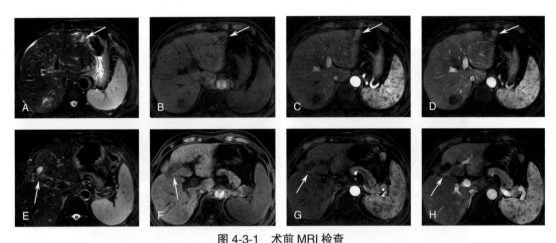

图 4-3-1　术前 MRI 检查
A、E. T_2WI 图像；B、F. T_1WI 平扫图像；C、G. T_1WI 动脉期图像；D、H. T_1WI 门静脉期图像

2020-11-18 行 TACE 治疗，术中用药：碘化油 4mL、表柔比星 20mg、雷替曲塞 2mg、奥沙利铂 100mg，患者无明显不适。2020-11-20 行 CT 引导下肝 S2 肿瘤微波消融术 + 肝 S5 肿瘤化学消融治疗（图 4-3-2），先对肝 S2 碘化油沉积灶行微波消融治疗 60W/9min；后将化学消融针穿刺至 S5 复发灶内注入无水酒精与对比剂混悬液 5mL，因肝 S5 复发灶邻近肠道，为避免损伤肠道，决定行化学消融治疗。术后即刻 CT 扫描见肝周少量出血（图 4-3-2E）。对照术前 MRI 见微波消融天线穿刺路径经过左胸廓内动脉，可能在穿刺过程中损伤胸廓内动脉（图 4-3-2F）。

术后患者血压进行性下降，四肢湿冷，明确出血后，立即急诊行左侧胸廓内动脉 + 肝动脉造影栓塞术：胸廓内动脉造影可见血管走行异常、血管痉挛，可疑出血点（图 4-3-3A），予弹簧圈栓塞止血（图 4-3-3B）；肝动脉造影未见明显出血征象（图 4-3-3C、D）。手术过程顺利，术后患者生命体征平稳。

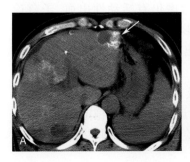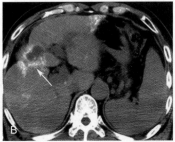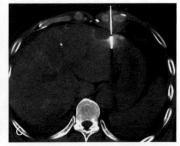

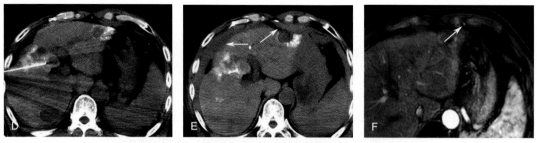

图 4-3-2 CT 引导下肝肿瘤(微波/化学)消融治疗

A、B. 术前定位图;C、D. 术中布针图;E. 术后即刻 CT 图像;F. 胸廓内动脉

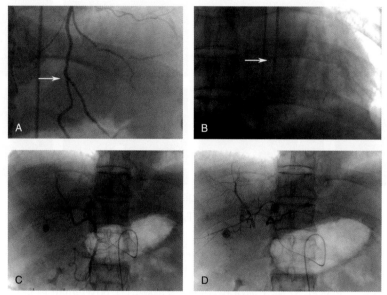

图 4-3-3 栓塞止血治疗

A. 胸廓内动脉造影;B. 胸廓内动脉置入弹簧圈;C、D. 肝动脉造影

【点评】

1. **本病例特点** 该患者肝 S2、S5 两处病灶,S5 病灶邻近肠道,遂行无水酒精消融治疗;S2 病灶经腹侧进针,对于穿刺路径上的胸廓内动脉未给予充分评估,术中出现肝周积液,多次扫描肝周积液逐渐增加,考虑损伤胸廓内动脉导致活动性出血。

2. **应对策略** 术后患者血压进行性下降,四肢湿冷,考虑仍有活动性出血,予急诊行胸廓内动脉 + 肝动脉造影术,术中可见胸廓内动脉造影可见血管走行异常,可疑出血点,予栓塞弹簧圈预栓塞止血;肝动脉造影未见明显出血征象,术后患者生命体征平稳。

3. **治疗心得** 该患者消融术中损伤胸廓内动脉,术中及术后出现活动性出血,术后及时给予行胸廓内动脉 + 肝动脉造影术,术中栓塞可疑血管后,患者生命体征稳定。对于消融术中出血的预防,首先患者在术前一定要进行增强 CT/MRI 检查,在规划穿刺路径时一定要注意尽量避免通过血管,我们可能会注意对于肝内门静脉、肝动脉、肝静脉等大血管穿刺的规避,但往往忽视了对于穿刺路径上可能存在的肝外的肋间动脉、胸廓内动脉等血管,即使这些血管非常细小,但一旦穿刺损伤出血依然会造成严重的后果;另外,在术中要仔细观察,一旦发现肝周积液等出血征象,一定要注意针道消融以及术中术后的密切监护,随时关注患者心率、血压的变化,一旦发生出血情况,应积极采用腹带加压、扩容补液、止血药物等保守治疗手段,如果有早期休克征象,需要尽早在增强 CT 明确出血部位的情况下积极进行介入栓塞或者外科止血治疗。

病例 82　肝转移瘤微波消融术后肝内血肿破入腹腔

【简要病史】

患者女性,46 岁,体检行肠镜检查确诊"乙状结肠癌",2016 年 9 月行乙状结肠癌扩大根治术 + 部分回肠切除术。2016 年 11 月复查上腹部 CT 示:肝脏 S6 转移瘤,予全身化疗。2017 年 1 月复查上腹部 MRI:肝 S6 转移灶,较前缩小。既往史无特殊。

【诊断】

乙状结肠癌术后肝转移(pT$_3$N$_1$M$_1$ Ⅳ期)

【治疗方案】

肝转移瘤消融治疗

【治疗过程及随访】

2017 年 1 月上腹部 CT 平扫示:肝 S6 单发转移瘤,CT 平扫显示不清(图 4-3-4A)。2017 年 1 月上腹部 MRI 示:肝 S6 结节,T$_1$WI 上呈稍低信号(图 4-3-4B),边界清楚,直径约 1.0cm,增强后扫描病灶呈轻度环形强化(图 4-3-4C、D)。入院完善相关检查,Child-Pugh 分级 A 级(5 分),PS 评分 0 分。患者中年女性,乙状结肠癌术后肝 S6 单发转移,经全身化疗后肝 S6 转移瘤较前缩小(直径约 1.0cm),经 MDT 讨论后,考虑行 MRI 引导下肝 S6 单发转移瘤消融治疗。

2017-1-10 行 MRI 引导下肝转移瘤射频消融术,术中先行 fsT$_1$WI 序列 MRI 平扫示肝 S6 转移瘤邻近右肾(图 4-3-5A),以 14G 射频电极(RITA XLi)于右季肋部进针达肝 S6 病灶旁,展针 2cm,设定功率 150W、靶温 105℃,有效消融时间 5.0min;术后 MRI 扫描,T$_1$WI 上高信号覆盖原病灶,考虑肿瘤完全消融。同时扫描见右肝后叶针道区见局限性长 T$_1$ 信号,短期动态观察长 T$_1$ 信号范围逐渐缓慢增大,T$_2$WI 上呈高信号影,考虑肝内出血,血肿形成(图 4-3-5C~E)。继续动态观察肝内血肿未见明显进展,肝周可见少量弧形液体信号积聚(图 4-3-5F)。

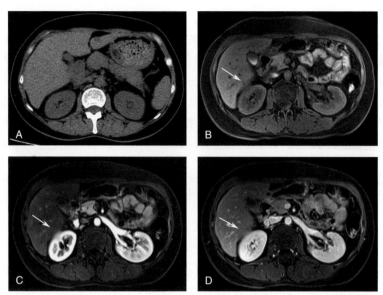

图 4-3-4 术前 CT 及 MRI 检查

A. CT 平扫；B. T_1WI 平扫图像；C. T_1WI 动脉期图像；D. T_1WI 门静脉期图像

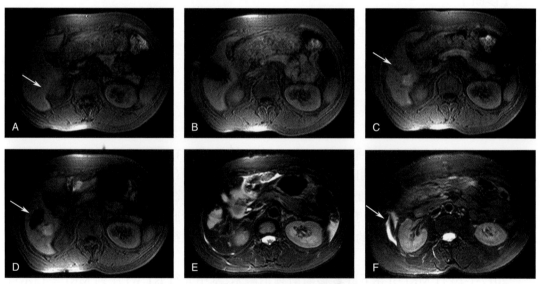

图 4-3-5 MRI 引导下肝肿瘤射频消融治疗

A. 术前定位图；B. 术中布针图；C、D. 术后 T_1WI 图像；E、F. 术后 T_2WI 图像

　　术后予心电监护、止血、补液、保肝等积极处理，患者生命体征平稳。术后第一天晨起患者突发剧烈呕吐，呕吐胃内容物，呕吐后突发血压明显下降至 70/50mmHg，急查床旁彩超见肝包膜局限性中断、肝周积液，术后急查血常规示血红蛋白呈明显进行性下降至 75g/L，考虑肝脏破裂、腹腔大出血伴失血性休克，予改 I 级护理、积极补液抗休克、加强止血及输血等治疗，告知患者及家属病情，需行肝破裂肝动脉造影 + 栓塞或外科手术止血处理，患者家属表示拒绝进一步介入或手术干预，要求保守治疗。积极内科保守治疗后，患者一般情况好转，生命征平稳，血红蛋白逐渐升高。

2017-1-17 术后 1 周复查上腹部 CT 示：肝 S6 病灶呈射频消融后改变，平扫呈稍低混杂密度影，边界欠清（图 4-3-6A），增强扫描消融区及血肿均未见明显强化（图 4-3-6B、C），肝周及腹盆腔内见中 - 大量积血征（图 4-3-6D~F）。

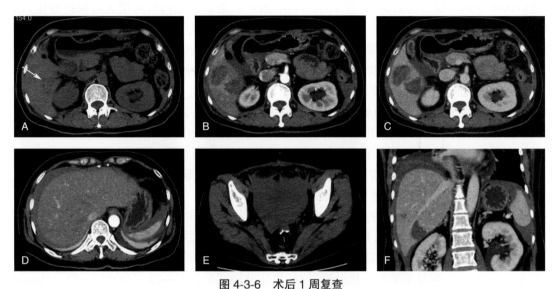

图 4-3-6　术后 1 周复查
A. CT 平扫图像；B. CT 动脉期图像；C. CT 门静脉期图像；D. CT 动脉期图像；
E. CT 平扫图像；F. CT 门静脉期冠状位图像

2017-2-28 术后 1 个月复查上腹部 CT 示：肝 S6 病灶呈射频消融术后改变，消融灶及血肿范围较前缩小，增强扫描各期均未见明显强化，考虑肿瘤完全消融；腹腔积血吸收（图 4-3-7）。

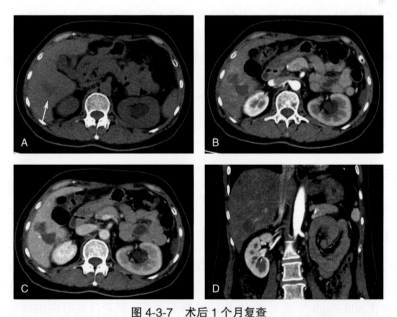

图 4-3-7　术后 1 个月复查
A. CT 平扫图像；B. CT 动脉期图像；C. CT 门静脉期图像；D. CT 动脉期冠状位图像

【点评】

1. **本病例出现腹腔大出血、失血性休克的原因** 该患者行 MRI 引导下肝转移瘤射频消融后拔针即刻出现肝内血肿,呈长 T_1 长 T_2 信号改变,血肿短期内缓慢增大后保持稳定,返回病房后予内科保守治疗后短期内生命体征平稳,伴随着呕吐后突发血压下降、失血性休克表现,考虑肝内血肿破入腹腔致腹腔大出血。本病例出现肝内血肿后,患者及家属拒绝行介入治疗,采用内科保守治疗,未及时行 DSA 下肝动脉造影+栓塞止血,是导致肝内血肿进展破入腹腔致腹腔大出血的主要原因。

2. **肝穿刺致肝内血肿的处理策略** 肝肿瘤消融出血并发症有肝包膜下血肿、腹腔出血、肝内血肿、胆道出血、胸腔出血及心包出血等。肝内血肿相对少见,有时候术后即刻影像学检查易忽略,肝内血肿多由于穿刺损伤肝内动脉所致,多数血肿呈进行性增大,压力高,未及时处理易破入肝包膜下及腹腔致腹腔大出血、失血性休克等严重后果,建议发现后尽早积极地行下肝动脉 DSA+栓塞止血,必要时行外科手术止血。

3. **肝肿瘤消融术后出血的预防** ①停用抗凝、抗血小板药物(≥7天);纠正凝血功能异常,血小板过低者需术前使用升血小板药物或输注血小板;②熟悉肝脏血管解剖,尽量沿血管走行平行进针;③调针时不退出肝包膜,如需退出肝包膜,尽可能先行针道消融;④包膜下或外生性肝癌,尽量不采取直接肿瘤穿刺,到达肿瘤前最好有一段正常的肝组织(>2cm);⑤拔针前常规行针道消融。

病例 83　消融导致肝包膜下少量出血

【简要病史】

患者女性,48 岁,于 2010 年 6 月体检发现左侧乳腺肿物,遂行左侧乳腺切除术,术后病理示:左侧乳腺非特殊型浸润性导管癌;术后行 6 程化疗,定期返院复查。2011-10-11 复查发现肝内出现单发复发灶,影像资料显示大小约 2.4cm×3.0cm。既往史无特殊。

【诊断】

左侧乳腺癌术后肝转移($pT_xN_0M_1$ Ⅳ期)

【治疗方案】

肝肿瘤微波消融治疗

【治疗过程及随访】

2011-10-29 上腹部 CT 示:肝 S7/8 见一类圆形低密度灶,大小约 2.4cm×3.0cm,边界尚清,增强扫描见边缘强化,中央可见类圆形不强化低密度区,考虑肝转移瘤(图 4-3-8)。入院完善相关检查,Child-Pugh 分级 A 级(6 分),PS 评分 0 分;患者目前肝内出现单个复发灶,而且肿瘤最大径≤3cm,拟行肝肿瘤消融治疗。于 2011-11-8 在 CT 引导下对肝 S7/8 病灶行微波消融 60W/10min；术后即刻 CT 扫描示：消融区域密度明显减低，完整覆盖病灶；肝包膜下新见月牙形积液，考虑肝包膜下出血（图 4-3-9）。立即予白眉蛇毒血凝酶（邦亭）2KU 肌内注射，患者生命体征平稳（血压 147/77mmHg，脉率 99 次 /min，呼吸频率 20 次 /min）。5min 后再次 CT 扫描示：肝包膜下积血较前未见增加（图 4-3-10），出血已经停止。留观 20min 患者生命体征保持平稳，无明显不适。术后继续予止血、护肝、制酸等对症支持治疗，患者顺利出院。术后 1 个月复查上腹部 CT 示：肝 S7/8 见一类圆形低密度灶，边界清晰，增强扫描未见强化，考虑消融术后改变，未见肿瘤残留、复发。肝包膜下积血完全吸收（图 4-3-11）。

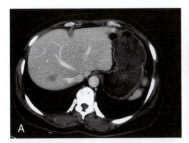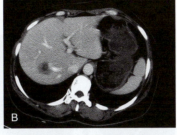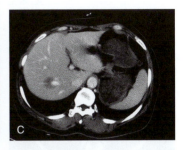

图 4-3-8　术前 CT 检查

A~C. 肝 S7/8 病灶不同层面 CT 图像

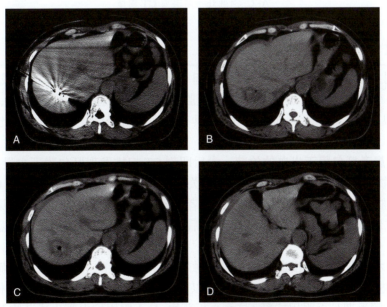

图 4-3-9　CT 引导下肝肿瘤微波消融治疗

A. 术中布针图；B~D. 术后即刻 CT 图像

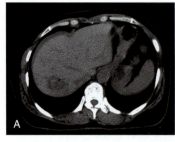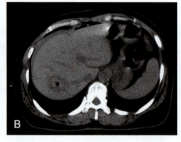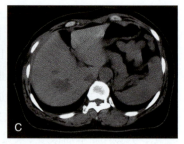

图 4-3-10　肝包膜下出血变化

A. 术后即刻 CT 图像；B、C. 5min 后再次 CT 扫描图像

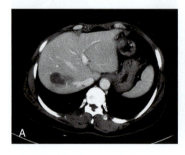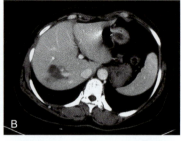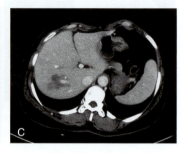

图 4-3-11　术后 1 个月复查

A~C. 消融灶不同层面 CT 图像

【点评】

1. **本例患者出现肝包膜下出血的原因**　考虑微波天线穿刺肝包膜或者消融过程中损伤肝内小血管引发针道出血。本例乳腺癌肝转移患者无肝硬化背景，肝组织结构正常、弹性良好；此外患者凝血功能正常，具有良好的自限性止血能力，因此出血很快能止住。

2. **本例患者肝包膜下出血的治疗**　术后即刻 CT 扫描发现肝包膜下少量出血，立即予注射止血药物白眉蛇毒血凝酶治疗，后密切关注生命体征，并每间隔 5min 行 CT 扫描监测肝包膜下出血量的变化。密切观察 20min 患者生命体征保持平稳，CT 复扫未见肝包膜下出血增加，考虑出血停止。为防止再次出血，术后予制动、内科止血治疗，并密切监测患者生命体征变化。

3. **消融术后肝包膜下出血的预防**　消融术后针道出血的主要原因是穿刺或者消融过程中损伤肝内血管所致，因此要求术者注意以下内容，有助于减少出血发生：术前仔细询问患者病史，了解近期是否服用抗凝 / 抗血小板药物，是否服用抗血管生成药物及手术部位是否行放射治疗；充分熟悉肝脏解剖结构，术前仔细阅片了解肿瘤与周围结构的关系；穿刺过程中避开肝内大血管，并且尽量做到平行于血管穿刺；消融术中尽量减少调针次数，退出针道行针道消融。

病例 84　消融导致肝包膜下出血

【简要病史】

患者男性,61 岁,2006-6-22 体检发现肝占位,诊断为"原发性肝癌(BCLC 分期 A 期,CNLC 分期Ⅰa 期)",2006-7-14 行肝右叶肝癌射频消融术,术后患者定期复查。2006 年 8 月至 2011 年 5 月间肝脏出现 3 次复发,均行肝肿瘤射频消融治疗,后病情稳定,定期复查。2012-6-29 复查再次出现肝内复发灶。既往史:慢性乙型病毒性肝炎合并肝硬化 10 年余。

【诊断】

原发性肝癌射频消融治疗后复发

【治疗方案】

肝肿瘤微波消融治疗

【治疗过程及随访】

2012-7-6 上腹部 MRI 示:肝 S7 小结节,直径约 0.5cm,增强扫描轻度环形强化,考虑肝癌复发(图 4-3-12)。入院完善相关检查,Child-Pugh 分级 A 级(6 分),PS 评分 0 分。2012-7-14 于 CT 引导下对肝 S7 病灶行微波消融 60W/5min 治疗(图 4-3-13),术中患者生命体征平稳(血压 134/79mmHg,脉率 85 次 /min,呼吸频率 20 次 /min),患者无明显不适。

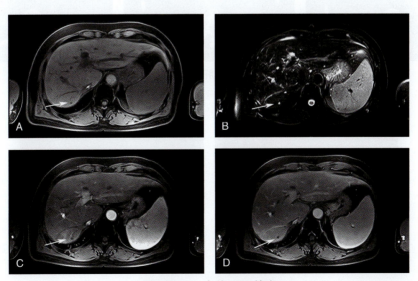

图 4-3-12　术前 MRI 检查
A. T$_1$WI 平扫图像;B. T$_2$WI 图像;C. T$_1$WI 动脉期图像;D. T$_1$WI 门静脉期图像

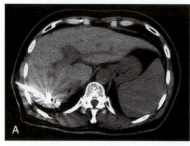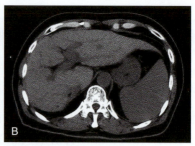

图 4-3-13　CT 引导下肝肿瘤微波消融治疗

A. 术中布针图；B. 术后即刻 CT 图像

拔针后 CT 扫描示肝 S7 病灶呈消融术后改变，消融区域密度明显降低，范围完全覆盖病灶；肝包膜下新见积液影，考虑肝包膜下少量出血可能（图 4-3-14）。立即予白眉蛇毒血凝酶（邦亭）2KU 肌内注射，后每间隔 5min 行 CT 扫描，前两次（5min、10min）CT 动态扫描示肝包膜下出血均较前稍增多，术后即刻积液厚度 1.3cm，术后 5min 积液厚度 1.6cm，10min 后 1.7cm（图 4-3-15）。但患者生命体征保持平稳（血压：135/77mmHg，脉率 78 次 /min，呼吸频率 21 次 /min）。第四次（15min）CT 扫描示肝包膜下出血未再继续增加（图 4-3-16）。患者于手术室继续观察，30min 后再次行 CT 扫描示肝包膜下出血较前未见明显变化（图 4-3-17）。

术后继续予止血、制酸、护肝等对症支持治疗，2 天后患者顺利出院。术后 1 个月复查上腹部 CT 示肝 S7 病灶呈消融术后改变，增强扫描未见强化，肿瘤完全灭活（图 4-3-17）。

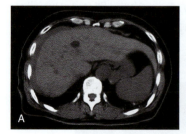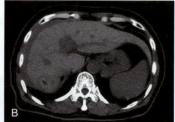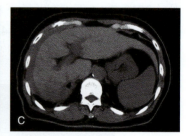

图 4-3-14　肝包膜下出血

A~C. 术后即刻不同层面肝包膜下积血 CT 图像

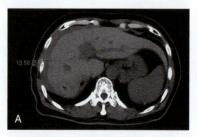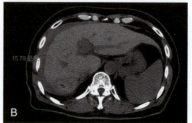

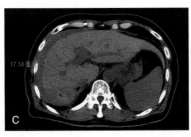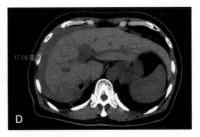

图 4-3-15　肝包膜下不同时间出血变化

A. 术后即刻 CT 图像;B. 5min 后 CT 图像;C. 10min 后 CT 图像;D. 15min 后 CT 图像

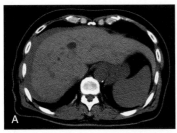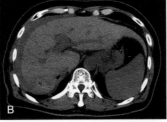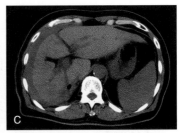

图 4-3-16　肝包膜下出血稳定

A~C. 术后 30min 不同层面肝包膜下积血 CT 图像

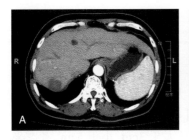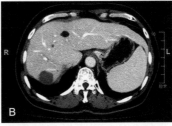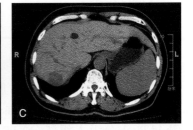

图 4-3-17　术后 1 个月复查

A~C. 消融灶不同层面 CT 图像

【点评】

1. **本例患者出现肝包膜下出血的原因**　回顾患者治疗过程发现消融天线穿刺经过肝右静脉分支,造成血管损伤从而直接导致消融术后针道出血。而且由于本例患者合并长期的慢性乙型病毒性肝炎肝硬化,肝脏合成凝血酶原等凝血因子能力下降,使得出血不易凝固;加之肝组织及肝内血管弹性降低,使其压迫、闭合破损血管能力减低,影响了自身止血的效果。

2. **本例患者肝包膜下出血的治疗**　术后即刻 CT 扫描发现肝包膜下出血,立即予肌内注射止血药物白眉蛇毒血凝酶(邦亭)治疗,并于手术室监测患者生命体征及肝包膜下出血量的变化,每间隔 5min 行一次 CT 扫描,5min、10min CT 扫描示患者肝包膜下出血逐渐增多。遂立即开通两条静脉通道,予双通道快速补液、扩容、内科止血治疗。术后 30min CT 扫描示肝包膜下出血未见增加,患者返回病房后继续予内科止血治疗,并密切监测生命体征及血常规变化。

3. 本例患者肝包膜下出血的预防 术前仔细阅片可发现肿瘤外侧有肝右静脉走行,消融治疗过程中注意以下内容,有助于预防出血:术中行 CT 增强扫描,明确病灶与肝右静脉关系,选择最佳的进针路线;穿刺过程应平行于肝右静脉穿刺;术中尽量减少调针次数,退出针道应行针道消融。

病例 85　消融导致肝包膜下大量出血

【简要病史】

患者女性,51 岁,2009 年 4 月触及右侧颈部肿物,2009-4-16 行鼻咽镜示:鼻咽肿物,右侧咽隐窝未分化角化性癌,予同期放化疗(化疗药物:奈达铂 + 氟尿嘧啶,放疗剂量具体不详),放疗后患者出现口腔溃疡、味觉缺失等。2011-6-4 复查发现肝转移瘤,最大径 1.6cm,继续予氟尿嘧啶化疗;2011-8-24 复查发现肝内病灶较前增大,最大径 4.8cm,病情进展。

【诊断】

鼻咽癌放化疗后肝转移($T_3N_2M_1$ Ⅳ期)

【治疗方案】

肝转移瘤微波消融治疗

【治疗过程及随访】

2011-8-24 上腹部 CT 示:肝 S7/8 见一类圆形低密度灶,大小约 4.0cm × 4.8cm,其内密度欠均匀,增强扫描不均匀强化,边界欠清,考虑转移瘤(图 4-3-18);入院完善相关检查,Child-Pugh 分级 A 级(5 分),PS 评分 0 分。患者肝内肿瘤直径大于 3cm,小于 5cm,考虑采用多位点叠加微波消融治疗(图 4-3-19)。2011-8-28 在 CT 引导下对肝 S7/8 转移瘤行多位点叠加消融治疗:共计 3 位点,分别为 65W/10min、65W/10min、65W/5min。术中患者生命体征平稳(血压:134/82mmHg,脉率 85 次 /min,呼吸频率 20 次 /min),患者无明显不适。

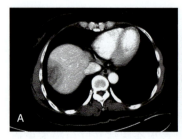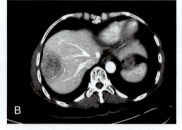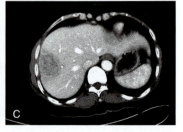

图 4-3-18　术前 CT 检查

A~C. 肝 S7/8 病灶不同层面 CT 图像

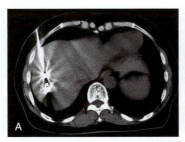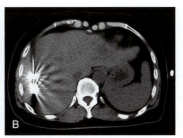

图 4-3-19　CT 引导下肝肿瘤微波消融治疗

A、B. 术中布针图

　　术后即刻 CT 扫描见消融区域密度明显降低,其内可见条索状高密度出血影(图 4-3-20B),消融范围完整覆盖病灶区域;肝包膜下新增大量积液,考虑出血(图 4-3-20)。立即开通两条静脉通道,予快速扩容、止血等对症治疗,但患者血压仍进行性下降,最低达 87/56mmHg;再次 CT 扫描见肝包膜下积血较前明显增多,相同层面积液厚度由 1.5cm 增加至 2.4cm(图 4-3-21),内科保守治疗无效。马上转入外科手术室行急诊开腹止血手术,术中见腹腔内积血量约 1 300mL,肝脏表面穿刺点处破裂出血,给予外科处理,术后予止血、护肝、营养支持等对症治疗后患者顺利康复出院。

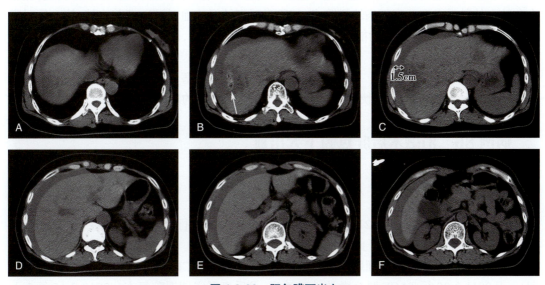

图 4-3-20　肝包膜下出血

A~F. 不同层面肝包膜下积血 CT 图像

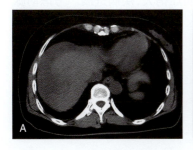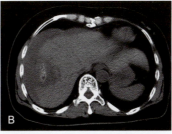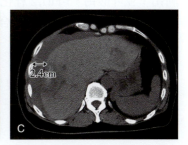

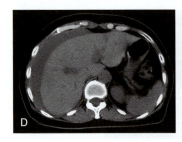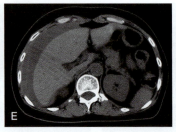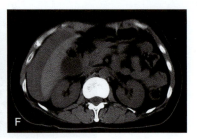

图 4-3-21　肝包膜下出血变化

A~F. 不同层面肝包膜下积血 CT 图像

【点评】

1. **本例患者出现肝包膜下出血的原因**　患者诊断为鼻咽癌肝转移,无肝硬化背景,而且术前检查止血凝血功能正常,消融术后仍出现大量出血主要与反复调针过程中微波消融针损伤血管有关。

2. **本例患者肝包膜下出血的治疗**　当术后即刻 CT 扫描观察到肝包膜下大量积液时,立即开通两条静脉通道,予双通道快速补液扩容、内科止血治疗;但是患者血压出现进行性下降,而且 3min 后再次 CT 扫描发现肝包膜下出血明显增多,考虑内科止血治疗失败,立即决定转入外科手术室开腹行病灶切除术,切除术后继续予止血、护肝、营养支持、输血等对症支持治疗;同时严密观察肝功能、电解质、血气和肾功能变化,防止酸碱平衡紊乱、肝肾综合征及多脏器功能衰竭的发生。

3. **本例患者的其他选择**　本例患者也可以选择介入栓塞止血,当时外科处理是基于外科医生会诊后,面对出血速度快,出血量大,做出的外科处理的决定。

病例 86　消融术后肝包膜下大出血

【简要病史】

患者女性,60 岁,2011-3-21 体检发现肝内占位,进一步行上腹部 CT 示:肝右叶结节,大小约 2.1cm×3.0cm,考虑肝血管瘤,不除外肝脏恶性肿瘤。查 AFP 正常,2011-3-25 行肝肿物穿刺活检示:高分化肝细胞癌,诊断为:原发性肝癌(BCLC 分期 A 期,CNLC 分期 I a期)。于 2011-3-30 行 TACE 联合微波消融治疗,术后患者定期返院复查。2018-7-15 复查上腹部 MRI 示肝 S4、S6/7 段多发复发灶,并门静脉右支癌栓形成。遂行动脉灌注化疗(奥沙利铂 + 亚叶酸钙 +5-Fu),2 程化疗后复查上腹部 MRI 示肝内病灶稍大,疾病进展。考虑动脉灌注化疗效果差,改行消融联合靶向治疗。

【诊断】

原发性肝癌综合治疗后复发

【治疗方案】

肝肿瘤微波消融联合靶向药物治疗

【治疗过程及随访】

2018-7-15 上腹部 MRI 示：肝 S4、S6/7 段多发病灶，大者约 4.8cm×7.4cm，伴门静脉右支癌栓形成（图 4-3-22）。入院完善相关检查，Child-Pugh 分级 A 级（6 分），PS 评分 0 分；于 2018-9-14 行肝肿瘤微波消融治疗，由于肿块邻近门静脉，遂先行 CT 增强扫描，明确肿块位置及其周围肝脏血管走行（图 4-3-23）。对肝 S4 病灶行单点微波消融 60W/10min；对肝 S6/7 行多点叠加微波消融，先行消融 60W/10min，调整进针角度后再消融 60W/5min（图 4-3-24）。术中患者生命体征平稳，无明显不适。

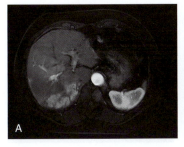 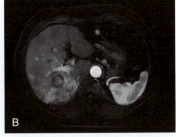 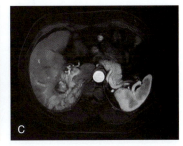

图 4-3-22　术前 MRI 检查

A~C. 肝内病灶不同层面 MRI 图像

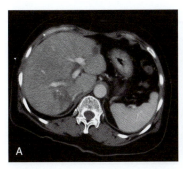 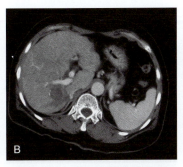 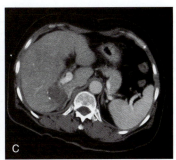

图 4-3-23　术中进针前增强 CT

A~C. 肝内病灶不同层面术中进针前增强 CT 图像

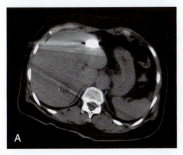 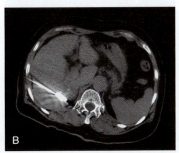 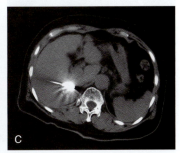

图 4-3-24　CT 引导下肝肿瘤微波消融治疗

A~C. 术中布针图

术后即刻 CT 示：肝脏消融区域密度明显降低，肝脏下缘见少量出血（图 4-3-25）。遂立即予白眉蛇毒血凝酶（邦亭）2KU 肌内注射，患者生命体征保持平稳，留观 20min 后再次 CT 扫描：肝脏下缘积血未见增加（图 4-3-26）。术后予止血、护肝、制酸等对症支持治疗。

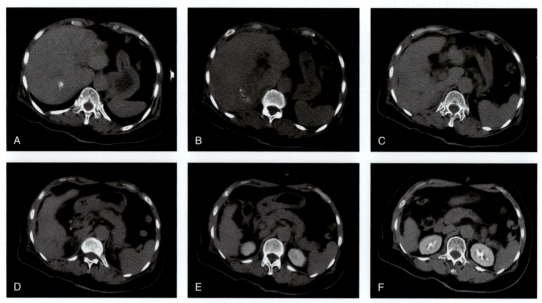

图 4-3-25 术后即刻 CT
A~F. 术后即刻消融灶不同层面 CT 图像

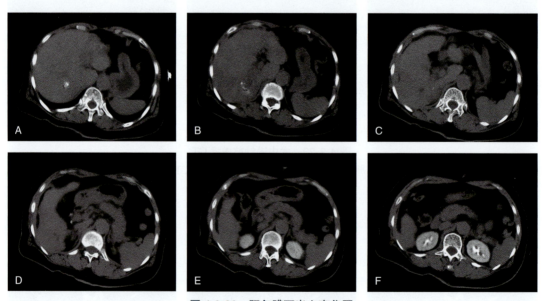

图 4-3-26 肝包膜下出血变化图
A~F. 不同层面肝包膜下积血 CT 图像

术后 3h，患者出现上腹部剧烈疼痛，伴意识不清，心率增快至 102 次 /min，血压 94/

63mmHg。查体：腹肌紧张，呈板状腹，明显压痛，四肢冰冷。急查血常规示：血红蛋白83.0g/L（术前127g/L），考虑肝肿瘤消融术后失血性休克。立即开通两条静脉通道快速扩容、输血，请急诊B超，B超示：腹腔内大量积血，请外科及ICU的医生会诊，会诊意见：患者病灶位置较深、范围大，目前一般情况比较差，生命体征不稳定，开腹难以止血，术中有较大生命危险，建议行介入栓塞止血。患者在送入手术室途中出现呼吸心搏骤停，立即予持续胸外按压、开放气道球囊面罩吸氧，并予肾上腺素、去甲肾上腺素强心升压。并行股动脉穿刺插管，腹腔干造影示：腹腔干各个分支均收缩变细，肝右动脉分支见对比剂外溢；遂将微导管超选至肝右动脉推入2个弹簧圈止血，再次造影未见明显对比剂外溢。术后送ICU继续予升压、扩容、输血、抗感染、制酸等对症支持治疗。

【点评】

1. **本例患者出现肝包膜下出血的原因**　仔细回顾患者消融治疗过程发现，肝右叶邻近门静脉右侧分支及肝动脉分支，在反复调针时微波消融天线误穿肝动脉右支的小分支，致使肝动脉右支损伤，导致出血。

2. **本例患者肝包膜下出血的治疗**　①发现肝包膜下少量出血的处理：术后即刻CT扫描见肝包膜下少量出血，立即予白眉蛇毒血凝酶（邦亭）肌内注射处理，并在手术室持续留观20min，患者生命体征平稳，CT复扫未见出血增多；术后予止血、护肝、制酸等对症支持治疗，持续心电监护、血氧饱和度监测。②诊断为失血性休克时的处理：立即开通两条静脉通道予扩容、输血、升压等对症处理，并送DSA行栓塞止血治疗。送手术室途中患者出现呼吸、心搏骤停，立即予胸外按压、强心、升压等抢救措施，同时快速行栓塞止血治疗。出血点栓塞后患者的生命体征平稳，血压明显上升，于介入手术室留观30min患者生命体征平稳，未见进一步出血征象，考虑介入止血有效。后送入ICU进行后续治疗，严密观察肝功能、电解质、血气和肾功能变化。

3. **严重肝硬化患者或长期治疗的肝癌患者**　严重肝硬化患者或长期治疗的肝癌患者，消融术中即使少量出血，也不能掉以轻心，应严密观察患者的生命体征，以防患者因凝血功能差导致慢性渗血，从而引导严重的后果。

【总结】

1. **引起消融术后针道出血的原因**　引起消融术后针道出血的主要因素包括：医生的操作经验、熟练程度以及患者是否存在出血的高危因素。消融术后大出血的概率为0.1%~0.4%。肝转移瘤患者极少合并肝硬化，肝组织结构正常，自限性止血能力较强；与之相比，肝硬化较重者消融后更易发生针道出血，这可能与下列机制有关：合并肝硬化的肝脏合成凝血酶原等凝血因子能力下降，出血不易凝固；脾大、脾功能亢进促使脾脏对血小板吞噬能力异常增强，血小板数量显著低于正常，影响凝血能力；硬化的肝组织弹性降低，压迫、闭合破损血管能力减低，出血不易自行停止；肝硬化后肝内血管弹性减退，破损血管难以自限性止血。肝包膜下出血的主要原因：穿刺针损伤肝内血管；穿刺针直接穿刺肿瘤及消融治疗造成肝包膜或者肝实质撕裂。

2. **消融术后针道出血的处理原则**　对于存在凝血机制障碍者，消融后必须密切观察病情变化；如高度怀疑发生针道出血，应急查血常规和腹部B超；当B超提示腹腔积液时,应立即行腹腔诊断性穿刺。在确诊发生腹腔出血后,无论出血量多少均应快速备血并行深静脉穿刺置管,立即行内科保守止血治疗;内科处理效果不佳时,应当机立断行肝动脉造影、DSA 下栓塞止血;如果 DSA 下栓塞治疗未能成功止血,则应尽快行开腹止血。出血控制、患者生命体征稳定后应尽早开始后续对症支持治疗,同时必须严密观察肝功能、电解质、血气和肾功能变化,防止酸碱平衡紊乱、肝肾综合征及多脏器功能衰竭的发生(图 4-3-27)。

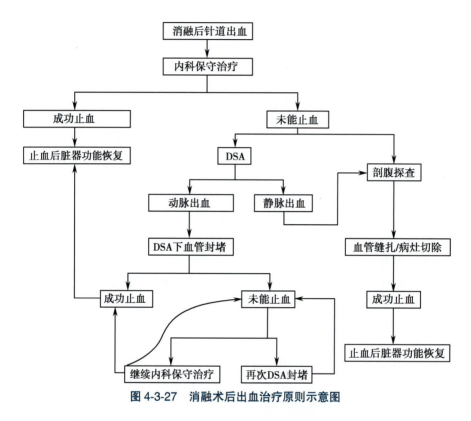

图 4-3-27　消融术后出血治疗原则示意图

3. 消融术后针道出血的预防　消融术后针道出血的先决条件是穿刺道血管损伤破裂,因此提高操作技术是预防针道出血的最根本环节。必须重点注意以下几点:第一,术前充分了解患者的病史,关注患者肝脏是否接受过放射治疗,及时停用抗凝/抗血小板药物、对血管生成有影响的药物。第二,要熟悉肝脏解剖,对于邻近血管的病变,消融术前行增强 CT 定位扫描,充分了解病变与肝内血管走行的关系,穿刺时避开大血管分支、肝内胆管及伴行的动静脉分支,穿刺针尽量做到与血管走行平行进针;穿刺过程中尽量减少穿刺次数,调针时不退出肝包膜。第三,对于严重肝硬化、凝血酶原时间过长者应通过保肝、注射维生素 K_1 等处理,使 PT 至少降至正常对照值 4s 以内,并且消融前后应用凝血酶原复合物。血小板过低者,可通过升血小板药物或输注血小板等措施进行处理。第四,位于包膜下,尤其突出于包膜以外的肝癌,必须选择合理的穿刺路线;尽量不直接穿刺肿瘤,到达肿瘤前最好经过一段正常的肝组织,依靠组织固有弹性压迫针道。消融术后针道消融有助于减少出血的发生。

第四节　胸腔出血

消融术后的胸腔出血,多见于位于肝顶肿瘤的消融,主要原因是 CT 引导下肝顶病灶的消融多采用经肺途径穿刺,穿刺路径上有可能损伤肋间动脉、膈动脉等,造成出血,由于胸膜腔为负压,且缺乏实质性脏器的压迫,所以一旦出现胸腔出血,出血量往往较大,处理更需要积极。对于胸腔出血的预防,应在通过肋间穿刺时沿下一根肋骨的上缘进针,这样穿刺损伤肋间动脉的概率会降低。一旦在消融后的 CT 复查中出现新发/增多的胸腔积液,一定要考虑胸腔出血的可能,在进行药物止血、补液、抗休克治疗的同时积极准备介入栓塞或者外科手术止血,在介入栓塞中除了进行穿刺点周围的肋间动脉超选择性对比剂栓塞外,还要考虑进行膈动脉的造影,以避免遗漏重要出血责任动脉。在止血成功、血流动力学稳定后要考虑进行胸腔积血的引流,以防止大量积血压迫肺组织造成呼吸困难以及感染的发生。

病例 87　MRI 引导下肝癌射频消融术后血胸

【简要病史】

患者男性,65 岁,2015-9-7 体检行 B 超发现肝占位,进一步行上腹部 CT 示:肝 S4 包膜下占位,大小约 2.1cm×2.5cm,考虑原发性肝癌。既往史:慢性乙型病毒性肝炎 20 余年,未予治疗。

【诊断】

原发性肝癌(BCLC 分期 A 期,CNLC 分期 Ⅰa 期)

【治疗方案】

肝癌消融治疗

【治疗过程及随访】

2015-9-14 上腹部 CT 示:肝 S4 包膜下低密度灶,大小约 2.1cm×2.5cm,增强扫描呈"快进快出"改变,考虑原发性肝细胞癌(图 4-4-1)。入院完善相关检查,Child-Pugh 分级 A 级(5 分),PS 评分 0 分。患者老年男性,肝 S4 包膜下小肝癌,拒绝外科手术切除,拟行局部消融治疗。

2015-10-27 行 MRI 引导下肝癌射频消融术(图 4-4-2),以 14G MRI 兼容性射频电极于右季肋部腋前线逐步进针达肝 S4 病灶内,展针 3.0cm,设定功率 150W、靶温 105℃,有效消融时间 5.5min。术后扫描可见混杂密度影覆盖原病灶,予针道消融后撤针(图 4-4-2C)。术后扫描右侧胸腔及肝包膜下新见弧形液体影,呈稍长 T_1 长 T_2 表现,以右侧胸腔明显,(图 4-4-2D~F),考虑消融术后继发出血,短期观察右侧血胸较前稍进展。病人诉穿刺点疼痛,回病房予心电监护、止血、补液等处理,密切观察患者病情变化。

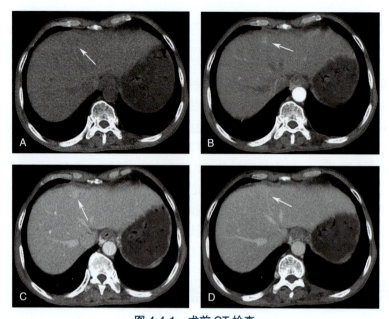

图 4-4-1 术前 CT 检查
A. CT 平扫图像;B. CT 动脉期图像;C. CT 门静脉期图像;D. CT 平衡期图像

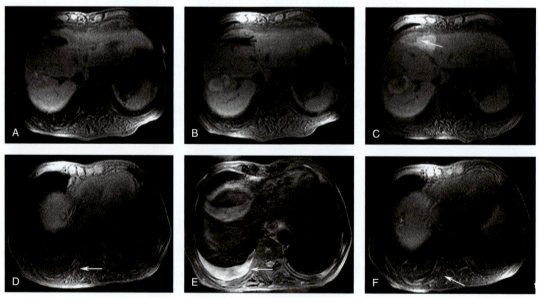

图 4-4-2 MRI 引导下肝肿瘤射频消融治疗
A、B. 术中布针图;C、D. 术后即刻 T_1WI 图像;E. 术后 T_2WI 图像;F. 术后 T_1WI 图像

术后第一天凌晨患者突感恶心、呕吐,四肢厥冷伴血压进行性下降,最低至 47/38mmHg,血红蛋白进行性下降;予急查床旁 B 超提示右侧大量血胸,考虑为肝癌射频消融

术后继发右侧大量血胸,失血性休克。予补液、输血、扩容等对症治疗后血压较前上升,立即急诊 DSA 下栓塞止血治疗。术中 DSA 示:右侧第 6~12 肋间动脉、右侧胸廓内动脉及腹腔动脉显示良好,未见明显对比剂外溢,未见明显动脉瘤及动静脉畸形(图 4-4-3),未见明显责任血管。复查血常规血红蛋白无进行性下降,予行右侧血胸闭式引流术。引流后再次出现血压及血红蛋白进行性下降,考虑活动性胸腔出血;于消融术后 30h 急诊行右侧开胸探查止血术,术中见右侧膈肌表面一支小动脉分支破裂出血,肝表面无活动性出血,腹腔内无积血,予行膈肌出血缝扎术。术后转 ICU 积极治疗,生命体征稳定,无再出血表现,患者康复出院。

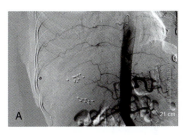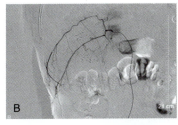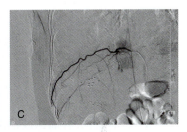

图 4-4-3　DSA 动脉造影术
A. 腹主动脉造影图;B、C. 肋间及胸廓内动脉造影图

【点评】

1. **本病例出现消融术后右侧血胸的原因**　①肝肿瘤消融后出现血胸最常见原因为穿刺针道损伤局部肋间动脉所致,极少数为损伤膈肌血管;②该病灶穿刺入路上邻近前肋肋骨下缘进针,同时该病灶位置相对较高、邻近膈肌,消融穿刺路径不可完全避免经过膈肌,均存在穿刺损伤肋间动脉及膈肌血管的可能。

2. **消融术后出现右侧大量血胸的治疗**　①治疗上予积极补液、输血、扩容等处理,同时积极行急诊下动脉 DSA,但右侧第 6~12 肋间动脉、右侧胸廓内动脉及腹腔动脉造影均未见直接及间接出血征象;行右侧血胸闭式引流后患者再次出现血压下降,予积极急诊行"右侧血胸开胸探查术",术中见膈肌表面一支小动脉破裂出血,并行膈肌出血缝扎术,达到了有效的止血目的。②该病例出现右侧大量血胸后主要考虑由穿刺损伤肋间动脉所致,故行急诊DSA 时忽略了膈动脉损伤致胸腔出血的可能性,未及时行膈动脉超选择造影明确是否存在膈动脉损伤。

3. **肝肿瘤消融术后胸腔出血的注意事项**　肝肿瘤消融治疗,尤其是肿瘤邻近膈肌时,术后扫描范围需包括下胸腔,了解是否存在气胸、血胸等并发症。如出现胸腔出血时,需密切观察血胸进展情况,如出现活动性出血或血流动力学不稳定情况,此时多为动脉损伤出血,需积极行急诊 DSA 动脉造影 + 出血动脉栓塞,动脉造影时需全面覆盖穿刺入路上可能损伤的血管(包括膈动脉),尤其是未发现责任动脉时,必要时需积极外科探查。

虽然肝肿瘤消融导致膈动脉破裂出血致大量血胸的发生率很低,但是一旦发生会导致严重的后果,甚至可造成患者死亡,需高度重视,需要积极行介入栓塞或外科手术止血治疗。

病例 88　肝癌消融术并发血胸

【简要病史】

患者男性,47 岁,2018 年 6 月体检发现肝占位,2018-6-7 行上腹部 CT:肝 S8 肿块并肝 S4 转移。诊断为"原发性肝癌(BCLC 分期 B 期,CNLC 分期Ⅱb 期)",于 2018 年 6 月至 11 月期间行 3 次 HAIC(奥沙利铂 + 亚叶酸钙 +5-Fu)及 2 次 TACE。2018-11-10 上腹部 MRI 提示肝内病灶较前增大,疾病进展。既往史无特殊。

【诊断】

原发性肝癌介入治疗后

【治疗方案】

TACE 联合肝肿瘤微波消融治疗

【治疗过程及随访】

2018-11-10 上腹部 MRI:肝 S4/8 不规则肿块,边界不清,大小约 7.6cm×9.3cm,增强扫描动脉期明显强化,门静脉及平衡期强化减退,内见大片状未强化坏死区,考虑介入术后改变,仍有肿瘤活性残留;肝内见多个小结节,考虑转移(图 4-4-4)。入院完善相关检查,Child-Pugh 分级 A 级(5 分),PS 评分 1 分。患者目前肝内多发病灶、最大病灶约 9.3cm,2 次 TACE 治疗后肿瘤仍然进展,考虑联合微波消融治疗。2018-11-25 行肝肿瘤微波消融治疗(图 4-4-5),术中行双针多位点叠加消融治疗,每个位点均行治疗 70W/10min,术中生命体征平稳,无诉明显不适。

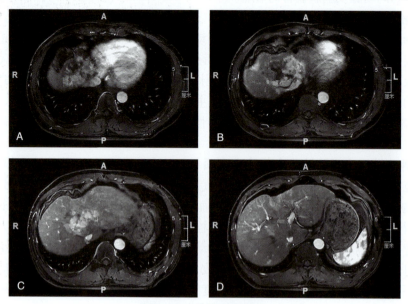

图 4-4-4　术前 MRI 检查

A~D. 肝 S4/8 病灶不同层面 MRI 图像

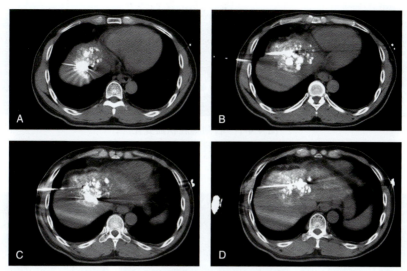

图 4-4-5　CT 引导下肝肿瘤微波消融治疗

A~D. 术中布针图

　　术后即刻 CT 扫描见消融区域密度明显变低；右侧胸腔新增少量稍高密度影，考虑胸腔积血可能（图 4-4-6）。立即予白眉蛇毒凝血酶（邦亭）2KU 静推，10min 后扫描见右侧胸腔内积液量轻度增加，20min 后再次扫描出血未见增加（图 4-4-7）；患者生命体征平稳，无明显不适。术后予止血、护肝、止痛等对症支持治疗 2 天后患者顺利出院。术后 1 个月复查上腹部MRI：肝 S4/8 见不规则肿块，较大层面范围约 4.8cm×7.1cm，其内见大片状未强化坏死区，肿瘤活性范围较前明显减少（图 4-4-8）。患者按期返院接受下一步治疗。

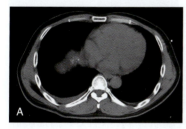
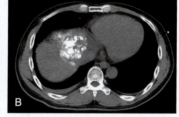
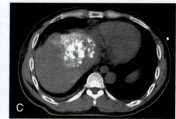

图 4-4-6　右侧胸腔少量积血

A~C. 不同层面右侧胸腔积血 CT 图像

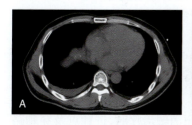
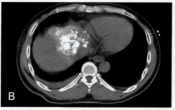
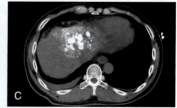

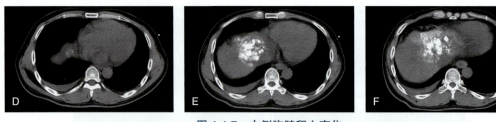

图 4-4-7　右侧胸腔积血变化

A~C. 拔针 10min 后 CT 图像；D~F. 拔针 20min 后 CT 图像，出血未见增多

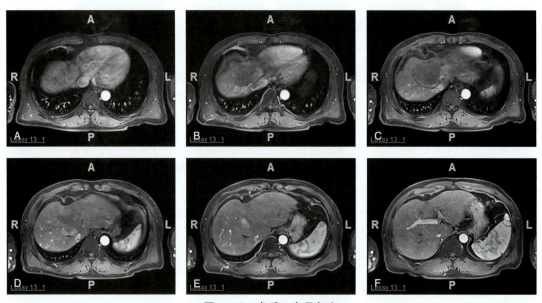

图 4-4-8　术后 1 个月复查

A~F. 消融灶不同层面 MRI 图像

【点评】

1. **本例患者出现出血的原因**　回顾患者治疗过程，经肺经膈肌穿刺，术后 CT 扫描胸腔少量积血，考虑穿刺损伤膈肌表面的小血管从而引发右侧胸腔少量积血。

2. **本例患者胸腔出血后的治疗**　术后即刻发现右侧胸腔积血后，立即予止血药物治疗，后密切关注患者生命体征及胸腔出血量的变化；留观 20min，患者生命体征平稳，多次 CT 复扫未见右侧胸腔出血增加，考虑出血已经停止。术后予制动、止血、抗感染及护肝等对症治疗，严密监测患者血常规变化。

消融术后胸腔出血的患者的治疗原则：如果胸腔积血较少，可先予内科保守治疗，严密观察患者生命体征及胸腔积血量的变化，如胸腔大量积血，内科保守治疗无效，则应及时行血管栓塞或外科开胸止血。

3. **本例胸腔出血患者的预防**　经肺经膈肌穿刺行肝肿瘤消融治疗时，进针点及穿刺路径注意避开胸廓内动静脉及肋间动静脉；尽量减少肺内穿刺路径的长度，减少调针次数，调针时避免退出肝包膜，以减少胸腔积血的发生。

病例 89　消融并发大量血胸

【简要病史】

患者男性,54 岁,2016 年 4 月体检发现肝占位,2016-5-2 行上腹部 CT 示肝左叶类圆形结节,直径约 3.8cm,考虑原发性肝癌可能(BCLC 分期 A 期,CNLC 分期Ⅰa 期),于 2016-5-10 行肝癌切除术,术后病理:中分化肝细胞癌。2018-11-16 复查上腹部 MRI 示下腔静脉旁见一新发病灶,直径约 1.2cm。既往慢性乙型病毒性肝炎 20 余年。

【诊断】

原发性肝癌综合治疗后

【治疗方案】

肝肿瘤射频消融治疗

【治疗过程及随访】

2018-11-16 上腹部 MRI:肝 S6/7 见一新发小结节,直径约 1.2cm,考虑肿瘤复发(图 4-4-9A)。入院完善相关检查,Child-Pugh 分级 A 级(5 分),PS 评分 0 分。患者目前下腔静脉旁出现单发复发灶,直径小于 2cm,经讨论后决定行肝肿瘤射频消融治疗(图 4-4-9),消融治疗时间 15min,术中患者无明显不适,生命体征平稳(血压:123/63mmHg,脉率 86 次 /min,呼吸频率 20 次 /min)。

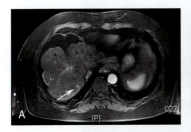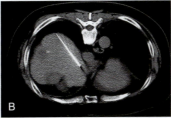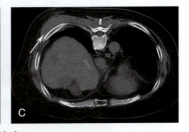

图 4-4-9　CT 引导下肝肿瘤射频消融治疗
A. 肝 S6/7 病灶 T_2WI 图;B. 术中布针图;C. 术后即刻 CT 图像

术后即刻 CT 示:消融区域密度明显减低,穿刺点皮下见少量血肿(图 4-4-9C)。患者突然出现血压出现进行性下降,最低达 91/52mmHg,随扩大 CT 扫描范围示:右侧胸腔内见大量积液,考虑胸腔出血可能(图 4-4-10)。立即将患者体位改为仰卧位,并开通两条静脉补液通道,予扩容、止血等对症治疗,再次 CT 扫描示:右侧胸腔大量积液,较前增多(图 4-4-11)。经过上述对保守症治疗后,患者生命体征平稳,血压恢复至 107/76mmHg,心率维持在 90 次 /min。15min 及 30min 后再次行 CT 扫描均未见右侧胸腔内积血增加(图 4-4-12)。术后继续予扩容、止血、护肝、抗感染等对症支持治疗；并行右侧胸腔穿刺引流，引流出暗红色血性液体约300mL，术后第10天患者顺利出院。

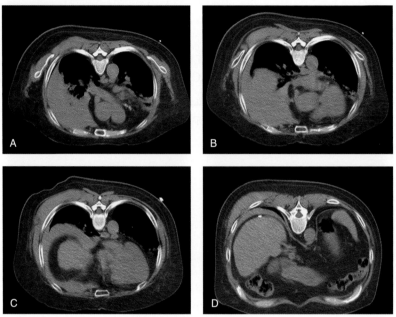

图 4-4-10　右侧胸腔出血
A~D. 不同层面右侧胸腔积血 CT 图（俯卧位）

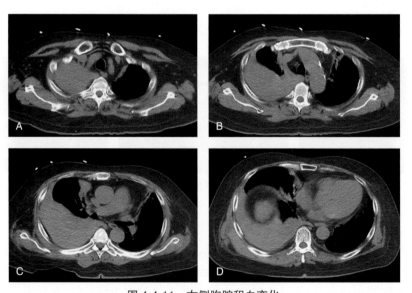

图 4-4-11　右侧胸腔积血变化
A~D. 不同层面右侧胸腔积血 CT 图（仰卧位）

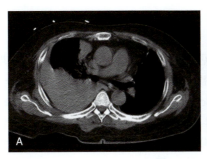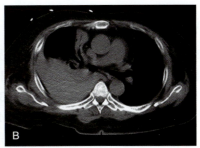

图 4-4-12　CT 复扫

A. 15min 后右侧胸腔积血图；B. 30min 后右侧胸腔积血图

【点评】

1. **本例患者出现血胸的原因**　仔细回顾患者消融治疗过程，射频电极进针点紧贴肋骨下缘，可能在穿刺过程中损伤肋间血管，拔针后出现胸腔出血。

2. **本例胸腔出血患者的治疗**　术后即刻发现少量血肿后立即予肌内注射白眉蛇毒血凝酶（邦亭）治疗。当 CT 扫描提示患者右侧胸腔出血后，立即将患者体位更换为仰卧位，使得胸腔内积血对穿刺点起到压迫止血作用，并立即开通两条静脉通道，快速扩容、内科止血治疗，患者血压逐渐恢复正常、生命体征平稳。留观 15min 及 30min 后再次扫描右侧胸腔出血未见增加，生命体征平稳，考虑内科保守治疗有效。患者返回病房后继续予内科止血治疗，并密切监测生命体征变化。

消融术后血胸患者一般治疗原则：如果胸腔积血较少，可先予内科保守治疗，严密观察患者生命体征及胸腔积血量的变化，待患者病情稳定后行胸腔穿刺引流；如胸腔大量积血，内科保守治疗无效，则应及时行血管栓塞或外科开胸止血。

病例 90　消融并发围手术期血胸

【简要病史】

患者男性，65 岁，2018 年 1 月无明显诱因出现右上腹部不适，行超声检查示：肝内低回声灶，考虑肝癌。2018-3-22 行上腹部 CT：肝 S4 下缘肿块，诊断为原发性肝癌。2018 年 3 月到 11 月间对肝 S4 病灶行 1 次 TACE 联合 2 次微波消融治疗。2018-12-25 复查上腹部 MRI 示肝内出现新发病灶。

【诊断】

原发性肝癌综合治疗后复发

【治疗方案】

肝肿瘤微波消融治疗

【治疗过程及随访】

2018-12-25 上腹部 MRI 示：肝 S6、S8 各新见一结节，直径分别为 1.7cm、0.8cm，增强扫描环形强化，考虑活性病灶（图 4-4-13）。入院完善相关检查，Child-Pugh 分级 A 级（5 分）、PS 评分 0 分。患者肝内出现 2 个新发病灶，直径均小于 3cm，考虑行消融治疗。2018-12-28 分别对肝 S6、S8 病灶行微波消融 50W/6min、50W/5min（图 4-4-14），术后即刻 CT 扫描示消融区域密度明显降低，右侧胸腔见少量积液，当时考虑反应性胸腔积液。术中患者生命体征平稳，无明显不适。

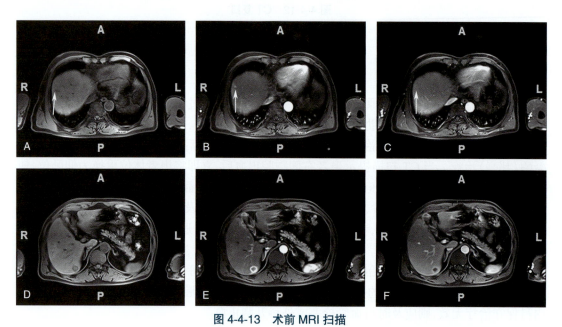

图 4-4-13　术前 MRI 扫描

A. 肝 S8 病灶 T_1WI 平扫图像；B. 肝 S8 病灶 T_1WI 动脉期图像；C. 肝 S8 病灶 T_1WI 门静脉期图像；D. 肝 S6 病灶 T_1WI 平扫图像；E. 肝 S6 病灶 T_1WI 动脉期图像；F. 肝 S6 病灶 T_1WI 门静脉期图像

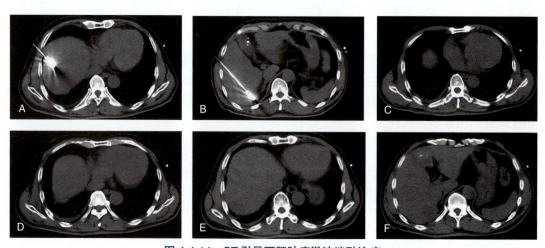

图 4-4-14　CT 引导下肝肿瘤微波消融治疗

A、B. 术中布针图；C、D. 术后即刻 CT 图像；E、F. 右侧胸腔少量积液消融术后第一天患者诉头晕、乏力,伴有明显胸闷、气促。体格检查示:患侧胸廓稍饱满,叩诊呈实音,右侧呼吸音偏低。实验室检查示:患者血红蛋白较前下降(107.0g/L 降至97.0g/L)。考虑消融术后右侧胸腔出血可能性大。行急诊 CT 示:右侧胸腔大量积液,邻近肺组织受压不张,纵隔明显左偏;右侧胸腔积液内密度不均匀,可见不规则稍高密度影,考虑右侧胸腔积血可能(图 4-4-15),立即于 CT 引导下行右侧胸腔闭式引流术,术中抽吸出暗红色血性液体约 700mL。患者诉胸闷症状较前缓解,再次 CT 示:右侧胸腔积液较前减少,右肺较前复张(图 4-4-16)。术后继续予止血、扩容、抗感染及护肝等对症处理。密切观察患者胸腔引流量,动态监测血常规变化,判断是否存在活性出血。

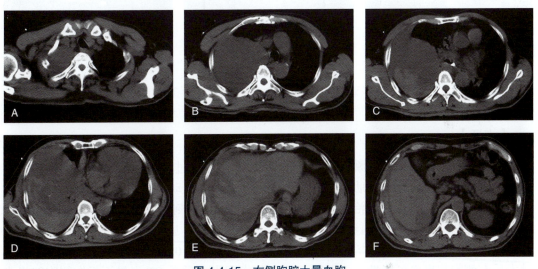

图 4-4-15　右侧胸腔大量血胸

A~F.不同层面右侧胸腔积血图像

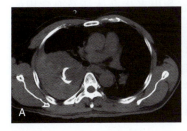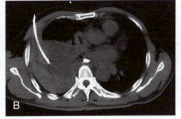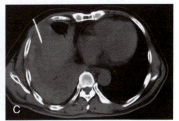

图 4-4-16　右侧胸腔闭式引流术

A~C.右侧胸腔闭式引流图

消融术后第二天患者诉头晕、胸闷症状较昨日好转,生命体征平稳;实验室检查示血红蛋白维持稳定(91.0g/L),未明显下降。术后第三天患者右侧胸腔引流液明显减少,24h 引流出 30mL 淡黄色液体,查血常规示血红蛋白维持稳定(88g/L),遂拔除右侧胸腔引流管。继续予护肝、止血、抗感染、营养支持等对症处理 3 天后,患者顺利出院。术后 2 个月复查上腹部MRI 示:肝 S6、S8 新见片状异常信号灶,大小约 2.1cm×4.1cm、2.2cm×3.0cm,增强扫描未见强化,考虑消融术后改变,未见活性残留。右侧胸腔内仍可见少量积液(图 4-4-17)。

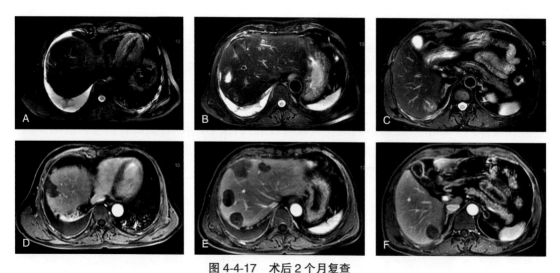

图 4-4-17   术后 2 个月复查

A~C. 消融灶不同层面 T_2WI 图像；D~F. 消融灶不同层面 T_1WI 门静脉期图像

【点评】

1. **本例患者出现血胸的原因**   仔细回顾患者消融治疗过程，微波天线进针时紧贴肋骨下缘，可能在穿刺过程中损伤肋间小血管，拔针后出现慢性活动性胸腔出血。

2. **本例胸腔出血患者的治疗**   患者肝肿瘤消融术后即刻 CT 扫描未见明显胸腔出血；术后 1 天出现头晕、乏力，伴有明显胸闷、气促。体格检查示：患侧胸廓稍饱满，叩诊呈实音，右侧呼吸音偏低。实验室检查示：患者血红蛋白较前下降（107.0g/L 降至 97.0g/L）。考虑消融术后右侧胸腔出血可能性。立即行 CT 扫描，发现出血后在 CT 引导下行右侧胸腔闭式引流，置管持续引流后患者症状明显缓解。同时加强内科止血治疗，并开通双静脉通道予扩容、抗感染等对症治疗。术后密切监测患者血常规的变化。予上述治疗 3 天后患者顺利出院。消融术后应该警惕慢性活动性出血的发生，术后应该监测患者生命体征及血常规的变化。

3. **消融术血胸的预防**   ①术中必要时进行增强 CT 扫描，进针点及穿刺路径注意避开胸廓内动静脉、锁骨下动静脉及肋间动静脉；②前两者走行有相对固定位置，较容易识别，而肋间血管走行变异较大，增强薄层 CT 有助于识别肋间血管；③对于前胸壁或者侧胸壁入路，尽量选择肋骨上缘进针，可有效避免损伤肋间血管。详细询问患者病史，术前停用抗血小板、抗凝以及抗血管生成药物。

第五节   气胸

气胸一般为同平面经肺穿刺消融肝顶部（S4、S7、S8）病灶时可能出现的并发症。在超声引导下消融的医生会采用斜行穿刺或者人工胸水的方法避免气胸并发症的发生，在 CT 引导下消融对于靠近膈顶的病灶，常规进针路径可选择斜形穿刺或经肺穿刺病灶。斜形穿刺可避免经过肺组织,但穿刺难度大,往往导致多次穿刺而增加出血等并发症风险。经肺穿刺虽然可能因为肺组织的损伤而造成气胸,但多数是少量气胸,静卧及吸氧多会自行吸收;对于大量气胸或者患者有严重胸闷不适的患者,可术中或者术后行穿刺置管引流,同样可达到立竿见影的效果。对于肝脏病灶消融而引起的气胸,多为少量气胸(肺组织压缩<15%),患者没有明显不适反应,也不会影响术后的常规处理和延长住院时间。而位于肝顶部的病灶可以经肺穿刺病灶所带来的穿刺“便利性”,远大于引起相关肺部并发症的影响。

病例 91　消融术后少量气胸的处理

【简要病史】

患者男性,72 岁,2011-8-3 体检发现肝 S4 占位,考虑原发性肝癌(BCLC 分期 A 期,CNLC 分期 Ⅰa 期)。2011-8-17 行肝肿瘤切除术,术后病理:中分化肝细胞癌。术后患者定期于门诊复查。2012 年 9 月至 2017 年 10 月间肝癌多次出现复发,患者先后接受 3 程TACE、7 次肝肿瘤消融治疗,后疾病控制良好。2018-4-2 复查 MRI 肝 S4 再次出现肿瘤复发灶。既往史:慢性乙型病毒性肝炎 20 余年。

【诊断】

原发性肝癌综合治疗后复发

【治疗方案】

肝肿瘤微波消融治疗

【治疗过程及随访】

2018-4-2 上腹部 MRI 示:肝 S4 新见一结节,边界清晰,大小约 1.9cm×1.5cm,T_2WI 呈高信号,T_1WI 呈低信号,增强扫描不均匀强化,门静脉期及平衡期强化减退,考虑肿瘤活性灶(图 4-5-1)。入院完善相关检查,Child-Pugh 分级 A 级(5 分),PS 评分 0 分。患者肝内出现单发复发病灶,且最大径<3cm,拟行肝肿瘤微波治疗。2018-4-18 对肝内新发病灶行微波消融治疗(图 4-5-2),患者肝脏较小术中穿刺肝 S4 肿瘤时穿刺路径经过部分肺组织。穿刺到位后行微波消融 60W/8min,术中患者生命体征平稳,患者未诉明显不适。

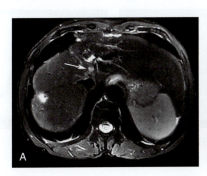
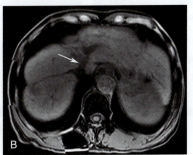

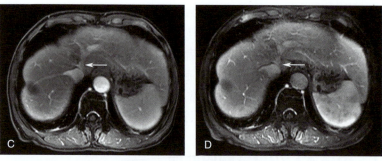

图 4-5-1 术前 MRI 检查

A. T₂WI 图像；B. T₁WI 平扫图像；C. T₁WI 动脉期图像；D. T₁WI 门静脉期图像

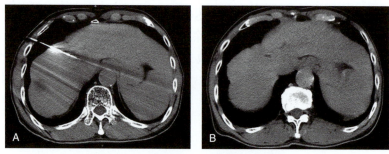

图 4-5-2 CT 引导下肝肿瘤微波消融治疗

A. 术中布针图；B. 术后即刻 CT 图像

术后即刻 CT 扫描见消融区域密度明显减低,右侧胸腔少量气胸(图 4-5-3),但患者诉明显胸闷不适。立即于 CT 引导下行右侧胸腔闭式引流术(图 4-5-4),引流出气体约 350mL；5min 后再次扫描右侧气胸明显减少(图 4-5-5)。

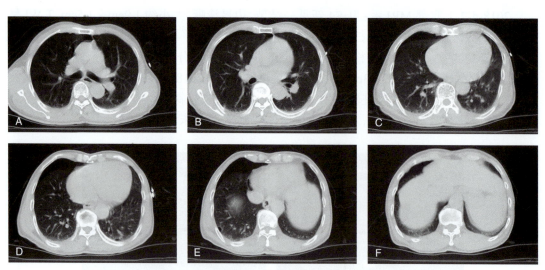

图 4-5-3 右侧少量气胸

A~F. 不同层面右侧气胸 CT 图像

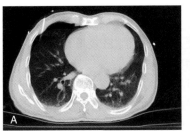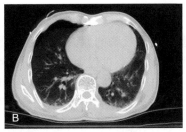

图 4-5-4　右侧胸腔闭式引流术

A、B. 右侧胸腔闭式引流图

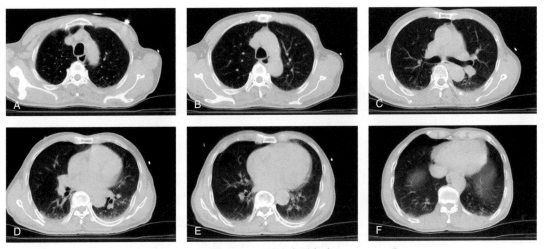

图 4-5-5　引流术后复查

A~F. 不同层面右侧气胸 CT 图像

　　术后予低流量吸氧、止痛、护肝等对症支持治疗；持续引流 6h,引流瓶内均未见气体引出,遂拔除右侧胸腔引流管。术后第一天复查胸部平片示右侧胸腔未见气胸(图 4-5-6),患者顺利康复出院。

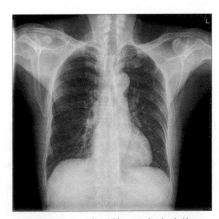

图 4-5-6　术后第一天复查胸片

【点评】

1. **本例患者出现气胸的原因**　患者有严重慢性乙型肝炎肝硬化,肝脏明显缩小,穿刺肝 S4 肿瘤经肺穿刺,穿刺过程中损伤部分肺组织形成气胸。

2. **本例患者出现气胸后的处理**　术后即刻 CT 扫描见右侧胸腔少量气胸,但是患者出现明显胸闷,立即行胸腔闭式引流术,引流出气体约 350mL 后,患者诉症状明显改善。消融术后出现少量气胸的患者,若无明显不适、血氧饱和度正常,可不予处理,密切观察患者病情变化;对于出现胸闷、气促等胸部不适或者患者血氧饱和度下降者,应尽早行气胸穿刺抽吸或者引流术。

3. **消融术后气胸的预防**　对于肝肿瘤位置较高、所在肝脏体积较小的患者行消融治疗时,可以改用斜行穿刺路径,避免经肺组织穿刺造成肺组织的损伤;或者尽量缩短经肺穿刺长度,调针时针尖不要退出肝实质;必要时可以采用人工腹水或者人工胸水技术辅助,减少消融术后气胸的发生。

病例 92　消融术后中量气胸的处理

【简要病史】

患者男性,58 岁,2018-3-1 行 B 超发现肝占位伴 AFP 明显升高,考虑肝癌可能。2018-3-29 上腹部 CT 示:肝内多发结节,诊断为原发性肝癌(BCLC 分期 B 期,CNLC 分期Ⅱa 期)。2018-5-11 行 TACE 治疗[表柔比星 50mg、氟尿苷(FUDR)500mg、碘化油 5mL],2018-6-27 行肝肿瘤微波消融治疗后肿瘤完全灭活,后患者定期返院复查。2019-6-21 复查上腹部 MRI 提示肿瘤复发,后患者分别于 2019-7-22、2019-10-14 行两次肝肿瘤微波消融治疗。2019-11-22 复查上腹部 MRI 示肝内再次出现新发结节。既往史:慢性乙型病毒性肝炎 15 年。

【诊断】

原发性肝癌综合治疗后复发

【治疗方案】

肝肿瘤微波消融治疗

【治疗过程及随访】

2019-11-22 上腹部 MRI 示:肝内见多个新发结节(4 个),较大者约 0.6cm×1.3cm,增强扫描不均匀强化,门静脉期及平衡期强化减退,考虑肿瘤活性灶(图 4-5-7)。入院完善相关检查,Child-Pugh 分级 A 级(5 分),PS 评分 0 分。目前患者肝内出现多个新发病灶(4 个),最大病灶小于 3cm,拟分步行肿瘤消融治疗。2019-12-16 对肝内 S7 病灶行微波消融治疗(图 4-5-8),肝 S7 病灶位置较高,穿刺经过部分肺组织,穿刺针到位后以参数 50W/5min、60W/5min 分别行微波消融。术中生命体征平稳,患者未诉明显不适。

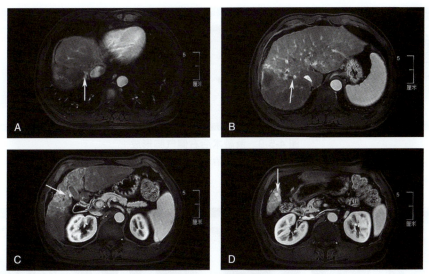

图4-5-7　术前MRI检查

A~D.肝内病灶 T_1WI 增强扫描图像

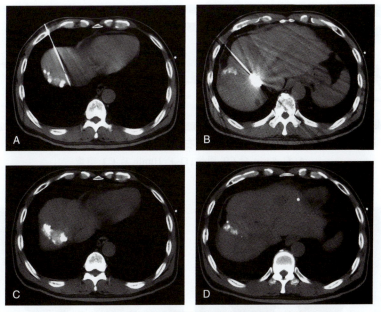

图4-5-8　CT引导下肝S7肿瘤微波消融治疗

A、B.术中布针图;C、D.术后即刻CT图像

　　术后即刻CT扫描见右侧胸腔中量气胸(图4-5-9),留观5min、10min后再次行CT扫描示右侧胸腔内气胸量逐渐增加(图4-5-10)。患者出现胸闷症状,立即在CT引导下右侧胸腔穿刺置入引流管(图4-5-11),回抽通畅后连接引流瓶,引流出气体约600mL。CT复扫示右侧胸膜下气体已经完全引出,气胸消失,遂夹闭引流管。夹闭引流管10min后再次CT扫描示:右侧胸腔内未见气胸。

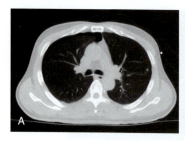
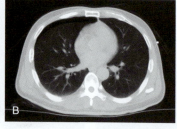

图 4-5-9 消融术后右侧气胸形成

A~C. 不同层面右侧气胸 CT 图像

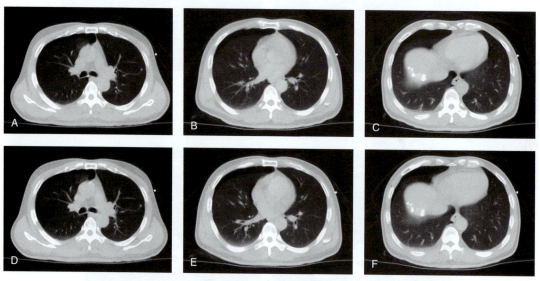

图 4-5-10 右侧气胸变化

A~C. 5min 后 CT 图像;D~F. 10min 后 CT 图像

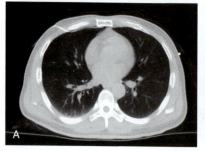
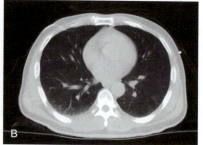

图 4-5-11 CT 引导下右侧胸腔闭式引流术

A、B. 右侧胸腔闭式引流图

　　术后予低流量吸氧、止痛、护肝等对症支持治疗。术后第二天复查胸部平片示右侧胸腔少量气胸,气胸量<5%(图 4-5-12),患者无明显不适,拔除引流管后患者顺利出院。术后 1 个月复查上腹部 MRI 消融区未见明确肿瘤活性(图 4-5-13)。

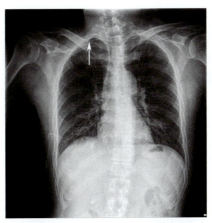

图 4-5-12　术后第一天复查胸片

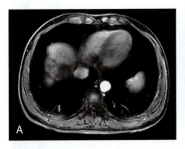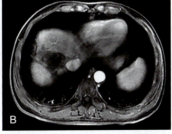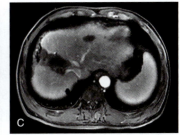

图 4-5-13　术后 1 个月复查

A~C. 消融灶不同层面 MRI 图像

【点评】

1. **本例患者出现气胸的原因**　肝 S7 两个小病灶位置较高,穿刺路径均需经过部分肺组织;而且由于病灶较小,术中经过多次调针后才到达目标位置,多次穿刺损伤部分肺组织从而引发气胸。

2. **本例气胸患者的处理**　术后即刻 CT 扫描示右侧胸腔中量气胸,同时患者出现明显胸闷,立即于 CT 引导下行右侧胸腔闭式引流术,术中引流出约 600mL 气体,患者诉胸闷症状明显缓解。待引流瓶中无气体引出后将引流管夹闭,术后第一天复查胸片观察右侧气胸量的变化,胸片提示右侧仍有少量气胸(<5%),患者无明显不适,予拔除胸腔引流管。

3. **本例患者气胸的预防**　对于肝肿瘤位置较高的患者行消融治疗时,可以改用斜行穿刺路径,避免穿刺造成肺组织的损伤;或者尽量缩短经肺穿刺长度,减少调针次数、调针时针尖不要退出肝实质;必要时可以采用人工腹水或者人工胸水技术辅助,减少消融术后气胸的发生。

病例 93　消融术后气胸的处理

【简要病史】

患者男性,75 岁,2015 年 1 月因腹痛查因就诊,诊断为原发性肝癌破裂出血,急诊行肝癌切除术,病理示低分化肝细胞癌,术后定期复查。2015 年 9 月肝内肿瘤出现复发,于 2015 年 10 月至 2017 年 5 月多次行肝肿瘤微波消融治疗,肝肿瘤控制良好。2017-6-16 上腹部 MRI 复查示肝消融灶边缘见肿瘤复发。既往史:慢性乙型病毒性肝炎 40 余年,未予治疗。高血压(2 级,中危组),控制良好。吸烟 50 余年。

【诊断】

原发性肝癌综合治疗后复发

【治疗方案】

肝肿瘤微波消融治疗

【治疗过程及随访】

2017-6-16 上腹部 MRI 示:肝内多发异常信号灶,边界欠清,部分融合,最大者位于 S5/6,大小约 6.8cm×8.7cm,病灶内部增强扫描未见强化,考虑消融术后改变;其边缘见多发结节,增强扫描动脉期明显强化,门静脉及平衡期强化减退,考虑活性灶(图 4-5-14)。入院完善相关检查,Child-Pugh 分级 A 级(6 分),PS 评分 1 分。2017-7-3 对肝内残留病灶行微波消融治疗(图 4-5-15),由于肝 S7 病灶位置较高,穿刺经过部分肺组织,而且患者年龄较大无法良好控制呼吸,术中多次调针。第二次调针时右侧胸腔出现少量气胸(图 4-5-15)。患者一般状态良好,生命体征平稳,无明显不适;5min 后再次扫描未见气胸量增加,决定继续行手术治疗。经过三次调针后消融针到达目标位置,并行微波消融 60W/5min,穿刺及消融过程中右侧气胸量一直保持稳定,未见增加(图 4-5-15)。

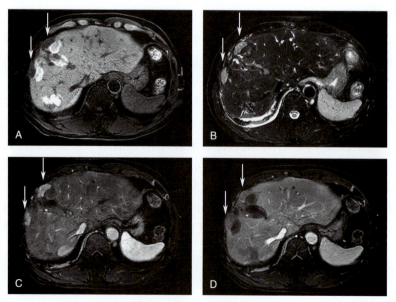

图 4-5-14　术前 MRI 检查

A. T_1WI 图像;B. T_2WI 平扫图像;C. T_1WI 动脉期图像;D. T_1WI 门静脉期图像

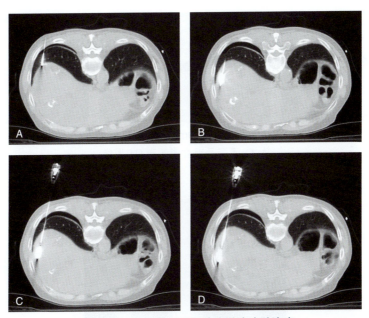

图 4-5-15　CT 引导下肝肿瘤微波消融治疗

A、B. 术中扫描发现气胸；C. 5min 后再次 CT 扫描图像；D. 布针到位后 CT 图像

　　术后即刻 CT 扫描示消融灶密度明显减低，右侧胸腔气胸量较前稍增多（图 4-5-16）。10min 后 CT 复查示右侧胸腔气胸量较前未见明显变化（图 4-5-17）。患者生命体征平稳，无明显胸闷、胸痛等不适，患者右侧胸腔少量气胸、无明显不适、血氧饱和度保持稳定，未给予气胸穿刺抽吸或者引流治疗。术后予心电血氧监测、低流量给氧，并予护肝、制酸等对症支持治疗。术后第一天复查胸片右侧气胸已经吸收（图 4-5-18），继续对症治疗 2 天后患者顺利出院。

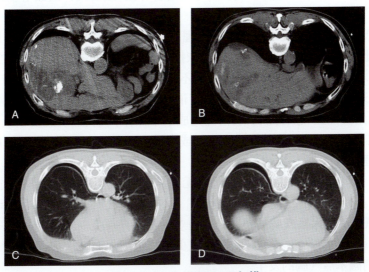

图 4-5-16　术后即刻 CT 扫描

A、B. 术后即刻 CT 图像；C、D. 术后即刻 CT 图像（肺窗）

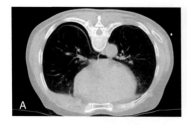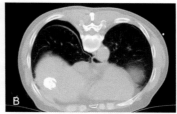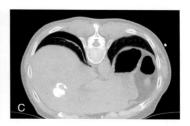

图 4-5-17   10min 后 CT 扫描

A~C. 不同层面右侧气胸 CT 图像

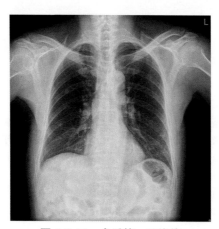

图 4-5-18   术后第一天胸片

【点评】

1. **本例患者出现气胸的原因**   病灶位置较高,俯卧位经肺穿刺;加之老年患者、长期吸烟史、肺功能较差,消融治疗过程中无法良好的配合呼吸,致使调针次数增多,穿刺过程中损伤肺组织引发气胸。

2. **本例患者消融术中及术后气胸的处理**   穿刺进针后第一次 CT 扫描即发现右侧出现少量气胸,此时是否要终止手术治疗应该依据出现气胸量的多少以及气胸变化情况而定。如果不影响手术操作、患者生命体征平稳、无不适症状,可继续行消融治疗,待手术结束后再对气胸进行处理;否则,应先处理气胸后再行消融治疗。气胸进展缓慢者可置管引流,边抽气边观察消融天线位置、患者症状,视情况完成手术操作;气胸进展速度快且置管引流无法有效减少胸腔内气体量、患者症状不能缓解或者消融天线出现移位等,要及时终止手术治疗,并积极处理气胸,择期行消融治疗。

本例患者穿刺时出现少量气胸,但患者无明显不适,而且气胸量保持稳定,遂决定继续完成手术治疗。

3. **本例患者消融术后气胸的预防**   术前对患者进行呼吸训练,尽量在平静呼吸下进行穿刺;尽量缩短肺组织中的穿刺路径,同时减少在肺组织内调针次数,调针时针尽量不退出肝脏,以降低消融术后气胸的发生。

【总结】

1. **肝肿瘤消融治疗术中出现气胸的原因**　发生气胸的高危因素可以分为患者相关因素（年龄、性别、肺气肿等）、肝肿瘤相关因素（肿瘤大小、数目、位置等）及消融相关因素（患者体位、穿过肺组织长度、穿刺次数及消融时间等）。一般认为老年、男性、伴有肺气肿和慢性阻塞性肺疾病、肿瘤较小（直径小于 1.5cm）、穿刺技术不熟练、反复穿刺、多次穿过胸膜、多个病灶同次消融是发生气胸的危险因素。

2. **肝肿瘤消融术后气胸的治疗**　如有少量气胸且呼吸较平稳者可待其自行吸收，如肺压缩超过 30% 或呼吸困难明显者应立即给予胸腔闭式引流。同时应该注意迟发性气胸的发生。对于出现气胸合并严重皮下气肿或纵隔气肿的患者，在处理气胸的同时可在皮下气肿部位多点切开皮肤排气；对于纵隔气肿影响呼吸循环者，可于胸骨上窝做横切口，充分游离纤维组织，使气肿自创口排出；随着气胸的好转皮下气肿或者纵隔气肿会逐渐好转。术后密切观察患者病情变化，24h 后复查胸片或者胸部 CT。

3. **肝肿瘤消融术后气胸的预防**　消融治疗时可以采用以下手段降低气胸的发生：对患者进行呼吸训练，尽量在平静呼吸下进行穿刺；尽量缩短肺组织中的穿刺路径或者避免穿刺肺组织，尽量避免穿过肺大疱；穿刺时减少在肺组织内调针次数，调针时针尽量不退出肝脏；必要时通过腹腔镜辅助途径或采用人工胸水等手段协助完成。

第六节　胆道损伤

肝脏肿瘤消融术后胆道损伤的表现主要包括胆道出血、黄疸、胆道感染（胆汁瘤形成）等。虽然发生概率非常低，但一旦发生往往是非常危急的严重并发症。本章第四节对出血的预防原则已经详细叙述。对消融中产生的胆道相关并发症的预防和处理，需要注意胆道的直接穿刺损伤和胆道相关感染的预防和处理。

病例 94　消融导致胆道出血的处理

【简要病史】

患者男性，22 岁，2015 年 1 月无明显诱因出现上腹部间歇性钝痛，遂行上腹部 CT 示：肝 S1 肿物，考虑原发性肝癌（BCLC 分期 A 期，CNLC 分期 Ⅰb 期）。于肝胆外科就诊，考虑到患者肝 S1 肿物位置深在，与周围血管关系密切，无法行手术切除，建议行介入治疗。后患者于 2015-1-28 行 TACE 治疗。2015-3-16 复查上腹部 CT 示：肝 S1 肿块内少量碘化油沉积，栓塞效果不满意。既往史：慢性乙型病毒性肝炎 10 余年，未予治疗。

【诊断】

原发性肝癌介入术后

【治疗方案】

肝肿瘤微波消融治疗

【治疗过程及随访】

2015-1-19 上腹部 CT 示:肝 S1 见一类圆形低密度灶,大小为 4.7cm×6.1cm,其内密度欠均匀,可见散在分布的斑片状高密度影,增强扫描不均匀强化,门静脉期及平衡期强化减退,原发性肝癌介入术后改变,肿块内仍有大量活性残留(图 4-6-1);患者 TACE 术后肝 S1 肿物内碘化油沉积不满意。入院完善相关检查,Child-Pugh 分级 A 级(6 分),PS 评分 0 分。TACE 治疗后碘化油沉积不理想,可重点针对肿瘤内碘化油缺失区行消融治疗,进一步灭活肿瘤。2015-6-10 对肝 S1 病灶行 CT 引导下多位点叠加消融治疗,共计 4 位点,每个位点均行微波消融 60W/10min(图 4-6-2),术中患者生命体征平稳(血压:124/74mmHg,脉率 72 次 /min,呼吸频率 20 次 /min),患者无明显不适。

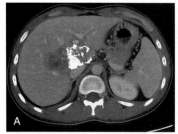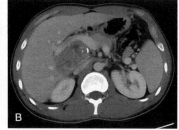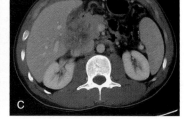

图 4-6-1　术前 CT 检查

A~C.肝 S1 病灶不同层面 CT 图像

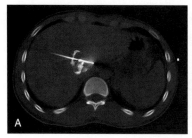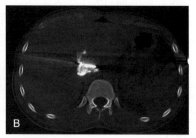

图 4-6-2　CT 引导下肝 S1 肿物微波消融治疗

A、B.术中布针图

术后即刻 CT 扫描示:消融灶密度明显减低,考虑消融术后改变;胆囊内新见液 - 液平面,下方为高密度(图 4-6-3),考虑胆道出血流入胆囊可能(图 4-6-3)。立即予白眉蛇毒凝血酶(邦亭)2KU 肌内注射,5min 后再次行 CT 扫描胆囊内高密度影未见明显增加(图 4-6-4)。继续观察 20min,患者生命体征平稳,未诉明显不适,顺利返回病房。术后予止血、抗感染及制酸等对症支持治疗。

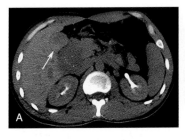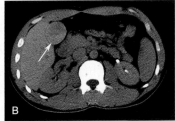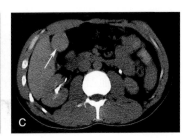

图 4-6-3　胆道出血
A~C.不同层面胆囊积血 CT 图像

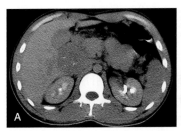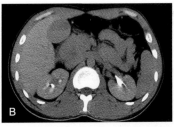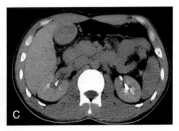

图 4-6-4　消融术后 5min 胆道出血未见增加
A~C.不同层面胆囊积血 CT 图像

术后 2h,患者出现上腹部剧烈疼痛,伴呕吐咖啡色液体(约 100mL),查体:全腹腹肌紧张,右上腹压痛明显。急诊行 CT 扫描:胆囊内积血未见明显增加,肝包膜下未见积液(图 4-6-5)。患者生命体征平稳,继续予止血、抗感染、扩容等对症治疗 7 天后患者好转出院。

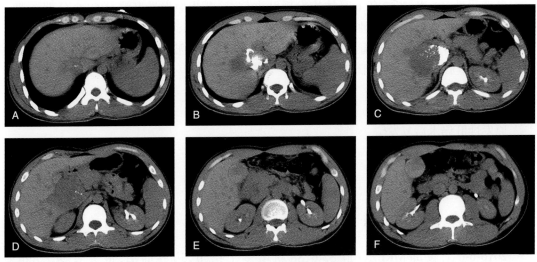

图 4-6-5　术后 2h 急诊 CT 检查
A~C.肝 S1 病灶不同层面 CT 图像;D~F.不同层面胆囊积血 CT 图像

【点评】

1. **本例患者出现胆道出血的原因**　对比患者术前及术后即刻 CT 扫描发现胆囊内新出

现液 - 液平面,下方为稍高密度影,考虑胆道出血;可能是因为微波天线穿刺或者消融过程中同时损伤了胆管及其伴行的肝动脉或者门静脉分支,造成血液顺着损伤的胆管流入胆囊内。

2. 胆道出血患者的治疗 本例患者术后即刻 CT 扫描发现胆囊积血后,立即予止血药物白眉蛇毒血凝酶(邦亭)治疗;并于手术室留观 20min,密切监测胆囊内出血的变化,确认出血未继续增加后返回病房,继续行内科止血、制酸、护肝、营养支持等对症治疗,密切监测患者生命体征的变化及血常规的变化。术后患者出现呕血时立即送急诊室行 CT 检查排除活动性出血可能,CT 扫描提示未见出血增多,患者生命体征平稳。继续予止血、抗感染、扩容等对症治疗 1 周后患者顺利出院。

胆道出血患者的治疗原则:出血量少,或者出血逐渐减少者应予积极内科止血、抗感染治疗;如果内科治疗效果不佳,或者反复多次出血、出血量较大者,可行介入手术治疗,有报道指出 TAE 治疗胆道出血的成功率高于 75%;如果介入治疗无法止血,尽早行外科手术止血治疗。

3. 胆道出血的预防 胆道出血占上消化道出血的 1.3%~5%;其中包括肝脏穿刺在内的医源性损伤,占所有原因引发胆道出血的 6%。因此在消融治疗过程中,尽量平行胆道进针,避开肝内胆管及其伴行的动静脉。对于邻近胆管的肿瘤,消融治疗时可于胆管内注冰盐水降低胆道的损伤。

病例 95 消融术后黄疸的处理

【简要病史】

患者男性,61 岁,2013 年 6 月体检发现肝占位,诊断为原发性肝癌(BCLC 分期 A 期,CNLC 分期 Ⅰa 期),行肝 S8 肿物切除术,病理示:肝细胞癌,术后定期复查。2014 年 4 月至 2015 年 11 月期间肝内肿瘤出现 3 次复发,均行肝肿瘤微波消融治疗,后患者病情稳定。2016-6-4 复查肝内肿瘤再次出现复发。

【诊断】

原发性肝癌术后复发

【治疗方案】

肝肿瘤微波消融治疗

【治疗过程及随访】

2016-6-6 上腹部 MRI 示:肝 S5/6、S8 新增多个结节,边界尚清,最大者约 2.7cm×3.9cm,增强扫描病灶呈不均匀强化,门静脉期及平衡期强化减退;考虑肝癌复发灶(图 4-6-6)。入院完善相关检查,Child-Pugh 分级 A 级(6 分),PS 评分 0 分。患者肝内出现 3 个复发灶,最大病灶直径小于 5cm,考虑行肝肿瘤消融治疗。2016-7-4 对肝内 3 个复发灶分别行微波消融(50W/10min、50W/10min 及 50W/10min)(图 4-6-7),术程顺利,患者无明显不适。术后 2 天患者顺利出院。

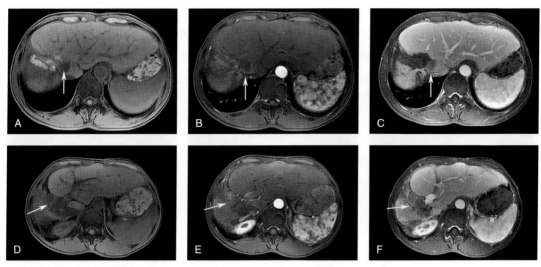

图 4-6-6　术前 MRI 检查
A. 肝 S8 病灶 T_1WI 平扫图像；B. 肝 S8 病灶 T_1WI 动脉期图像；C. 肝 S8 病灶 T_1WI 门静脉期图像；
D. 肝 S5/6 病灶 T_1WI 平扫图像；E. 肝 S5/6 病灶 T_1WI 动脉期图像；F. 肝 S5/6 病灶 T_1WI 门静脉期图像

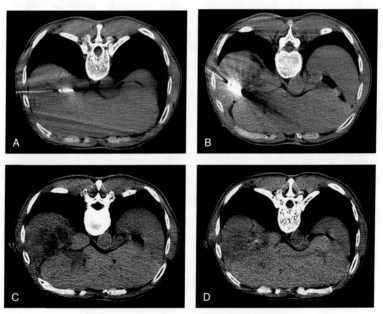

图 4-6-7　CT 引导下肝肿瘤微波消融治疗
A、B. 术中布针图；C、D. 术后即刻 CT 图像

　　出院后 4 天患者出现全身皮肤及巩膜轻度黄染，伴皮肤瘙痒，自行服用护肝药物治疗效果不佳，黄疸及瘙痒症状进行性加重。出院后 2 周因"全身黄疸查因"再次收入院；实验室检查示：WBC 5.54×10^9/L，RBC 5.00×10^{12}/L，PLT 135×10^9/L，总胆红素 267.8μmol/L，直接胆红素 206.5μmol/L，间接胆红素 61.3μmol/L，ALT 17.4U/L，AST 34.8U/L，考虑梗阻性黄疸可能。进一步行 CT 检查明确肝内胆管情况，上腹部 CT 示：肝内病灶呈消融术后改变，未见

活性残留,也未见明显肝内胆管扩张(图 4-6-8)。患者目前直接胆红素升高,考虑主要是由于消融术后消融灶及周围组织水肿压迫小胆管,小胆管引流不畅所致;肝内未见明显扩张胆管,暂无法行 PTCD 治疗。继续予多烯磷脂酰胆碱、门冬氨酸鸟氨酸、异甘草酸镁等护肝及腺苷蛋氨酸退黄等对症支持治疗。1 周后患者黄疸及皮肤瘙痒症状逐渐减轻,继续护肝治疗 2 个月后患者胆红素水平降至正常。

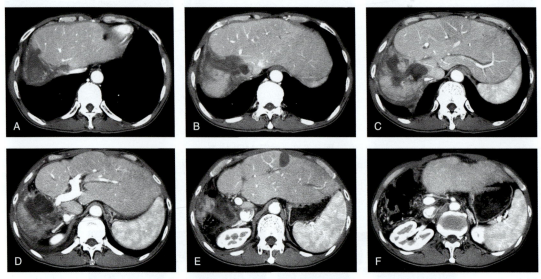

图 4-6-8 出院后 2 周复查 CT
A~F. 消融灶不同层面 CT 图像

【点评】

1. **本例患者出现黄疸的原因** 患者肿瘤邻近肝门部位,为了达到完全消融,消融时间长(总计 30min),长时间消融肝门部肿瘤容易造成胆道狭窄;再者消融后组织水肿压迫消融灶周围胆道,小胆管引流不畅,造成阻塞性黄疸。

2. **本例黄疸患者的治疗** 入院行上腹部 CT 检查未见肝内胆管明显扩张,考虑消融术后消融灶及周围组织水肿压迫小胆管,小胆管引流不畅所致。积极予护肝、退黄等对症支持治疗,并密切监测患者肝功能的变化。护肝治疗 2 个月后患者胆红素水平降至正常。

消融术后黄疸的治疗:尽早行肝脏 CT/MRI 检查,明确是否存在肝内胆管扩张;如果无肝内胆管扩张,可行内科护肝及退黄治疗,密切监测患者肝功能变化;对于出现肝内胆管扩张明显者,可行胆道引流或者胆道成形术。

病例 96 胆管旁肝癌微波消融后胆汁瘤形成

【简要病史】

患者男性,49 岁,2017 年 4 月体检发现 AFP 升高(1 948.44ng/mL),进一步行上腹部 MRI

示：肝 S5 段占位，倾向于恶性可能性大，诊断为肝恶性肿瘤；行右半肝切除术 + 胆囊切除，术后病理：符合块状型肝细胞癌。2017 年 7 月复查 AFP 176.9μg/L，上腹部 MRI：右残肝及左肝外侧段多发结节，考虑复发及转移，门静脉右支癌栓形成；多次行肝动脉化疗栓塞术、肝癌消融术及放射性粒子植入术。2018 年 4 月开始规律口服阿帕替尼，2020 年 1 月因严重手足综合征停药，改用索拉非尼治疗。2020 年 4 月查 AFP 148.0ng/mL，上腹部 MRI 示：肝癌术后复发综合治疗后改变，肝 S3 异常强化结节，考虑肝癌复发。

【诊断】

原发性肝癌综合治疗后复发

【治疗方案】

肝癌消融联合系统治疗

【治疗过程及随访】

2020-4-27 上腹部 MRI：肝 S3 包膜下结节灶，大小约 0.9cm × 1.2cm，呈稍长 T_1 稍长 T_2 信号影（图 4-6-9A、B），边界清楚，增强扫描后明显强化（图 4-6-9C~E）；冠状位显示病灶邻近左肝下极包膜（图 4-6-9F），考虑原发性肝癌复发。中年男性，原发性肝癌综合治疗后复发，经 MDT 讨论，行微波消融联合系统治疗。

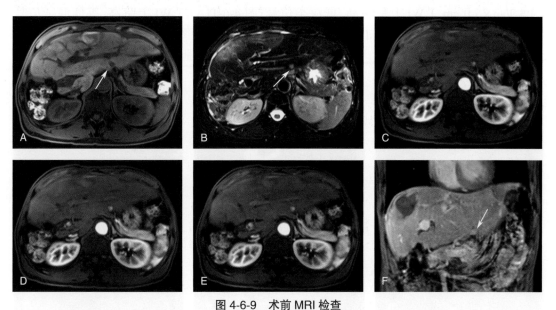

图 4-6-9　术前 MRI 检查

A. T_1WI 平扫图像；B. T_2WI 图像；C~E. T_1WI 动脉期图像；F. T_1WI 平衡期冠状位图像

2020-4-28 行 CT 引导下肝癌微波消融术，术中 CT 定位平扫示肝 S3 低密度病灶（图 4-6-10A），以 14G 微波消融天线于剑突下逐步进针达肝 S3 病灶（图 4-6-10B、C），设定功率 60W，有效消融时间 5.0min。术后扫描可见混杂密度消融灶覆盖原病灶，腹腔未见明显出血等并发症（图 4-6-10D）。

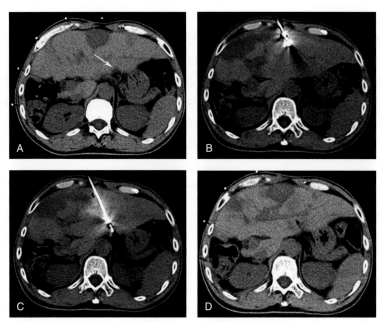

图 4-6-10 CT 引导下肝肿瘤微波消融治疗
A. 术前定位图;B、C. 术中布针图;D. 术后即刻 CT 图像

2020-6-12 术后 1 个月复查上腹部 MRI:肝 S3 消融区见一囊样异常信号影,大小约 3.9cm × 7.0 cm,T₁WI 上呈稍高、低混杂信号(图 4-6-11A),T₂WI 上呈高、等低混杂信号(图 4-6-11B),边界清楚,增强扫描后病灶周边呈薄环状强化(图 4-6-11C~F)。患者偶感上腹部闷胀不适,无发热、黄疸等。考虑肝 S3 复发灶微波消融后胆汁瘤形成,为减轻压迫症状,行胆汁瘤置管引流术。

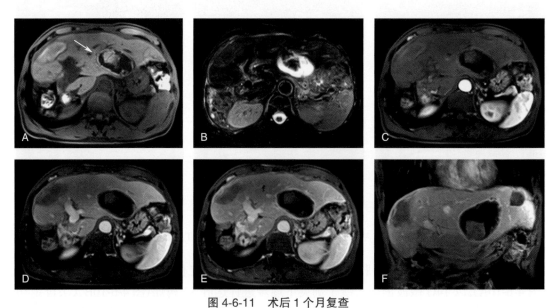

图 4-6-11 术后 1 个月复查
A. T₁WI 平扫图像;B. T₂WI 图像;C. T₁WI 动脉期图像;D. T₁WI 门静脉期图像;E. T₁WI 平衡期图像;
F. T₁WI 平衡期冠状位图像

2020-6-15 行 CT 引导下经皮穿刺左肝胆汁瘤置管引流术,术中 CT 定位扫描见肝 S3 段囊状低密度影(图 4-6-12A),以 18G 胆道穿刺针在 CT 引导下逐步进针达左肝胆汁瘤内(图 4-6-12B),回抽见胆汁样液体,以导丝导管交换技术置入 8F 引流管(图 4-6-12C),经引流管抽出 100mL 液体后病灶变小(图 4-6-12D),术后扫描,未见出血等并发症。穿刺液送检:总胆红素 167.8μmol/L,直接胆红素 121.3μmol/L,间接胆红素 46.5μmol/L。细菌及真菌培养鉴定 + 药敏均为阴性。持续胆汁引流量约 150~250mL/d,患者上腹部闷胀症状稍有好转。引流一周后,于 2020-6-23 暂予拔除引流管后出院。2020-10-15 术后 6 个月复查上腹部 MRI:肝 S3 病灶呈微波消融术后改变,未见明显强化,胆汁瘤吸收(图 4-6-13)。

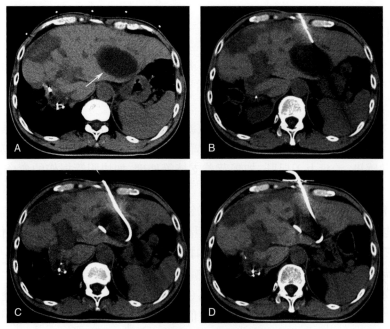

图 4-6-12　CT 引导下经皮穿刺左肝胆汁瘤引流术
A. 术前定位图;B~D. 经皮穿刺左肝胆汁瘤置管引流

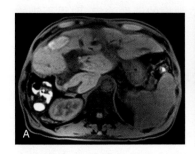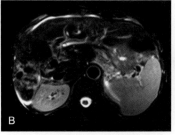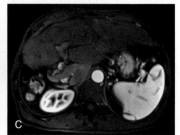

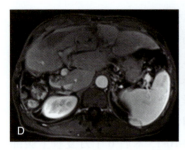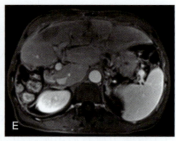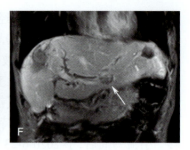

图 4-6-13　术后 6 月复查

A. T₁WI 平扫图像；B. T₂WI 图像；C. T₁WI 动脉期图像；D. T₁WI 门静脉期图像；E. T₁WI 平衡期图像；
F. T₁WI 平衡期冠状位图像

【点评】

1. **本病例消融术后胆汁瘤形成的原因**　肝 S3 复发灶位于左肝外叶脉管走行区后方，微波消融针道紧贴局部脉管系统，微波消融后导致局部邻近胆管热损伤伴局限性肝内胆瘘，局部胆汁聚积形成胆汁瘤。

2. **消融术后胆汁瘤的治疗**　本例患者微波消融术后胆汁瘤形成，伴有上腹部胀痛不适等压迫症状，无全身感染表现，行经皮胆汁瘤置管引流术，减轻压迫症状，同时送检病原学培养提示未合并感染，治疗上予保肝、加强营养支持等处理，加快胆管损伤的愈合，促进胆汁瘤消失。

3. **邻近胆管肝肿瘤消融的注意事项**　①邻近较大胆管肝肿瘤热消融时，需密切关注邻近较大胆管热损伤问题，理想情况下消融针距离大胆管 1cm 以上，减少胆管损伤；②消融前可先行胆管穿刺置管，热消融术中局部胆管内持续滴注冰盐水降温减轻胆管热损伤，可一定程度上降低局部大胆管损伤的风险；③可行热消融联合放射性粒子植入或无水酒精消融，兼顾治疗的有效性及安全性，减少肿瘤的残留；④能量消融治疗如不可逆电穿孔（纳米刀）不同于传统的物理消融技术，它利用高压（最大值为 3 000V）、高频脉冲（70~90μs）电流产生的电场，使细胞膜出现不可逆的纳米级别孔道，导致细胞内稳态失衡而导致细胞坏死或凋亡，理论上只破坏消融区域的细胞膜结构，对于非细胞膜结构的基质和框架结构几乎无影响，因此可以保持血管、胆道等架构的完整性，可在灭活高危部位肿瘤细胞的同时避免严重并发症的发生，目前已应用于第一肝门胆管旁肿瘤、胰腺等高危部位肿瘤的消融治疗，取得不错的疗效。

病例 97　肝转移瘤消融术后胆汁瘤形成的处理

【简要病史】

患者男性，35 岁，2008-5-10 因腹痛、便秘于当地医院行肠镜检查示结肠脾曲高度上皮内瘤变，2008-5-23 行左半结肠切除术，病理示：结肠癌，癌旁淋巴结 5/23（+），肠系膜淋巴结 1/13（+），盆腔腹膜癌结节 1 枚，肿瘤分期 T₄N₁M₁。2008 年 6 月至 12 月行 12 程 FOLFOX 方案化疗，后定期随访。2014-12-11 复查 PET/CT 发现脾脏转移瘤，于 2014-12-19 行脾脏转移瘤切除术。2015 年 1—3 月继续行爱必妥（西妥昔单抗）+FOLFOX 方案化疗 6 疗程。2015-11-9 复查示肝 S2、S8 转移瘤。

【诊断】

结肠癌术后肝转移（$T_4N_1M_1$ Ⅳ期）

【治疗方案】

肝转移瘤射频消融治疗

【治疗过程及随访】

2015-11-12 上腹部 MRI 示：肝 S2、S8 新发结节，直径分别为 1.8cm、0.8cm，增强扫描不均匀强化，考虑转移瘤（图 4-6-14）。入院完善相关检查，Child-Pugh 分级 A 级（6 分），PS 评分 0 分。患者目前肝内仅有 2 个活性病灶，且最大径小于 3cm，拟行肝肿瘤射频消融治疗。2015-11-13 于 CT 引导下对肝 S2、S8 转移瘤分别行消融治疗 15min、10min（图 4-6-15），手术过程顺利，患者无明显不适，术后 2 天患者顺利出院。

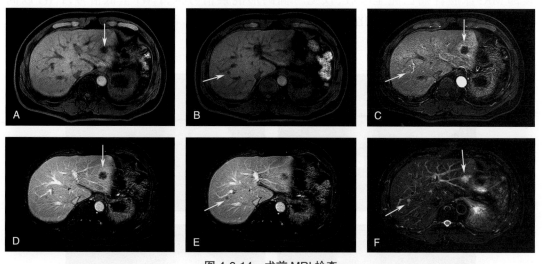

图 4-6-14 术前 MRI 检查

A、B. T_1WI 平扫图像；C. T_1WI 动脉期图像；D、E. T_1WI 门静脉期图像；F. T_2WI 图像

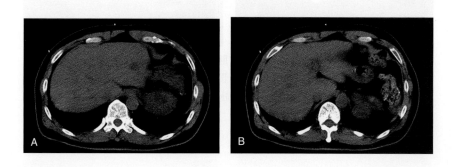

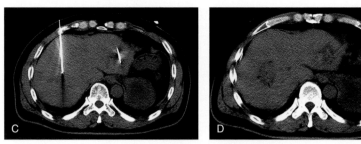

图 4-6-15 CT 引导下肝肿瘤射频消融治疗
A、B. 术前定位 CT 图像;C. 术中布针图;D. 术后即刻 CT 图像

2015-12-21 术后 1 个月复查,上腹部 MRI 示:肝 S8 见一类圆形囊性异常信号区,边界尚清,大小约 8.0cm×8.3cm,边界清晰,T_2WI 呈高信号,T_1WI 呈低信号,增强扫描各期未见强化,考虑消融术后胆汁瘤形成(图 4-6-16)。虽然患者无明显不适,但 CT 检查提示胆汁瘤外侧壁较薄,仅有少量肝组织包裹,破裂风险较高,与患者及其家属充分沟通后行超声引导下经皮肝穿胆汁瘤引流术,引流出咖啡色液体约 150mL。引流液病理:胆汁,未见癌细胞。术后予护肝、抗感染等对症治疗后患者顺利出院。2016-2-15 复查上腹部 MRI 原胆汁瘤已完全吸收,仅见一椭圆形混杂信号区,T_2WI 呈低信号,T_1WI 以高信号为主,增强扫描未见强化,考虑肝肿瘤消融术后改变,消融区域未见肿瘤活性残留(图 4-6-17)。

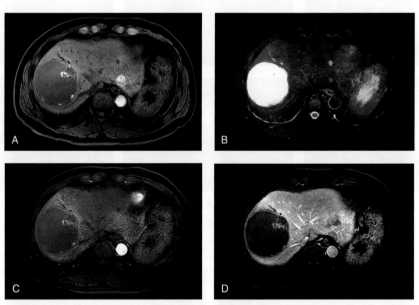

图 4-6-16 胆汁瘤形成
A. T_1WI 平扫图像;B. T_2WI 图像;C. T_1WI 动脉期图像;
D. T_1WI 门静脉期图像

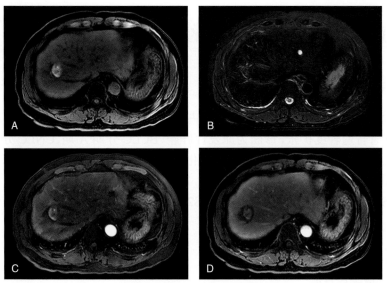

图 4-6-17 胆汁瘤完全吸收
A. T_1WI 平扫图像;B. T_2WI 图像;C. T_1WI 动脉期图像;D. T_1WI 门静脉期图像

【点评】

1. 患者出现胆汁瘤的原因 由于穿刺过程中损伤沿途胆管或高温长时间烧灼损伤周围小胆管,损伤的胆管纤维组织增生,引起近端胆管内胆汁淤积、漏出,胆管内压力增高或者破裂发生扩张形成胆汁瘤。

常见医源性胆汁瘤见于:肝胆手术中误伤胆管或者损伤/结扎肝动脉,ERCP 取石或者胆道支架植入、肝移植术后、肝癌介入治疗尤其是 TACE 治疗(发生率约 3.1%)及系统治疗。

2. 本例胆汁瘤患者的处理 一般认为无并发症或无症状的胆汁瘤无须特殊处理,但是本例患者胆汁瘤位置较高,而且在随访过程中逐渐增大,有破裂风险,遂于 CT 引导下行胆汁瘤穿刺引流术,术中引流出 300mL 胆汁,术后予护肝、抗感染、止血等对症支持治疗。术后 2 个月复查肝内胆汁瘤明显吸收。

消融术后胆汁瘤治疗的原则:对于无明显临床症状、且直径较小的单纯胆汁瘤,予内科抗感染、护肝、利胆等对症支持治疗。对于出现上腹部不适、黄疸、反复高热等症状的患者,可行经皮穿刺引流术 +/−ERCP 支架植入、PTCD,并注意护肝及抗感染治疗;若引流无效,及时行外科手术切除治疗。对于全肝脏多发性胆汁瘤且反复感染、无法行肝切除者,可考虑行肝移植治疗。

3. 消融术后胆汁瘤的预防 在消融治疗过程中,尽量平行于胆道进针,避开肝内胆管及其伴行的动静脉;对于邻近胆管的肿瘤,消融治疗时可于胆管内注水,必要时联合人工腹水等技术,降低胆道的损伤,从而预防消融术后胆汁瘤的发生。

病例 98 消融术后胆汁瘤形成的处理

【简要病史】

患者男性,40 岁,2016-3-18 体检发现肝占位,2016-3-21 行上腹部 CT 示:肝 S6 原发性肝癌,肝内胆管普遍轻度扩张;诊断为原发性肝癌(BCLC 分期 A 期,CNLC 分期 I a 期),于 2016-3-23 行肝癌切除术,术后病理提示中分化肝细胞癌。术后患者定期复查,2016-9-29 上腹部 CT 示肝内多发低密度结节,考虑复发。2016-11-2 行 TACE 治疗,2016-12-2 复查上腹部 CT 示肝 S7、S8 结节内见碘化油沉积,肝 S2、S3 及 S7 部分结节较前增大,其中较大者直径约 1.5cm。

【诊断】

原发性肝癌术后复发

【治疗方案】

TACE 联合微波消融治疗

【治疗过程及随访】

2016-12-2 上腹部 CT 示:肝 S2、S3 及 S7 部分结节较前增大,其中较大者直径约 1.5cm,考虑肿瘤活性灶(图 4-6-18);肝节段性胆管扩张(图 4-6-18)。入院完善相关检查,Child-Pugh 分级 A 级(5 分)、PS 评分 0 分。患者肝内多发病灶(4 个),最大病灶直径小于 3cm,拟先行 TACE,进一步明确肝内病灶数目,行栓塞治疗后再联合消融治疗。2016-12-7 行 TACE 治疗,术中造影明确肝内病灶数量与 CT 检查结果一致(图 4-6-19),术中超选择注入栓塞剂碘化油 8mL,化疗药物雷替曲塞 2mg、洛铂 30mg、吡柔比星 20mg。2016-12-12 对肝内 4 个病灶行微波消融治疗,其中肝 S8 行微波消融(60W/10min),术程顺利,术后 2 天患者顺利出院。

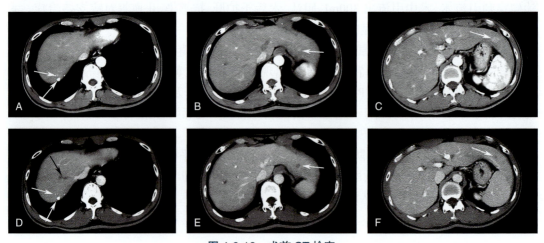

图 4-6-18 术前 CT 检查

A~C. 肝内病灶 CT 动脉期图像;D~F. 肝内病灶 CT 门静脉期图像

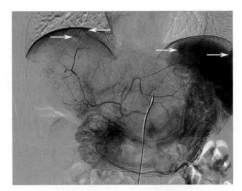

图 4-6-19 肝动脉造影图

术后 1 个月，患者出现上腹部持续性中度胀痛伴胸闷、纳差、轻度巩膜黄染，2017-1-16 复查上腹部 MRI 示：肝 S2、S8 见片状异常信号灶，大小约 2.5cm×6.1cm，增强扫描未见强化，考虑消融术后改变，未见肿瘤活性残留；膈下见一巨大囊肿，呈长 T_1、长 T_2 信号，大小约 7.4cm×10.8cm，增强扫描未见强化，考虑胆汁瘤形成。肝 S8 见节段性胆管扩张（图 4-6-20）。仔细阅片未发现有胆管直接与胆汁瘤相通，在积极利胆、护肝、退黄及抗感染治疗的同时，分别于 2017-1-20 及 2017-3-20 行 CT 引导下胆汁瘤穿刺引流术（图 4-6-21），术中分别抽出深褐色胶冻样胆汁约 260mL、105mL，并用甲硝唑冲洗瘤腔，术后患者腹痛及胸闷症状较前明显缓解。2017-6-21 复查上腹部 MRI 示：肝 S2、S8 见片状异常信号灶，增强扫描未见明显强化，考虑消融术后改变，未见肿瘤活性。右侧膈下胆汁瘤已经吸收，显示不清（图 4-6-22）。

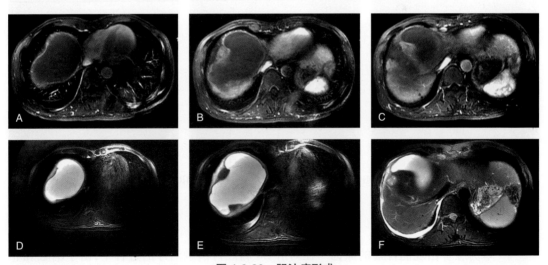

图 4-6-20 胆汁瘤形成

A~C. 胆汁瘤不同层面 T_1WI 动脉期图像；D~F. 胆汁瘤不同层面 T_2WI 图像

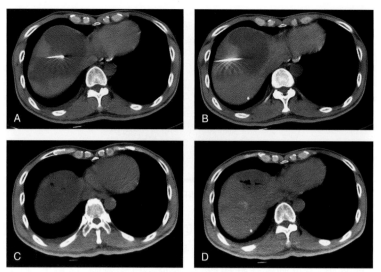

图 4-6-21 CT 引导下胆汁瘤穿刺引流术
A、B. 术中布针;C、D. 术后即刻 CT 图像

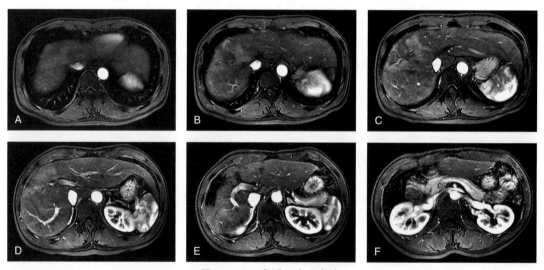

图 4-6-22 术后 5 个月复查
A~F. MRI 复查胆汁瘤引流术后不同层面 MRI 图像

【点评】

1. **本例患者出现胆汁瘤的原因** 在对肝 S8 病灶行消融治疗的过程中,由于消融灶邻近肝 S8 扩张胆管,造成了肝 S8 胆管的损伤,进而引发胆汁淤积,胆汁瘤形成。

2. **本例胆汁瘤患者的处理** 消融术后 1 个月患者出现了明显的上腹部不适、轻度巩膜黄染,复查上腹部 MRI 发现肝内胆汁瘤形成,并突出肝包膜,胆汁瘤破裂的风险较高。在充分利胆、护肝、退黄及抗感染的基础上,行胆汁瘤穿刺引流治疗,并向瘤腔内注入甲硝唑冲洗。引流术后患者诉上腹部不适症状明显减轻;引流术后 6 个月复查,胆汁瘤已经明显吸收。

胆汁瘤的基本治疗原则:对于无明显畏寒、发热等临床症状、巩膜皮肤无黄染或者轻度黄染、胆汁瘤体积较小者、胆总管无明显扩张、其下端无结石梗阻者,可予内科护肝、退黄、利胆及抗感染等保守治疗。对于保守治疗后效果不佳的患者,可同时行胆汁瘤穿刺引流术,保持引流管通畅,引流后囊腔逐渐缩小甚至消失,一般经过 7~10 天的充分引流后可以拔出引流管。如果引流不畅或者引流量不减少,对于有症状或反复合并感染者可考虑行手术治疗。

3. **消融胆汁瘤的预防**　在消融治疗过程中,尽量平行胆道进针,避开肝内胆管及其伴行的动门静脉;对于邻近胆管的肿瘤,消融治疗时可于胆管内注水,必要时联合人工腹水等技术,降低胆道的损伤,从而预防消融术后胆汁瘤的发生。

病例 99　消融术后胆汁瘤形成的处理

【简要病史】

患者女性,51 岁,2018-7-1 体检发现肝占位,2018-7-24 行上腹部 CT 示:肝 S4 占位,考虑原发性肝癌(BCLC 分期 B 期,CNLC 分期 Ⅱb 期)。穿刺活检示:符合低分化肝癌。于 2018-8-8 至 2019-5-31 间行 3 次 TACE 及 6 次肝肿瘤微波消融治疗。2019 年 6 月上腹部 MRI 示:肝内未见明确活性病灶,肝门区及主动脉旁多发肿大淋巴结,考虑转移。2019 年 7 月联用仑伐替尼 8mg 治疗。2019-8-2 复查上腹部 MRI 示肝 S8 见 2 个新发活性结节,直径分别为 0.4cm、1.2cm,肝门区及主动脉旁淋巴结部分较前缩小。既往史:慢性乙型病毒性肝炎 30 余年,未予治疗。

【诊断】

原发性肝癌综合治疗后复发

【治疗方案】

仑伐替尼联合肝肿瘤微波消融治疗

【治疗过程及随访】

2019-8-2 上腹部 MRI 示:肝 S8 见两结节,直径约 0.4cm、1.2cm,增强扫描不均匀强化,考虑活性灶(图 4-6-23A、B)。入院完善相关检查,Child-Pugh 分级 A 级(6 分),PS 评分 0 分。目前患者肝门区及腹主动脉旁淋巴结在服用仑伐替尼后持续缩小,肝内出现新发病灶,拟行肿瘤消融治疗。2018-8-9 对肝内复发病灶行微波消融治疗(图 4-6-24),术中将患者右侧稍垫高,选取最佳进针路径,对两病灶均行微波消融(50W/5min),术后即刻扫描见消融区域密度明显降低。手术过程顺利,患者无明显不适,术后 2 天患者顺利出院。

术后 2 个月,患者诉脐上方可触及一质软肿物,皮肤破溃处可见金黄色液体流出。上腹部 MRI 示:肝 S4/5/8 见不规则片状影,大小约 7.5cm×9.5cm,其内呈混杂信号,可见液液分层,增强扫描未见强化;其中肝 S4 混杂信号区突向腹壁外;考虑消融术后胆汁瘤形成(图 4-6-25)。肿物突出肝包膜、并突入腹部皮下,出现破裂的风险较高。2019-10-25 行胆汁瘤无水乙醇固化术(图 4-6-26),穿刺针到位后先引流出暗黄色胆汁约 100mL,再经穿刺针注入甲硝唑

100mL 对瘤腔进行冲洗,并向着瘤腔内注入无水乙醇后拔出穿刺针。2019-10-28 复查 CT,仍见胆汁瘤内大量胆汁淤积,遂行胆汁瘤置管引流术(图 4-6-26),在 CT 引导下经皮经肝穿刺于胆汁瘤腔内置入外引流管持续引流。术后予护肝、利胆及抗感染等对症支持治疗。

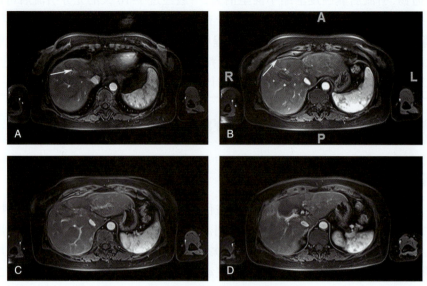

图 4-6-23 术前 MRI 检查
A~D. 肝 S8 结节 T_1WI 增强扫描图像

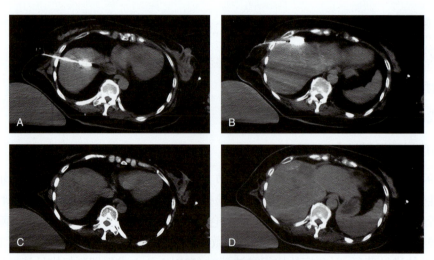

图 4-6-24 CT 引导下肝肿瘤微波消融治疗
A、B. 术中布针图;C、D. 术后即刻 CT 图像

后患者定期于门诊护理胆道引流管,引流术后前 2 周患者平均每日引流出暗黄色胆汁约 200mL,后逐渐减少。引流术后复查肝内胆汁瘤范围逐渐变小,引流术后 4 个月腹部皮下肿物完全消失(图 4-6-27);2020-9-26 末次复查上腹部 CT:肝 S4/5/8 胆汁瘤范围较前明显缩小,大小约 3.4cm×5.4cm,其内见引流管影(图 4-6-28)。

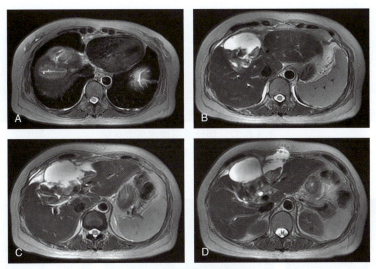

图 4-6-25　胆汁瘤形成
A~D. 胆汁瘤不同层面 MRI 图像

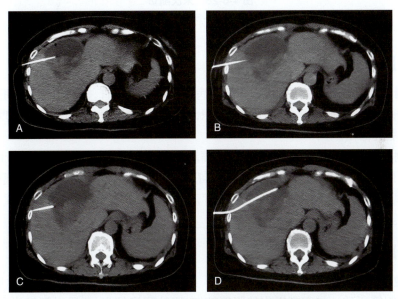

图 4-6-26　胆汁瘤无水乙醇固化术及置管引流术
A、B. 胆汁瘤无水乙醇固化术；C、D. 胆汁瘤经皮穿刺置管引流术

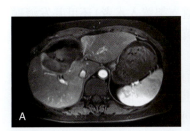
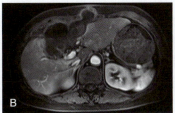
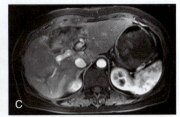

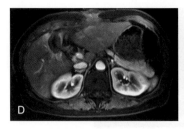 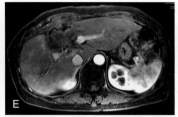 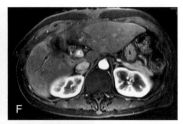

图 4-6-27　胆汁瘤引流术后变化图

A、B. 引流术后 2 个月;C、D. 引流术后 4 个月;E、F. 引流术后 8 个月

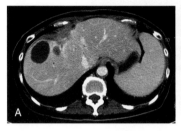 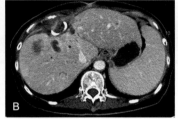 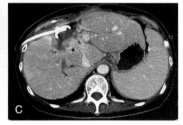

图 4-6-28　末次随访

A~C.胆汁瘤不同层面 CT 图像

【点评】

1. **本例患者出现胆汁瘤的原因**　肝 S8 病灶靠近肝内胆管,消融治疗损伤肝内胆管,造成胆汁淤积,形成胆汁瘤。随着胆汁不断累积,胆汁瘤突出肝脏,突向皮下并出现破溃,导致腹部皮肤有胆汁渗出。

2. **本例胆汁瘤患者的治疗**　确诊胆汁瘤后行胆汁瘤穿刺引流术,减轻胆汁瘤内压力,降低胆汁瘤破裂风险,用甲硝唑冲洗瘤腔后向腔内注入无水乙醇,充分固化瘤壁,减少胆汁分泌,积极利胆、护肝、抗感染等对症支持治疗。并行胆汁瘤置管持续引流,持续引流至胆汁瘤基本吸收。

【总结】

1. **消融术后胆汁瘤形成的原因及表现**　主要是由于穿刺过程中损伤沿途胆管或高温长时间烧灼胆管所致。如穿刺损伤的胆管较细,胆汁积聚较少,一段时间后将自行吸收,如积聚较多,可形成范围不等的无症状的单纯性胆汁瘤。如损伤胆管较粗,胆管内压力明显高于消融灶,则大量胆汁将淤积于消融灶内甚至倒流入血,引起胆汁瘤形成并伴发阻塞性黄疸,少数患者(尤其伴有肝内胆管扩张、有过胆道手术史或胆道支架置入术者)还可并发消融灶感染。长时间消融肝门部肿瘤还容易造成胆道狭窄,引起黄疸或感染,再者肿瘤消融后水肿压迫消融灶周围胆道,造成阻塞性黄疸。

2. **消融术后胆汁瘤的治疗**　确诊患者消融术后出现胆汁瘤,如果胆管损伤较轻者,可行消炎利胆护肝等保守治疗,定期复查 B 超或者 CT 了解胆道扩张的情况。消融术后引起胆管扩张者,胆红素升高,根据患者的肝功能情况、胆管扩张水平、黄疸程度,采取合理的治疗方案,必要时行胆道引流。一般认为无并发症或无症状的胆汁瘤无须特殊处理,对于合并感染者则以抗感染为主,同时经皮穿刺置管引流和消融灶抗生素冲洗,一般多可自愈。如伴有阻塞性黄疸,首先穿刺引流,减压退黄,也可 PTCD 放置内支架。

3. 如何防治消融术后胆汁瘤的形成　肝肿瘤消融治疗过程中注意以下几点,有助于降低胆汁瘤的发生率:毗邻肝内胆管的肿瘤可以选择无水乙醇注射、粒子植入或放疗等安全有效的治疗方法;也可以在消融术前行胆管置管,术中经置入管注入或持续泵入冰生理盐水予以保护。在穿刺过程中尽量平行于胆道进针,避免直接穿刺损伤。

第七节　静脉血栓形成

由于 3mm 以上直径的血管中流动的血流可以带走消融过程中产生的热量,而直径低于 3mm 的血管会在消融热量的作用下血栓形成导致闭合,所以消融对血管是相对安全的,消融过程中由于血管内皮的热损伤而产生血栓的概率非常低,常见于血流速度比较慢且血管直径不大的中等直径静脉血管。如果发现静脉血栓形成,抗凝药物的使用会使血管再通,再加上静脉回流侧支的形成,一般不会产生严重并发症。

病例 100　肝癌微波消融术后肝中静脉血栓形成

【简要病史】

患者女性,56 岁,2019 年 9 月体检行 B 超示:肝 S4 等稍低回声结节,考虑恶性结节可能。进一步行上腹部 CT:肝 S4 占位性病变,强化方式呈"快进快出",考虑原发性肝癌可能。上腹部 MRI 示:肝 S4 结节,大小约 2.1cm×2.2cm,考虑原发性肝细胞癌可能性大。既往史:慢性乙型病毒性肝炎 10 余年,未予治疗。

【诊断】

原发性肝癌(BCLC 分期 A 期,CNLC 分期 Ⅰa 期)

【治疗方案】

肝肿瘤消融治疗

【治疗过程及随访】

2020-1-7 上腹部 MRI:肝 S4 占位,大小约 2.1cm×2.2cm,T_1WI 呈低信号(图 4-7-1A),T_2WI 呈稍高 - 高信号(图 4-7-1B),边界清楚,增强扫描呈"快进快出"改变(图 4-7-1C~F)。入院完善相关检查,Child-Pugh 分级 A 级(5 分)、PS 评分 0 分。中年女性,S4 小肝癌,患者及家属拒绝外科手术选择行局部消融治疗,经 MDT 讨论,考虑行微波消融治疗。

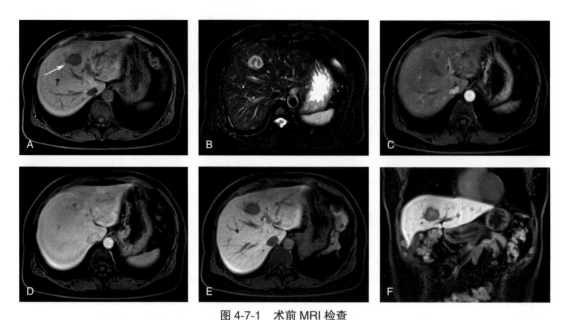

图 4-7-1 术前 MRI 检查

A. T$_1$WI 平扫图像;B. T$_2$WI 图像;C. T$_1$WI 动脉期图像;D. T$_1$WI 门静脉期图像;E. T$_1$WI 平衡期图像;
F. T$_1$WI 平衡期冠状位图像

2020-1-9 行 CT 引导下肝癌微波消融术,术中定位 CT 扫描示 S4 病灶(图 4-7-2A)。以 14G 微波消融天线于右季肋部逐步进针达肝 S4 病灶(图 4-7-2B、C),设定功率 70W,有效消融时间 8min。术后扫描可见混杂密度消融灶覆盖原病灶(图 4-7-2D),未见明显气胸、出血等并发症。

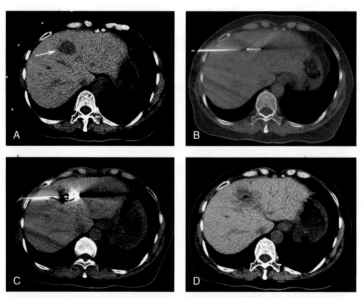

图 4-7-2 CT 引导下肝肿瘤微波消融治疗

A. 术前定位图;B. 术中布针图;C. 术中消融图;D. 术后即刻 CT 图像

2020-2-6 术后 1 个月复查上腹部 MRI:肝 S4 病灶呈微波消融后改变,T$_1$WI 上消融灶呈等 - 低信号(图 4-7-3A),T$_2$WI 上呈环样高信号,可见 "靶征" (图 4-7-3B),增强扫描各期均未见明显强化,考虑肿瘤完全消融(图 4-7-3C~F);肝中静脉远端邻近消融灶可见充盈缺损(图 4-7-3D),考虑肝癌微波消融后肝中静脉血栓形成。立即予低分子肝素抗凝治疗。

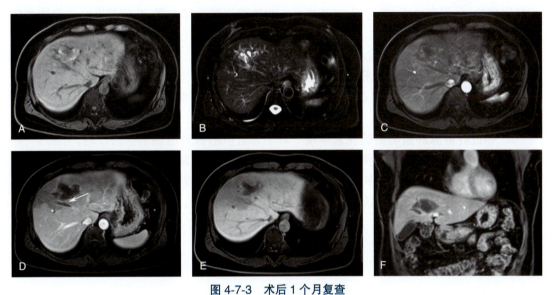

图 4-7-3　术后 1 个月复查

A. T$_1$WI 平扫图像;B. T$_2$WI 图像;C. T$_1$WI 动脉期图像;D. T$_1$WI 门静脉期图像;E. T$_1$WI 平衡期图像;
F. T$_1$WI 平衡期冠状位图像

2020-10-21 术后 9 个月复查上腹部 MRI 示:肝 S4 病灶呈微波消融术后改变,消融灶范围较前缩小,增强扫描各期均未见明显强化,考虑肿瘤完全消融(图 4-7-4);肝中静脉远端血栓较前明显缩小,大部分已再通(图 4-7-4D)。

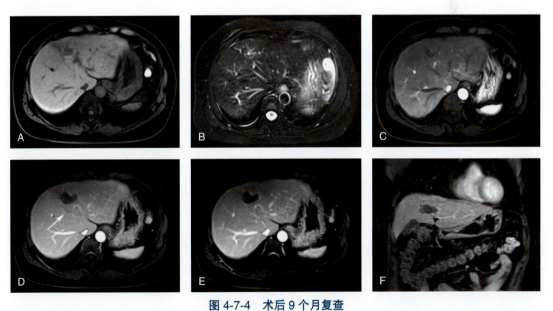

图 4-7-4　术后 9 个月复查

A. T$_1$WI 平扫图像;B. T$_2$WI 图像;C. T$_1$WI 动脉期图像;D. T$_1$WI 门静脉期图像;E. T$_1$WI 平衡期图像;
F. T$_1$WI 平衡期冠状位图像

【点评】

1. **本病例微波消融术后出现肝中静脉血栓形成的原因** 为了一次性单位点完全灭活该肝癌病灶,采用高功率、长时间(70W/8min)的微波消融治疗方案,造成邻近肝中静脉血管内膜的损伤;同时消融范围大,消融区水肿可能压迫邻近的肝中静脉致回流受阻等因素,导致消融术后肝中静脉血栓形成。

2. **肝肿瘤消融术后出现肝静脉血栓的治疗** 在患者无出血风险情况下予积极地使用低分子肝素抗凝治疗,后期复查肝中静脉血栓范围较前明显缩小、大部分已再通,取得良好的效果。

3. **邻近肝静脉肿瘤消融的注意事项** 对于邻近肝静脉肿瘤热消融治疗时,为减少"热沉降效应"的影响,消融时常需加大功率及增加消融时间以减少肿瘤的残留。热消融治疗导致肝静脉血栓形成的发生率较低,且大多数无临床症状,较少引起严重的后果。但是,对于邻近肝静脉肿瘤消融时,术后复查时需注意有无血管损伤、血栓形成等并发症,出现血栓时予抗凝等积极治疗。

部分术语英文中文对照

英文全称，英文缩写	中文全称
abdomen	腹部
abdominal distension	腹胀
abdominal pain	腹痛
ablation margin	消融边界
ablation needle	消融针
ablation needle path	消融针道
ablation off-target	消融脱靶
abnormal prothrombin, APT	异常凝血酶原
abscess	脓肿
adefovir dipivoxil	阿德福韦酯
ademetionine	腺苷蛋氨酸
adenocarcinoma	腺癌
adrenal gland	肾上腺
adrenal metastases	肾上腺转移瘤
adrenaline（epinephrine）	肾上腺素
ageusia	味觉缺失
agnosia	失认
alanine aminotransferase, ALT	丙氨酸转氨酶
albumin	白蛋白
alpha fetoprotein, AFP	甲胎蛋白
Alzheimer's disease, AD	阿尔茨海默病
aneurysm	动脉瘤
angiography	血管造影术
annular reinforcement	环形强化
anterior axillary line	腋前线
antibiotic	抗生素
antibody	抗体
anticoagulant drug, OAC	抗凝药物
antiplatelet drug, APD	抗血小板药
apatinib	阿帕替尼

英文全称,英文缩写	中文全称
aphemia	失语
aphthous ulcer	口腔溃疡
apoptosis	细胞凋亡
apraxia	失用
arrhythmia	心律失常
arteriovenous malformation, AVM	动静脉畸形
artificial ascites	人工腹水
artificial hydrothorax	人工胸水
artificial pneumoperitoneum	人工气腹
aspartate aminotransferase, AST	天冬氨酸转氨酶
aspiration pneumonia	吸入性肺炎
atropine	阿托品
autonomic nervous dysfunction	自主神经功能障碍
bacteria(germ)	细菌
bacterial culture	细菌培养
balloon catheter	球囊导管
Barcelona clinic liver cancer staging, BCLC staging	巴塞罗那肝癌临床分期
belching	嗳气
biliary fistulae	胆瘘
biliary obstruction	胆道梗阻
biliary stent	胆道支架
biliary tract	胆道
biliary-cardiac reflex	胆心反射
biliary-enteric anastomosis, BEA	胆肠吻合术
bilirubin, BIL	胆红素
biloma	胆汁瘤
biopsy needle	活检针
blood coagulation factor	凝血因子
blood coagulation function	凝血功能
blood culture	血培养
blood pressure	血压
blood routine examination	血常规
blood vessel	血管

英文全称,英文缩写	中文全称
bloody stool	血便
bone cortex	骨皮质
bradykinesia	运动迟缓
breast cancer	乳腺癌
bronchial fistula	支气管瘘
B-scan ultrasonography	B 超
calcium folinate	亚叶酸钙
cancer antigen,CA125	糖类抗原 125
cancer antigen,CA19-9	糖类抗原 19-9
cancer embolus	癌栓
carcino-embryonic antigen,CEA	癌胚抗原
cardiac output,CO	心输出量
cardiac pacemaker	心脏起搏器
catheter	导管
caudate lobe	尾状叶
cavity	空洞
cefoperazone sodium and sulbactam sodium(sulperazone)	头孢哌酮钠舒巴坦钠(舒普深)
cefoxitin	头孢西丁
ceftriaxone	头孢曲松
celiac arteriography	腹腔动脉造影
celiac axis	腹腔干
cetuximab	西妥昔单抗
chemotherapy	化疗
chilaiditi syndrome	间位结肠综合征
chill	寒战
China clinic liver cancer staging,CNLC staging	中国肝癌临床分期
cholecystitis	胆囊炎
ciprofloxacin,CPFX	环丙沙星
cirrhosis	肝硬化
closing volume,CV	闭合容积
coagulative necrosis	凝固性坏死
cognitive impairment	认知障碍
coil	弹簧圈

英文全称,英文缩写	中文全称
colon	结肠
colon cancer	结肠癌
colorectal cancer	结直肠癌
colorectum	结直肠
complete ablation	完全消融
complete Response,CR	完全缓解
computed Tomography Venography,CTV	CT 静脉成像
computed tomography,CT	计算机断层扫描
connective tissue	结缔组织
constipation	便秘
contrast media	对比剂
conventional-TACE	常规 TACE
coronary heart disease,CHD	冠心病
corpus striatum	纹状体
costal diaphragm angle	肋膈角
cough	咳嗽
cough reflex	咳嗽反射
cryoablation,CRA	冷冻消融
cyber knife	射波刀
cyst	囊肿
cytomembrane	细胞膜
diabetes mellitus,DM	糖尿病
diaphragm injury	膈肌损伤
diaphragm perforation	膈肌穿孔
diaphragm top	膈顶
diaphragmatic hernia	膈疝
diarrhea	腹泻
diffusion-weighted imaging,DWI	扩散加权成像
digital subtraction angiography,DSA	数字减影血管造影
direct bilirubin,DBil	直接胆红素
dopamine	多巴胺
doripenem	多尼培南
drainage tube	引流管

英文全称，英文缩写	中文全称
drug-loaded microsphere	载药微球
ductal carcinoma	导管癌
duodenal papilla	十二指肠乳头
duodenum	十二指肠
dysosmia	嗅觉障碍
electrocardiogram，ECG	心电图
emesis	呕吐
endoscopic retrograde cholangiopancreatography，ERCP	内镜逆行胰胆管造影术
enema	灌肠
entecavir	恩替卡韦
enteroscopy	肠镜
epirubicin	表柔比星 / 表阿霉素
Erbitux	爱必妥
Escherichia coli	大肠埃希菌
esophagogastric variceal bleeding，EGVB	食管胃底静脉曲张破裂出血
false-negative	假阴性
fat suppressed T_2 weighted imaging，fsT_2WI	脂肪抑制 T_2 加权图像
fatty liver	脂肪肝
femoral artery	股动脉
fever	发热
fiberoptic bronchoscopy	纤维支气管镜
fissure for ligamentum venosum	静脉韧带裂
fistula	瘘
floxuridine，FUDR	氟尿苷
fluorouracil	氟尿嘧啶
functional residual capacity，FRC	功能残气量
gall bladder	胆囊
gallbladder perforation	胆囊穿孔
gastric antrum	胃窦
gastric lining	胃壁
gastric perforation	胃穿孔
gastritis	胃炎
gastroenterostomy	胃肠吻合术

英文全称,英文缩写	中文全称
gastrointestinal decompression	胃肠减压
gastrointestinal stromal tumor,GIST	胃肠道间质瘤
gastrointestinal tract	胃肠道
Gd-EOB-DTPA	钆塞酸二钠(普美显)
gelatin sponge	明胶海绵
Glisson's capsule	肝包膜(格利森囊)
glomerular filtration rate,GFR	肾小球滤过率
glottis	声门
glucocorticoid,GC	糖皮质激素
haematemesis	呕血
hand-foot syndrome	手足综合征
heart block	心脏传导阻滞
heart rate	心率
heat-sink effect	热沉降效应
hematoma	血肿
hematuria	血尿
hemobilia	胆道出血
hemocoagulase from the venom of the snake venom（Bangting）	白眉蛇毒血凝酶(邦亭)
hemoglobin,Hb	血红蛋白
hemopericardium	心包积血
hemopneumothorax	血气胸
hemorrhage	出血
hemorrhagic shock	失血性休克
hemostasis	止血
hemothorax	血胸
hepatic artery	肝动脉
hepatic cavernous hemangioma	肝海绵状血管瘤
hepatic flexure of colon	结肠肝曲
hepatic portal	肝门
hepatic vein	肝静脉
hepatitis	肝炎
hepatitis B e antigen,HBeAg	乙型肝炎 e 抗原

英文全称，英文缩写	中文全称
hepatitis B surface antibody，HBsAg	乙型肝炎表面抗原
hepatitis B core antibody，HBcAb	乙型肝炎核心抗体
hepatocellular carcinoma，HCC	肝细胞癌
hepatorenal syndrome，HRS	肝肾综合征
Herceptin（trastuzumab）	赫赛汀（曲妥昔单抗）
high-intensity focused ultrasound，HIFU	高强度聚焦超声
homeostasis	稳态
hydrophila/caviae Ameromonas	嗜水／豚鼠气单胞菌
hydrops	积液
hydrothorax	胸水（胸腔积液）
hypertension	高血压
hypertension crisis	高血压危象
hypochondrium	季肋
image fusion technology	图像融合技术
imipenem（Tienam）	亚胺培南（泰能）
implantation metastasis	种植转移
indirect bilirubin	间接胆红素
infection	感染
inferior vena cava	下腔静脉
insulin	胰岛素
intensive care unit，ICU	重症监护病房
intercostal artery	肋间动脉
intercostal nerve	肋间神经
internal thoracic artery	胸廓内动脉
intra-abdominal hemorrhage	腹腔出血
intrahepatic bile duct dilation	肝内胆管扩张
intrahepatic bile duct stone	肝内胆管结石
intrahepatic cholangiocarcinoma，ICC	肝内胆管细胞癌
invasive ductal breast carcinoma of no special type，IDC-NOS	乳腺非特殊型浸润性导管癌
iodinated oil	碘化油
ionizing radiation	电离辐射
irreversible electroporation（Nanoknife），IRE	不可逆电穿孔（纳米刀）

英文全称,英文缩写	中文全称
jaundice	黄疸
jejunum	空肠
kidney	肾
Klebsiella pneumoniae,KPN	肺炎克雷伯菌
laparoscopic cholecystectomy,LC	腹腔镜胆囊切除术
laparoscopic hepatectomy,LH	腹腔镜肝部分切除术
laparoscopy	腹腔镜
large hepatocellular carcinoma	大肝癌
laryngeal reflex	喉反射
left hepatic artery,LHA	肝左动脉
left hepatic vein,LHV	肝左静脉
lenvatinib	仑伐替尼
lesser curvature	胃小弯
levofloxacin,LVFX	左氧氟沙星
liver abscess	肝脓肿
liver transplantation	肝移植
lobaplatin	洛铂
locoregional therapy	局部治疗
low molecular weight heparin,LMWH	低分子肝素
lung cancer	肺癌
lung volume	肺容积
lymph node metastasis	淋巴结转移
magnesium isoglycyrrhizinate	异甘草酸镁
magnetic resonance imaging,MRI	磁共振成像
massive hepatocellular carcinoma	巨块型肝癌
maximal voluntary ventilation	最大呼吸量
mediastinal emphysema	纵隔气肿
mediastinum	纵隔
meglumin diatrizoate	泛影葡胺
memory impairment	记忆障碍
meropenem	美罗培南
mesencephalon/midbrain	中脑
metal artifact	金属伪影

英文全称,英文缩写	中文全称
metastases	转移瘤
microcatheter	微导管
microsphere	微球
microvascular invasion,MVI	微血管侵犯
microwave ablation,MWA	微波消融
midaxillary line	腋中线
middle hepatic vein	肝中静脉
mineralocorticoid	盐皮质激素
modified radical mastectomy	乳腺癌改良根治术
multi-disciplinary team,MDT	多学科诊疗
multiplanar reformation,MPR	多平面重组
multiple organ failure,MOF	多器官功能衰竭
muscular tunica	肌织膜
myotonia	肌强直
naloxone,NLX	纳洛酮
nasogastric tube,NGT	胃管
nasopharyngeal carcinoma,NPC	鼻咽癌
nasopharyngoscope	鼻咽镜
nausea	恶心
necrosis	细胞坏死
nedaplatin	奈达铂
neoadjuvant chemotherapy,NCT	新辅助化疗
neutrophil	中性粒细胞
neutrophil granulocyte,NE	中性粒细胞百分比
nifedipine	硝苯地平
no Evidence of Disease,NED	无疾病证据
nodule	结节
noradrenaline(norepinephrine),NA/NE	去甲肾上腺素
obstructive jaundice	梗阻性黄疸
Oddi sphincter	Oddi 括约肌
oligometastasis	寡转移
ornithine and aspartate	门冬氨酸鸟氨酸
oxaliplatin	奥沙利铂

英文全称,英文缩写	中文全称
oxygen saturation	血氧饱和度
pancreas	胰腺
pancreatic acinar cell carcinoma,PACC	胰腺腺泡细胞癌
pancreatic ductal adenocarcinoma,PDAC	胰腺导管腺癌
pancreatic head carcinoma	胰头癌
pancreaticoduodenectomy,PD	胰十二指肠切除术
Parkinson's disease	帕金森病
partial Response,PR	部分缓解
pelvic cavity	盆腔
percutaneous catheter drainage,PCD	经皮穿刺置管引流术
percutaneous ethanol injection,PEI	无水酒精固化术
percutaneous transhepatic aspiration biopsy	经皮肝穿刺活检术
percutaneous transhepatic cholangial drainage,PTCD	经皮经肝胆管穿刺引流
perforation	穿孔
performance Status,PS	生存质量
periampullary carcinoma	壶腹癌
pericardial effusion	心包积液
pericardial tamponade	心脏压塞
pericarditis	心包炎
pericardium	心包
perioperative period	围手术期
peritoneal artery	腹腔动脉
peritoneum	腹膜
peritonitis	腹膜炎
pharyngeal recess	咽隐窝
phrenic artery	膈动脉
piperacillin-tazobactam	哌拉西林 - 他唑巴坦
pirarubicin	吡柔比星
platelet,plt	血小板
pneumonia	肺炎
pneumothorax	气胸
polyene phosphatidyl choline	多烯磷脂酰胆碱
polyethylene glycol	聚乙二醇

英文全称，英文缩写	中文全称
Pomeranz	普美显
poor appetite	纳差
portal hypertension	门静脉高压
portal vein	门静脉
portal vein tumor thrombus，PVTT	门静脉癌栓
positron emission tomography-computed tomography，PET/CT	正电子发射计算机断层显像
primary liver cancer，PLC	原发性肝癌
procalcitonin，PCT	降钙素原
programmed death-1，PD-1	程序性死亡受体 1
prostate cancer	前列腺癌
prothrombin complex concentrate，PCC	凝血酶原复合物
prothrombin time，PT	凝血酶原时间
prothrombin，FⅡ	凝血酶原
pseudo-envelope of liver cancer	肝癌假包膜
psoas major muscle	腰大肌
pulmonary atelectasis	肺不张
pulmonary bullae	肺大疱
pulmonary infection	肺部感染
pulmonary puncture injury	肺穿刺损伤
puncture biopsy	穿刺活检
pylorus	幽门
radical mastectomy	乳腺癌根治术
radical resection	根治术
radioactive seed implantation	放射性粒子植入
radiofrequency ablation，RFA	射频消融
radiofrequency electrode	射频电极
radiotherapy	放疗
raltitrexed	雷替曲塞
rebound tenderness	反跳痛
rectal cancer	直肠癌
recurrence	复发
red blood cell（erythrocyte），RBC	红细胞

英文全称,英文缩写	中文全称
remifentanil	瑞芬太尼
renal cortex	肾皮质
renal medulla	肾髓质
renal parenchyma	肾实质
renal pelvis	肾盂
respiratory depression	呼吸抑制
right atrium	右心房
right hepatic artery,RHA	肝右动脉
right hepatic vein,RHV	肝右静脉
right inferior phrenic artery,RIPA	右膈动脉
septum transversum	横膈
sequential ablation	序贯消融
sex hormone	性激素
shock	休克
sigmoid colon	乙状结肠
sigmoid colon cancer	乙状结肠癌
sinus	窦道
skeleton	骨骼
sleep disorder	睡眠障碍
small hepatocellular carcinoma	小肝癌
smooth muscle	平滑肌
soft-tissue resolution	软组织分辨率
solid-pseudopapillary tumor of the pancreas,SPTP	胰腺实性假乳头状瘤
sorafenib	索拉非尼
sour regurgitation	反酸
spleen	脾脏
splenic flexure of colon	结肠脾曲
splenic metastasis	脾脏转移瘤
squamous-cell carcinoma	鳞状细胞癌
stable disease,SD	稳定
static tremor	静止性震颤
streptococcus	链球菌
subclavian artery	锁骨下动脉

英文全称, 英文缩写	中文全称
subclavian vein	锁骨下静脉
subcutaneous emphysema	皮下气肿
substantia nigra	黑质
superior mesenteric artery	肠系膜上动脉
superior mesenteric vein	肠系膜上静脉
suprasternal fossa	胸骨上窝
T_1 weighted imaging, T_1WI	T_1 加权成像
T_2 weighted imaging, T_2WI	T_2 加权成像
TACE-failure/refractoriness	TACE 失败 / 抵抗
target sign	靶征
tarry stool	柏油样便
tenderness	压痛
tenesmus	里急后重
the Japan Society of Hepatology, JSH	日本肝脏学会
the left branch of the portal vein, LPV	门静脉左支
thermal injury	热损伤
thoracic cavity	胸腔
thoracic closed drainage	胸腔闭式引流术
thoracic hemorrhage	胸腔出血
thoracic vertebra	胸椎
thrombus	血栓
thymus	胸腺
tidal volume, TV	潮气量
total bilirubin, TBil	总胆红素
transcatheter arterial chemoembolization, TACE	肝动脉插管化疗栓塞术
transcatheter arterial embolization, TAE	经导管血管栓塞术
transcatheter arterial infusion chemotherapy, TAI	经导管动脉灌注化疗
transjugular intrahepatic portosystemic stent shunt, TIPS	经颈静脉肝内门体静脉分流术
tubular adenocarcinoma	管状腺癌
tumor node metastasis classification, TNM	TNM 分期
tumor stain	肿瘤染色
tumor vessel	肿瘤血管
ultrasound	超声

英文全称，英文缩写	中文全称
undifferentiated carcinoma	未分化癌
upper respiratory infection，URI	上呼吸道感染
urapidil	乌拉地尔
vaporization cavity	气化空洞
vena cava sulcus	腔静脉沟
vertebral body	椎体
viral hepatitis B，HBV	乙型病毒性肝炎（乙肝）
viral hepatitis C，HCV	丙型病毒性肝炎（丙肝）
vitamin K_1（phylloquinone）	维生素 K_1（叶绿醌）
wheezing sound	哮鸣音
white blood cell（leucocyte），WBC	白细胞
Xeloda（capecitabine）	希罗达（卡培他滨）
xiphoid process	剑突